Bernhard/Walsh

Leiten und Führen in der Pflege

Linda A. Bernhard
Michelle Walsh

Leiten und Führen in der Pflege

Leadership
The Key to the Professionalization of Nursing

URBAN & FISCHER München · Jena

Zuschriften und Kritik an:

Urban & Fischer
Lektorat Pflege
Karlstraße 45
80333 München

Das vorliegende Buch ist eine Übersetzung aus dem Amerikanischen von:
„Leadership – The Key to the Professionalization of Nursing"
„Mosby-Year Book, Inc. St. Louis, USA 1995

Die Deutsche Bibliothek – CIP-Einheitsaufnahme
Ein Titelsatz für diese Publikation
ist bei der Deutschen Bibliothek erhältlich

1. Auflage 1997

00 01 02 03 04 5 4 3 2

Lektorat: Jürgen Georg, Michael Frowein
Übersetzung: Xinia Picado-Maagh-Katzwinkel, Bonn
Bearbeitung: Ilona Keil, Frankfurt, Dr. Klemens Felden, Rödermark
Herstellung: Gudrun Kumbartzki, Wolfram Friedrich, München
Satz: SATZFABRIK 1035, Berlin
Druck und Bindung: betz-druck, Darmstadt
Umschlaggestaltung: prepress|ulm GmbH, Ulm

Aktuelle Information finden Sie im Internet unter der Adresse: http://www.urbanfischer.de

Vorwort

Führung in der Krankenpflege beschäftigt die Lehrer für Pflegeberufe und Pflegefachkräfte seit langem. Das Interesse an diesem Thema ist im Zusammenhang mit einer fachgerechten Ausübung der Pflegetätigkeit gestiegen. Damit die Pflege qualifiziert und professionell ausgeübt werden kann, werden Führungspersönlichkeiten benötigt.

Da Führungsqualitäten erlernbar sind, müssen die Pflegekräfte dementsprechende Kenntnisse erwerben. Das Ziel dieses Buches liegt darin, Pflegekräfte zu Führungspersönlichkeiten auszubilden und dadurch die berufliche Anerkennung der Krankenpflege zu fördern.

Seit der ersten und zweiten Auflage dieses Buches sind viele Veränderungen im Gesundheitswesen eingetreten. Dessen Reform beschäftigt sowohl die Leistungserbringer als auch die Verbraucher. Das Gesundheitswesen umfaßt den Bereich der Vorsorge sowie der Krankenpflege, wobei sich letztere nicht nur in Krankenhäusern abspielt. Krankenhäuser sind die Orte, an denen die Pflege während einer akuten Krankheitsphase ausgeführt wird. Heutzutage verbringen Patienten immer weniger Zeit im Krankenhaus, so daß ihre Bedürfnisse schneller befriedigt werden müssen. Bei steigenden Kosten beschränken die Krankenhausträger ihre Mittel. Die Pflegekräfte selbst haben ebenfalls ein Kostenbewußtsein entwickelt, gleichwohl bleiben sie bemüht, die Pflegequalität auch mit eingeschränkten Mitteln aufrechtzuerhalten. Infolge dieser kostenbedingten Veränderungen werden auf der Führungsebene mehr Pflegekräfte benötigt, die entsprechend auszubilden sind.

Bei jeder Auflage dieses Buches wurden zahlreiche Änderungen vorgenommen. In dieser Auflage wurde das 1. Kapitel vollständig neu geschrieben, um die Neuentwicklung bei der Professionalisierung der Krankenpflege darzustellen. Aus der Analyse ergibt sich ein zunehmender Bedarf an Führungskräften in der Krankenpflege, die sich für die weitere Anerkennung des Berufes einsetzen.

Das *Case Management* gilt dabei als eine besondere Pflegeart und wird in diese Auflage einbezogen. Die Führungstheorie wurde ausgeweitet und umfaßt mehr Gedanken zum Management. In die Strategieüberlegungen (Kapitel 6 bis 11) wurden neue Gedanken aufgenommen. Erwähnenswert ist der neue Abschnitt über die Ressourcenverwaltung. Beispiele wurden überprüft, um die aktuelle Pflegepraxis wiederzugeben.

Alle Hinweise auf weiterführende Literatur wurden aktualisiert. Zitate aus entsprechender Fachliteratur wurden beibehalten. Ziele für jedes Kapitel und Lernhilfen geben den Lesern die Möglichkeit, sich als Führungskräfte weiterzuentwickeln.

Dieses Buch ist nach wichtigen Konzepten für die Führung im Pflegeberuf gegliedert. Jedes Kapitel kann als selbständige Einheit betrachtet werden und liefert die theoretische Basis für die Anwendung in der täglichen Praxis der Pflegetätigkeit. Deshalb können die Kapitel in beliebiger Reihenfolge gelesen werden. Wir haben uns bemüht, die Kapitel so anzuordnen, daß der Leser zuerst die Elemente der Führung kennenlernt und dann die besonderen Strategien der Führungskräfte im Pflegebereich.

Die ursprüngliche Aufteilung des Buches wurde nicht verändert. Führung in der Pflege ist ein vielschichtiger Prozeß, der von der Beziehung der führenden Pflegekraft zu einer Gruppe abhängt, von der Organisation oder dem Ort, an dem die Interaktion stattfindet, sowie von der Führungstheorie, die die Pflegekraft auswählt. Diese drei Komponenten werden in den Kapiteln 2, 3 und 4 getrennt behandelt.

Im 5. Kapitel werden die drei Teilbereiche als Ganzes betrachtet, wodurch die Führungskraft Anleitungen für ihr Handeln erhalten soll. Die Strategien, mit denen sie ihre Effektivität erhöhen kann – Organisation, Unterrichten, Lernen, Entscheidungsfindung, Veränderung, Konfliktmanagement und Evaluation – werden in den Kapiteln 6 bis 11 bearbeitet.

Dieses Werk soll in erster Linie als Lehrbuch für Studenten dienen. Sowohl Ausbilder als auch Studenten haben das Buch bei Diplom- oder Abschlußarbeiten genutzt. Kräfte in der Personalentwicklung können den Inhalt des Buches dazu einsetzen, jungen Pflegekräften die Führungsrollen in ihrer Institution näherzubringen. Schließlich dient dieses Buch auch allen Pflegedienstleitern, die in ihrer Tätigkeit als Führungskraft noch effektiver werden möchten.

Unser Dank gilt den Familien, Freunden und Kollegen, die uns weiterhin bei unseren Bemühungen unterstützt haben. Besonders danken möchten wir auch Jesse Hathaway, der uns eine Kopie des Gedichtes zusandte, aus dem wir am Ende des 10. Kapitels zitieren.

Linda Anne Bernhard
Michelle Walsh

Inhaltsverzeichnis

1 Die Professionalisierung der Pflege

Lernziele

Nach der Lektüre dieses Kapitels sollte die Leserin/der Leser folgende Lernziele erreicht haben:

- Unterscheidung von Beruf und Professionalisierung
- Identifizierung von Merkmalen, die aus einem Job einen Beruf machen
- Einordnung der Krankenpflege hinsichtlich der Professionalisierung

Das Streitgespräch zwischen Pflegekräften und Außenstehenden über die Frage, ob die Krankenpflege ein eigenständiger Beruf ist oder nicht, ist noch nicht beendet. Bevor dieses Thema endgültig abgeschlossen werden kann, muß eine akzeptable Definition des Begriffes „Beruf" gefunden werden.

Häufig verwendet wird Flexners klassische Definition des Berufes, die bei der Medizin ansetzte. Flexner identifizierte sechs Kriterien, die eine Gruppe von Arbeitenden aufweisen muß, um die Professionalität (Berufsstatus) zu erlangen. Diese sind: (1) die Aktivitäten der Gruppe müssen intellektueller Natur sein; (2) da die Aktivitäten auf Kenntnissen und Wissen basieren, sind sie erlernbar; (3) die Aktivitäten müssen praktisch sein, im Gegensatz zu akademisch oder theoretisch; (4) der Beruf muß über lehrbare Techniken verfügen, die in der beruflichen Ausbildung gelernt werden; (5) die Mitglieder der Berufsgruppe haben eine gute interne Organisationsstruktur; und (6) Altruismus (Uneigennützigkeit), der Wunsch, zum Wohle der Gesellschaft beizutragen, ist die treibende Kraft der Arbeitenden (Flexner, 1915).

Seit Flexner diese Kriterien aufgestellt hat, haben zahlreiche Autoren versucht, sie neu zu fassen, etwas hinzuzufügen oder etwas wegzulassen. Eine aktualisierte Auflistung von Merkmalen würde das Vorhandensein eines umfassenden Wissensschatzes, der durch Forschung und wissenschaftliche Analyse gesichert ist, ausschließlich für diese Gruppe beinhalten. Außerdem müßte eine Person dazu fähig sein, sich diesen Wissensschatz zu erwerben – normalerweise nach einer langen Lernphase – und er oder sie sollte auch von Mitgliedern der betroffenen Gruppe unterrichtet werden. Ein weiteres Kriterium wäre das Vorhandensein einer engagierten Gruppe (Komitees), die (das) ein bestimmtes Berufsethos hat und durchsetzt.

Die aufgestellten Kriterien zur Definierung eines Berufs, wurden idealistisch oder sogar unrealistisch genannt. Da es fast unmöglich ist, daß jedes Mitglied einer Berufsgruppe jedes Merkmal genau erfüllt, könnte keine Art der Beschäftigung jemals ein richtiger „Beruf“ sein (Becker, 1962; Vollmer & Mills, 1966). Die meisten Berufsgruppen, einschließlich der Krankenpflege, streben jedoch nach diesem Ideal, vor allem, weil diese Anerkennung als Beruf solchen Bereichen wie Medizin und Recht zu großem Ansehen verholfen hat, das sie sich auch für sich wünschen.

Als Konsequenz daraus entwickelte sich der Gedanke der Professionalisierung. *Professionalisierung* ist ein dynamischer Prozeß, durch den sich Beschäftigungen durch entscheidende Merkmale in Richtung Professionalität verändern (Vollmer & Mills, 1966).

Eine bestimmte Folge von Schritten im Professionalisierungsprozeß wurde von Caplow (1954) festgestellt. Zuerst bildet sich eine Berufsvereinigung mit genau formulierten Kriterien für die Mitgliedschaft in dieser Gruppe. Dann wird der Name der Arbeitsgruppe geändert, um die Identifikation mit der alten Beschäftigung zu minimieren und um der neuen Bezeichnung und dem Bereich ein Monopol zu verschaffen. Danach wird ein Berufsethos aufgestellt. Schließlich findet eine politische Erörterung statt, um rechtliche Vorschriften (Gesetze) für behördliche Genehmigung und Berufsausübung zu schaffen. Gleichzeitig mit diesen Aktivitäten werden Unterrichtsstätten entwickelt, die direkt oder indirekt der Kontrolle der Berufsgruppe unterliegen (Caplow, 1954).

1.1 Das Modell des Job-Berufs-Kontinuums

Es ist hilfreich, den Fortschritt der Pflege zur Professionalisierung als ein Kontinuum darzustellen, wobei auf der linken Seite der Job und auf der rechten Seite der Beruf steht.

Job ______________________________ Beruf

Der Soziologe Pavalko (1971) entwickelte ein Kontinuum-Modell der Professionalisierung, das von jeder zukünftigen Berufsgruppe verwendet werden kann, um festzustellen, wie weit sie auf ihrem Weg zur Professionalisierung schon gekommen ist. Pavalko schuf acht Kategorien oder Kriterien, an denen die Gruppe gemessen wird. Er erklärte, daß alle sonstigen Kriterien die eine Person als wesentlich für einen Beruf betrachet, noch in diese acht eingeordnet werden können. Hier werden Pavalkos Kriterien vorgestellt und auf die aktuelle Situation im Pflegebereich angewendet.

1.1.1 Theorie

Die erste Kategorie besteht darin, daß es eine Theorie oder intellektuelle Technik gibt. Die Beschäftigung wird danach beurteilt, inwieweit sie auf einem theoretischen Gerüst und auf abstraktem Wissen beruht. Je größer der Wissensstand, desto professioneller ist die Gruppe.

Systematische Theorien werden durch Forschung entwickelt. Die Forschung in der Pflege steckt noch in den Kinderschuhen, aber sie macht Fortschritte. Zuerst drehte sich die ‚Pflegeforschung' nur um die *Pflegekräfte* und wurde in den 30er Jahren von Sozialwissenschaftlern betrieben. Heute wird die Pflegeforschung von Forschern durchgeführt, die meistens einen Doktorgrad in der Pflege oder in einer anderen Disziplin erworben haben. Die Pflegeforschung konzentriert sich nun auf die klinische Praxis der *Krankenpflege*, d. h., daß wissenschaftliche Grundlagen für die Pflegepraxis geschaffen werden.

Seit 1970 beteiligt sich die *‚American Nurses' Association'* (ANA) an der Forschung, und zwar durch die *‚Commission on Nursing Research'* (Kommission zur Pflegeforschung), die sich um die Forschungsbelange des Berufes kümmert, und durch den *‚Council of Nurse Researchers'*, der die besonderen Belange der PflegeforscherInnen anspricht. Dieser *‚Council of Nurse Researchers'* wurde 1994 neu organisiert und umbenannt. Heute heißt er *‚Council of Nursing Research'*, und jede/r kann Mitglied werden. Zur Zeit sind mehr PflegeforscherInnen regionalen Pflegeforschungsorganisationen, wie der *‚Midwest Nursing Research Society'* angeschlossen, als dem Council.

1985 wurde das *‚National Center for Nursing Research'* (NCNR) gegründet, und der Öffentlichkeit wurde mitgeteilt, daß bei der Krankenpflege eine bedeutende Anzahl von Personen mit Forschungsaufgaben betraut seien und dafür anerkannt werden sollten. Als im Juni 1993 der NCNR als ‚National Institute of Nursing Research' wieder eingeführt worden war, wies er den Einfluß der Pflegekräfte auf die Forschung nach und bestätigte, daß die Pflegeforschung mit anderen Forschungszweigen gleichwertig sei.

Die Zeitschrift *Nursing Research* wurde 1952 gegründet, um Angehörige der Pflegeberufe und anderer Berufe über die Ergebnisse wissenschaftlicher Studien im Pflegebereich zu informieren und um die Forschung in der Krankenpflege anzuregen. Dieser Zeitschrift gelang es mit großem Erfolg, Pflegekräfte zu ermutigen, Forschung zu betreiben und zu veröffentlichen. Die Resultate der Pflegeforschung werden heute in vielen anderen Fachorganen veröffentlicht, so z. B. in klinischen Pflegezeitschriften oder in Publikationen aus den Bereichen Medizin, Psychologie, Soziologie und Frauenforschung.

1982 gründete Harriet Werley die *Annual Review of Nursing Research,* um die vorhandene Pflegeforschung kritisch zu überprüfen und um dadurch die Entwicklung einer theoretischen Grundlage für die Krankenpflege zu fördern. Diese Zeitschrift zeigt die stetige Entwicklung der Pflegeforschung und unterstreicht die Notwendigkeit weiterer Forschung und Anwendung der Forschungsergebnisse.

Es gibt zwei Verzeichnisse von PflegeforscherInnen: das *Directory of Nurses with Doctoral Degrees* (ANA, 1984) und das *Sigma Theta Tau Directory of Nurse Researchers* (Watts, 1993). Jedoch sind aus den unterschiedlichsten Gründen nicht alle PflegeforscherInnen darin aufgeführt.

Sigma Theta Tau International, die Gesellschaft für Krankenpflege, hat eine Kampagne für Qualität im Pflegebereich geführt. In ihrem *Center for Nursing Scholarship* in Indianapolis, Indiana, geht es um Bildung und Entwicklung, Verbreitung und Anwendung von Wissen. Weitere Schwerpunkte sind die *International Library*, eine Einrichtung für Informationstechnologien auf dem neuesten Stand der Technik, und das *Journal of Knowledge Synthesis for Nursing*, das zweite Online-Journal im Gesundheitsbereich.

Trotz verstärkter Pflegeforschung ist diese noch nicht so strukturiert, daß ein systematischer Wissensschatz entstehen kann. Pflegeforscher untersuchen eher Dinge, die sie persönlich interessieren. Es gibt also eine große Bandbreite der Forschung, aber wenig tiefergehende Ergebnisse. Viele Praktiken, die allgemein als grundlegende Krankenpflege akzeptiert werden, basieren nicht auf Forschungsergebnissen.

In der Pflege besteht immer noch ein Mangel an Theorien. Einzelne Autorinnen haben über die Pflege geschrieben und werden als Pflegetheoretikerinnen anerkannt. Dazu gehören Dorothea Orem, Callista Roy, die verstorbene Martha Rogers, Imogene King, Betty Neumann und andere. Die Theorien, die von diesen Frauen entwickelt wurden, sind jedoch eher Modelle als umfassende Pflegetheorien. Der Pflegepraxis wird mehr durch Theorien mittlerer Reichweite bedient, die sich stärker auf die Praxis beziehen.

Auf diese Weise werden die wissenschaftliche Basis der Pflege und die Theorie, die der Pflegepraxis zugrundeliegt, weiterentwickelt. Von denen, die durch Forschung und Theorie Pflegemodelle entwickelt haben wird der Fortschritt ebenso erzielt wie von anderen Pflegewissenschaftlern. Hinsichtlich der Theorie bewegt sich die Pflege nun auf der rechten Seite des Job-Berufs-Kontinuums.

1. Kriterium Job ______________•______Beruf

1.1.2 Bedeutung für die Gesellschaft

Die von Pavalko aufgestellte zweite Kategorie bezieht sich auf die Bedeutung der geleisteten Arbeit für die Gesellschaft. Das heißt, ein Beruf rechtfertigt seine Existenz durch Identifikation mit abstrakten Wertvorstellungen, über die ein allgemeiner gesellschaftlicher Konsens besteht (z. B. Leben, Freiheit und das Streben nach Glück). Ein Job benötigt diese Daseinsberechtigung nicht, und er kann relevant für die Gesellschaft sein. Diese Kategorie könnte auch, Anwendung auf wesentliche Probleme der Gesellschaft oder „Angelegenheiten von größter Dringlichkeit und Wichtigkeit“ (McGlothlin, 1964) genannt werden.

Ebenso wie die Medizin erfüllt die Krankenpflege dieses Kriterium, denn sie befaßt sich mit dem Wohlbefinden von Einzelpersonen. Menschen in allen Gesundheitssituationen, von ihrer Empfängnis bis zum Tod, werden von der Pflege erfaßt. Sie wird definiert als Diagnose und Behandlung von menschlichen Reaktionen auf tatsächliche oder mögliche Gesundheitsprobleme (ANA, 1980).

Eine Schwierigkeit für die Krankenpflege besteht jedoch darin, daß die Gesellschaft offenbar nicht erkennt, daß die Pflege eine wichtige und einzigartige Dienstleistung darstellt. Krankenschwestern und Krankenpfleger werden zwar von der Gesellschaft geschätzt, aber eher für ihre Fürsorge und Betreuung als für eine anerkannte Dienstleistung. Von der Gesellschaft wird die *Heilung* bewertet, für die Ärzte sorgen; da von den Pflegekräften aber die *Pflege* betont wird, erkennt die Gesellschaft den besonderen Wert der Pflege nicht an (Gunning, 1983). Krankenschwestern und Pfleger müssen die Öffentlichkeit davon überzeugen, daß die Pflege eine lebenswichtige Dienstleistung zum Wohle der Gesellschaft erbringt (Sleicher, 1981).

Wir sind der Ansicht, daß die Krankenpflege dieses Kriterium aufgrund der deutlichen Verbindung zu gesellschaftlichen Werten und Interessen erfüllt. Deshalb befindet sie sich auf der rechten Seite des Kontinuums. Wir stellen jedoch fest, daß nicht alle Mitglieder der Gesellschaft diese Meinung teilen.

2. Kriterium Job ______________________ • Beruf

1.1.3 Trainings- oder Ausbildungsphase

Die Trainings- oder Ausbildungsphase, Pavalkos dritte Kategorie, hat vier Untergruppen: Umfang oder Dauer der Ausbildung, Grad der Spezialisierung, Verwendung von symbolischen oder ideellen Prozessen und Lerninhalt. Üblicherweise zeichnet sich der Beruf durch eine lange Ausbildungszeit, einen hohen Spezialisierungsgrad sowie eine starke Betonung der Fähigkeit, Ideen und Symbole sowie Dinge zu manipulieren, aus.

Zusätzlich zu dem für den Beruf notwendigen Wissen und den erforderlichen Fertigkeiten gehört zum Inhalt der beruflichen Ausbildung auch ein spezielles Paket von Werten, Normen und Rollen, deren Entwicklung von jedem Mitglied des Berufszweiges erwartet wird. Diese Charakteristika bilden die Abgrenzung zu einer beruflichen Subkultur, die diese Beschäftigtengruppe von allen anderen Gruppen unterscheidet.

Bei jeder Untergruppe kann sich die Position auf der Jobseite des Kontinuums verändern. So dauert das Anlernen für einen Job nur kurze Zeit – von einigen Wochen bis Monaten – wie es bei einer Pflegehilfskraft der Fall ist. Die Ausbildung von AtemtherapeutInnen kann jedoch zwei oder mehr Jahre umfassen.

Florence Nightingale, die Begründerin der modernen Krankenpflege, forderte eine Schwesternausbildung, die sowohl Theorie als auch Praxis umfaßte (Nutting & Dock, 1907). Da die Pflegeschulen in den Vereinigten Staaten in Krankenhäusern entstanden und der Bedarf an Pflegekräften so groß war, beschränkte sich die Ausbildung leider auf die Unterrichtung spezieller Techniken und vermittelte wenig theoretische Kenntnisse.

Im Laufe der Jahre haben einige Schwestern daran gearbeitet, die Pflege näher an Florence Nightingales Ideal heranzubringen, d. h. Theorie und Praxis zu verbinden. Wenn auch sehr langsam, bewegt sich die Pflegeausbildung allmählich von den Krankenhäusern weg und hin zu Ausbildungsstätten wie Colleges und Universitäten.

1965 veröffentlichte die ANA eine Stellungnahme mit der Feststellung, daß die Pflegeausbildung an Unterrichtsstätten mit hohem Niveau zu erfolgen hätte und daß der *baccalaureate degree* (unterster akademischer Grad in den USA) der Mindestabschluß für die Krankenpflege sein sollte. 1987 schloß sich die *National League of Nursing* dieser Forderung an.

„Eintritt in die berufliche Praxis" ist immer noch ein emotionsgeladenes Thema für viele Pflegekräfte und stellt ein Feld für interne Konflikte der Pflege dar. Die *New York State Nurses' Association* war die erste staatliche Pflegevereinigung, die im Jahre 1975 erstmalig den *baccalaureate degree* für die Zulassung als Krankenschwester oder Pfleger forderte. Man versuchte aus der Empfehlung bis zum Jahr 1985 ein Gesetz zu machen, d. h., zwanzig Jahre nach der Stellungnahme der ANA. Aber die Reaktionen waren zum Teil sehr negativ, und das Ziel wurde noch nicht erreicht. In vielen Bundesstaaten wurde das Thema erörtert; nur North Dakota hat 1986 als erster Staat die Vorschläge der ANA von 1965 in seine staatlichen Zulassungsvorschriften eingebettet.

Die genaueste Aussage, die über die Pflegeausbildung gemacht werden kann, ist die, daß es selbst unter den Pflegekräften keinen klaren Konsens darüber gibt, wie die Ausbildung aussehen sollte. Die Dauer der Ausbildung für *registered nurses* variiert sehr stark; von zwei Jahren für einen *associate degree* bis zu vier oder fünf Jahren für den *baccalaureate degree.*

Auch auf dem Niveau der *Master*-Abschlüsse wurden erste akademische Grade in der Krankenpflege verliehen. Einige werden *„generic master's degrees"* genannt, andere heißen *„second degree programs"*. Bei diesen Programmen wird nach zwei oder drei Studienjahren ein *Master's Degree* an diejenigen verliehen, die auf einem anderen Fachgebiet schon einen *baccalaureate degree* erworben haben.

Inzwischen gibt es auch einen Doktortitel im Pflegebereich (ND). Der ND wurde 1979 an der *Francis Payne Bolton School of Nursing, Case Western Reserve University* geschaffen. Ein Student stieg mit dem *baccalaureate degree* in Krankenpflege in das Programm ein und bekam nach drei Jahren den Titel ND. Obwohl das Programm initiiert worden war, um die Professionalität und die Effektivität der Krankenpflege zu fördern (Fitzpatrick, Boyle, & Anderson, 1986), weist wenig darauf hin, daß dieser Anspruch erfüllt wurde.

In einer veröffentlichten Auswertung des ND-Programms betonten die Autoren, daß sich die ND-Graduierten von den BSN-Graduierten *(Bachelor of Science)* unterscheiden. Es schien, daß diejenigen mit dem Abschluß ND schneller befördert würden als die mit BSN, und sie strebten weniger nach traditionellen Rollen und höherer Ausbildung als die mit BSN-Abschluß (Fitzpatrick et al., 1986).

Dekane und Direktoren wurden in einer weiteren Studie zum ND (Edens & Labadie, 1987) über ihre Meinung zu dem Programm befragt. Ungefähr die Hälfte befürwortete das Projekt, ein Viertel nicht; die Vorstellung, den ND als Grundlage für den Eintritt in das Berufsleben zu fordern, wurde jedoch nicht unterstützt. Die Befragten äußerten sich besorgt über den Einfluß des ND auf die gegenwärtige akademische Struktur in der Krankenpflege. Außerdem wiesen sie auf das unklare Konzept der inhaltlichen Gestaltung und des Zweckes hin.

Leider gibt es nun weitere Ausbildungsstätten für Pflege (z. B. Rush Univercity, Univercity of Colorado), die den ND ebenfalls anbieten, aber als *graduate degree.* Das heißt, daß Studenten, die am ND-Programm teilnehmen, schon *registered nurses* sein müssen. Die Verwendung dieses Grades verwirrt Studenten und Arbeitgeber gleichermaßen, da man nicht genau weiß, was der Doktortitel eigentlich bedeutet.

Die akademische Ausbildung in der Krankenpflege ist auch sehr unterschiedlich. Programme zum Erwerb des *Master's Degree* können ein bis zwei Jahre dauern und können zum *Master of Science* (MS), *Master of Arts* (MA), *Master of Science in Nursing* (MSN) oder zum *Master of Nursing* (MN) führen. Es wurden auch schon *‚RN bis MS'*-Programme eingeführt. In diesen Programmen können *registered nurses* (RN), die keinen *baccalaureate degree* erworben haben, direkt ohne diesen Abschluß einen *Master's Degree* erwerben.

Programme zum Erwerb eines Doktortitels führen zum *Doctor of Nursing Science* (DNS oder DNSc), zum *Doctor of Science in Nursing* (DSN) und zum *Doctor of Philosophy* (PhD). Obwohl der PhD immer noch als der höchste und wertvollste akademische Grad angesehen wird, sind die Diskussionen im Pflegebereich noch nicht beendet (Martin, 1989). Interessanterweise gibt es bei den Curricula der Programme zum Erwerb des Doktortitels große Ähnlichkeiten, ganz gleich, welcher Grad verliehen wird (Ziemer et al., 1992). Die Zahl der Promotionsprogramme in der Krankenpflege steigt ständig, die Nachfrage nach Pflegekräften mit Doktortitel ist jedoch geringer als das Angebot (Jacox, 1993).

Die Krankenpflege erfordert wesentliche Kenntnisse und Fähigkeiten. Aufgrund der Organisationsstruktur der Krankenhäuser geht der Trend zur Spezialisierung. Neu examinierte Krankenschwestern oder Pfleger werden oftmals nicht in einer „allgemeinen“ Abteilung eingesetzt. Sie werden eher in der Orthopädie, Gynäkologie oder Neurologie arbeiten oder noch spezieller in Abteilungen für neonatale oder kardiologische Intensivpflege, für Knochenmarktransplantationen, für Risikoschwangerschaften oder in der Gerontopsychiatrie. Diese Tendenz wird weitergehen, da sich die Krankenhäuser stärker an der tertiären Pflege orientieren.

Man sagt im allgemeinen, daß die Pflegekräfte durch die Grundausbildung *(undergraduate)* zu Generalisten werden, und durch die Hochschulausbildung zu Spezialisten (ANA, 1980). Erfahrene Pflegekräfte mit akademischem Abschluß werden weiterhin als Spezialisten benötigt.

Wie dem auch sei, ein weiterer Trend im Gesundheitsbereich geht hin zur „Entspezialisierung“ bei der nicht akademischen und der akademischen Ausbildung. Mehr *registered nurses* werden in Gemeinden eingesetzt, wo sie als Generalisten viele Patienten mit verschiedenen Bedürfnissen und Problemen pflegen müssen. Außerdem werden erfahrene Pflegekräfte und selbständige Krankenschwestern bei einer Vielzahl von Patienten für primäre Krankenpflege sorgen. Durch diese Entspezialisierung wird ein größeres Wissen erforderlich.

Die College-Ausbildung hat den Schwerpunkt der Pflegeausbildung von der Vermittlung einfacher Pflegetechniken auf wissenschaftliche Fundamente verlagert. Den PflegeschülerInnen wird nicht mehr länger beigebracht, daß es nur *eine* Art gibt, die Patienten zu pflegen. Im College wird eine breite Allgemeinbildung für Krankenschwestern und Pfleger betont, so daß ein besseres Verständnis für die Menschen in einer multikulturellen Gesellschaft erzielt werden kann. Stark betont wurde jedoch immer die *professionelle Sozialisierung* (Entwicklung der Identität und Kultur des Berufes) (Pavalko, 1971) der PflegeschülerInnen.

Hinsichtlich des Ausbildungskriteriums erreicht die Krankenpflege das Berufskriterium wegen der Vielfalt und der unterschiedlich langen Ausbildungsmöglichkeiten nicht ganz. Theorien und spezielle Inhalte werden zwar gelehrt, und es gibt auch eine berufliche Subkultur, aber aufgrund der Konfusion der Pflegenden und der Lehrenden über die Ausbildungsanforderungen liegt die Krankenpflege in der Mitte des Kontinuums zwischen Job und Beruf.

3. Kriterium Job_____________•_____________Beruf

1.1.4 Motivation

Motivation für die Arbeit ist die vierte Kategorie im Modell. Die Motivation einer Einzelperson ist schwer zu bewerten und ist nicht das, was Pavalko in dieser Kategorie meinte. Hier bedeutet Motivation die Intensität, mit der die Beschäftigtengruppe das Ideal der Dienstleistung gegenüber der Öffentlichkeit betont und nicht nur die eigenen Interessen als Hauptziel in den Vordergrund stellt. Von einem Beruf wird erwartet, daß ein starkes Interesse besteht, der Öffentlichkeit zu dienen und dieser seine Ziele und Motivation zu offenbaren.

Die Krankenpflege hat sich zu einer Dienstleistung an der Gesellschaft entwickelt. Pflegekräfte wurden fast immer als altruistisch (uneigennützig) und fürsorglich angesehen, und auch heute äußern sie öffentlich ihren Wunsch zu helfen, zu dienen und die Menschen und ihre *Gesundheit* zu *pflegen*. Hierzu könnte man einwenden, daß der Altruismus in der Gesellschaft und auch in der Krankenpflege nachläßt. Heute sind junge Menschen egozentrischer. Sie werden die „Ich-Generation" genannt, weil sie mehr Ich-orientiert und um persönliches Wohlbefinden bemüht sind (Angel & Petronko, 1983).

Bei den Studienanfängern zeigt sich dieser Wechsel der Wertvorstellungen in einer Neuorientierung nach Karrieren, die mit Status, Macht und Geld (Butter, 1989) verbunden sind – Eigenschaften, die mit Pflege *nichts* zu tun haben. Immer weniger Frauen wählen den Beruf der Krankenschwester. Außerdem sind Krankenschwester und Lehrerin schon lange nicht mehr die einzigen Berufe, die Frauen offenstehen; heute gibt es Ingenieurinnen, Juristinnen und Ärztinnen. 1986 ergab eine Untersuchung bei College-Anfängerinnen zum ersten Mal, daß mehr Frauen der Medizin und nicht der Krankenpflege den Vorzug gaben, und zwar in einem Verhältnis von 10 zu 8 (Iglehart, 1987).

Andererseits zeigen viele Krankenschwestern eine dienstleistungsorientierte Haltung gegenüber ihren Klienten. Sie betonen ihr Interesse, den Menschen zu dienen, wenn sie sich bei Ereignissen, Organisationen und Diskussionen in der Gesellschaft als Krankenschwestern zu erkennen geben. Ein Beispiel ist Pamela Maraldo, Präsidentin der *Planned Parenthood Federation of America*. Viele andere Krankenschwestern und Pfleger widmen Zeit, Energie und ihre fachliche Arbeitskraft verschiedenen Organisationen wie der *American Heart Association*, sie betreuen Aidskranke, und sie unterstützen in Zufluchtsorten Gewaltopfer und Obdachlose.

Wegen der Zielsetzung der Dienstleistung und der Tradition des Altruismus befindet sich die Pflege auf der rechten Seite des Job-Berufs-Kontinuums. Aufgrund des schwindenden Altruismus scheint es jedoch, daß die Pflege hinsichtlich der Professionalisierung an Boden verliert und sich von der rechten Seite des Kontinuums wegbewegt.

4. Kriterium Job____________________•_____Beruf

1.1.5 Autonomie

Pavalkos fünfte Kategorie ist die Autonomie, d. h. die Freiheit einer Gruppe, ihr Arbeitsverhalten selbst zu regulieren und zu kontrollieren. Beschäftigte ohne Berufsausbildung unterliegen vielen Kontrollen von außen oder von Vorgesetzten. Diejenigen, die einen Beruf ausüben, verfügen über mehr Selbstregulierung oder interne Kontrollen die mittels Konsens von Mitgliedern der Gruppe geschaffen wurden.

Arbeitnehmer unterliegen der (externen) Kontrolle ihres Arbeitgebers, d. h., sie müssen das tun, was dieser erwartet. Selbständige verfügen über eigene Regeln und Richtlinien (interne Kontrollen).

Hinsichtlich der Autonomie gibt es bei der Krankenpflege sowohl positive als auch negative Gesichtspunkte. Die Autonomie der Pflege als ein Ganzes nimmt zu, denn viele staatliche Gesetze erlauben den Pflegekräften einen breiten Tätigkeitsspielraum, besonders auf den Gebieten der Diagnose und der Behandlung von Reaktionen auf Probleme, die in Übereinstimmung mit der Pflegedefinition der ANA stehen. Im Rahmen der Gesundheitsreform werden noch weitere Gesetze über die Krankenpflege geändert werden, und dies ist sehr positiv zu bewerten.

1967 erarbeiteten die *ANA Divisions of Practice* zum ersten Mal Standards für die Krankenpflege, von denen die ersten 1973 veröffentlicht wurden. Die *Standards of Nursing Practice* (ANA, 1973) dienten als Richtlinie für jegliche Pflegepraxis. 1991 wurden sie als *Standards of Clinical Nursing Practice* revidiert. Diese Standards sind sehr umfassend und decken den gesamten Bereich der Krankenpflege ab. Es gibt zwei Teile: die Pflegestandards (betreffen den Pflegeprozeß) und die beruflichen Leistungsstandards.

Auch im Jahre 1973 wurden für zwei Spezialgebiete Pflegestandards veröffentlicht. Heute gibt es ungefähr 30 verschiedene Standard-Gruppen, die von der ANA und deren Untergruppen sowie von staatlichen Pflegeverbänden herausgegeben wurden. Auch viele spezialisierte Pflegeorganisationen haben sowohl allein als auch in Verbindung mit der ANA Standards veröffentlicht. Die regelmäßige Anwendung der Standards ist ein Weg zu einer stärkeren internen Kontrolle der Pflege durch die Pflegekräfte selbst.

Was die Autonomie der Pflege angeht, gibt es zwei größere Probleme. Erstens sind viele Pflegende bei Institutionen angestellt, wo sie nur wenig oder keine Kontrolle über ihre Arbeitsbedingungen haben, und zweitens glauben viele Pflegekräfte, ob sie angestellt sind oder nicht, noch immer an die Autorität der Ärzte über ihre Arbeit. Sie fühlen sich den Ärzten unterlegen und nicht als gleichwertige Kollegen, die gemeinsam mit den Ärzten zum Wohle der Patienten arbeiten.

Manche Krankenschwestern betonen heute ein anderes Autonomiekonzept, das Autonomie Identität, Unabhängigkeit und Autorität beinhaltet. Dies geschieht immer dann, wenn Pflegekräfte fachliche Urteile über die Probleme der Patienten abgeben und so handeln, daß sie die Probleme durch ihre Pflegeleistung lösen können (Mundinger, 1980). Kramer und Schmalenberg (1993) beschreiben die Autonomie als die Freiheit, gemäß dem persönlichen Wissensstand zu handeln, und sie berichten, daß die Pflegekräfte in *Magnet Hospitals* über diese Autonomie verfügen.

Zwischen den Pflegekräften die *in Magnet Hospitals* beschäftigt sind und denen die in anderen Häusern arbeiten, gibt es Unterschiede (Droes, Kramer & Hatton, 1992). Einige Krankenschwestern in Krankenhäusern und anderen Gesundheitseinrichtungen arbeiten autonom. Collins und Henderson (1991) behaupten, daß Pflegekräfte in einem Krankenhaus im Jahre 1989 nicht mehr Autonomie hatten als 1974. Die typische Pflegekraft, die glaubte autonom zu arbeiteten, war weiblich, hatte einen Master-Abschluß und arbeitete entweder in der Verwaltung oder in der Notaufnahme. Sie empfand, daß man von ihr erwartete, autonom zu funktionieren.

Heute arbeiten einige Pflegekräfte selbständig, und sie werden häufig als UnternehmerInnen angesehen (Clark/Quinn, 1988). Viele leisten häusliche Pflege, denn heute werden mehr Kranke zu Hause gepflegt als früher. Die angebotenen Dienstleistungen sind jedoch sehr unterschiedlich.

Hebammen *(CNM=Certified nurse-midwives),* eine andere Gruppe von Pflegenden, arbeiten häufig unabhängig. Allerdings müssen sie bei Geburten immer noch die Unterstützung eines Arztes erhalten. Selbständige Pflegekräfte betrachten den Pflegeberuf und ihre Arbeit eher als autonom, denn direkter Kontakt zu den Klienten erfordert Autonomie, Vergütung durch Dritte, verordnende Autorität und klinische Privilegien.

Die Pflegekräfte hatten immer Schwierigkeiten, *Peer*-Kontrollen einzurichten, denn in der Vergangenheit waren sie hauptsächlich Angestellte, die von *Vorgesetzten* bewertet wurden. Gleichrangige Peers hatten nur geringe Macht oder Kontrolle aufgrund der fehlenden Belohnungs- und Bestrafungsmöglichkeiten. 1988 veröffentlichte die ANA jedoch *Peer Review Guidelines,* um der Öffentlichkeit zu zeigen, daß die Pflegekräfte sich bei der Pflegeleistung selbst kontrollieren können. Nun gibt es Richtlinien, nach denen der Prozeß der Pflege systematisch eingeschätzt, überwacht und seine Qualität beurteilt werden kann, jeweils gemessen an Praxisstandards. Dies ist ein positiver Schritt zur Verbesserung der Autonomie der Pflegekräfte, denn *Peer Review* gehört zur Selbstregulierung.

Hinsichtlich der Autonomie gibt es noch ein anderes Gebiet für Konflikte unter den Pflegekräften: Gemeinschafts- oder Personal-Selbstbestimmung kontra Tarifvereinbarungen. Bei beiden Partizipationsformen können Pflegekräfte Autonomie identifizieren und entwickeln. Von vielen wird die Gemeinschafts- oder Personal-Selbstbestimmung als professionelleres Modell angesehen, denn dadurch können die Pflegekräfte eine Struktur errichten, um mit Fragen der Pflegepraxis in einer speziellen Organisation umzugehen (Poulin, 1985). Diese Struktur wird formalisiert durch die Schaffung von Verordnungen, durch die die Art der Pflege und die entsprechenden Standards definiert werden.

Andererseits sind Tarifvereinbarungen ein Weg, durch Gruppenaktivität Autonomie zu erlangen. Häufig wurde durch staatliche Pflegeverbände verhandelt, und die Ergebnisse dieser Verhandlungen waren in vielen Fällen erfolgreich: Arbeitszeit und Arbeitsbedingungen wurden verbessert, und Gehälter und Vergünstigungen sind gestiegen. Foley (1993) berichtet, daß die meisten Pflegekräfte deshalb Tarifverhandlungen gutheißen, weil sie aufgrund von institutionellen Zwängen nicht in der Lage sind, das Niveau der Pflege zu erbringen, das sie für angemessen halten. Foley glaubt, daß das Ziel sowohl der Mitbestimmung als auch der gewerkschaftlichen Vertretung professionelle Autonomie und qualitativ hochwertige Krankenpflege ist, und deshalb keinem Modell der Vorzug gegeben werden könne. Sie ist auch der Meinung, daß beide Ansätze nebeneinander existieren können.

Ärzte dominieren immer noch über die Pflegekräfte, denn viele Pflegepersonen, Ärzte und die Gesellschaft stufen die Arbeit der Pflegekräfte geringer als die der Ärzte ein und glauben, daß Ärzte das Pflegepersonal kontrollieren (Ehrenreich & Ehrenreich, 1975). Bei der Rolle der Ärzte und Pflegenden gibt es einige Überschneidungen, die sich noch verstärken, wenn die Pflegekräfte sich selbständig machen. Besonders in kritischen Bereichen (z. B. Intensivstationen, Transportteams, Notaufnahmen) arbeiten jedoch einige Pflegekräfte häufig sehr eng mit den Ärzten zusammen, weil diese Ärzte das Wissen und die Erfahrung der Pflegenden anerkennen. Leider wurde dieser Grad der Zusammenarbeit noch nicht auf Allgemeinstationen erreicht.

Trotz der Probleme, die die Pflege hinsichtlich der Autonomiebestrebungen hat, gibt es Verbesserungen. Deshalb kann die Pflege auf der rechten Seite des Kontinuums angesiedelt werden.

5. Kriterium Job________________•______Beruf

1.1.6 Verantwortungsgefühl

Die sechste Kategorie ist das Verantwortungsgefühl, das die Mitglieder bei ihrer Arbeit haben. Bei einem Beruf wird die Arbeit als lebenslange oder zumindest langfristige Verpflichtung angesehen. Dem Job fehlt dieses Engagement, und Wechsel von einem Job zum nächsten sind häufig.

Das Verantwortungsgefühl beruht auf einem Grad der Kongruenz zwischen persönlichen, professionellen, organisatorischen und arbeitgeberseitigen Zielen und Zwecken. Eine kürzlich durchgeführte Studie (Gardner, 1992) zeigte unter Verwendung einer *Career Commitment Scala*, daß Pflegekräfte sehr engagiert sind, wenn sie eine neue Stelle antreten, aber im ersten Beschäftigungsjahr nimmt das Engagement ab. Offensichtlich gibt es einige Aspekte in der Position, die das Verantwortungsgefühl der Pflegekräfte verändern. Um mehr über das Engagement zu erfahren, müssen noch weitere Untersuchungen durchgeführt werden.

Die Hingabe an den Pflegeberuf ist traditionell nicht sehr groß. In der Vergangenheit wurde er meist von Frauen ausgeübt, die zuerst schon an der Dienstleistung am Menschen interessiert waren, dann aber heirateten und aus dem Pflegeberuf ausstiegen, um Kinder zu bekommen. Auch als die Kinder älter waren, kehrten nur wenige in den Beruf zurück.

Heute ist das nicht mehr der Fall. Die meisten verheirateten Frauen suchen für sich außer der Rolle als Ehefrau und Mutter noch andere Aufgaben. Viele Frauen arbeiten stundenweise, wenn sie kleine Kinder haben, aber die meisten bleiben noch in Verbindung mit der Arbeitsstelle und steigen nicht vollständig aus dem Berufsleben aus. Besonders bei Krankenschwestern gibt es eine hohe Beschäftigungsrate. Fast 80 % der examinierten Krankenschwestern stehen im Berufsleben, obwohl ungefähr ein Drittel von ihnen Teilzeitarbeit ausübt (Aiken & Mullinix, 1987).

Für viele Frauen ist die Krankenpflege immer noch ein Job und keine Karriere (Smith, 1985). Für die job-orientierte Krankenschwester ist das daraus erzielte Einkommen wichtiger als die Ergebnisse der Arbeit. Die laufbahnorientierte Krankenschwester bewahrt die beruflichen Wertvorstellungen der Verantwortung für Menschen und der ständigen Weiterbildung, letztlich um sowohl ihre eigene Leistungsgrundlage als auch die der Pflege zu erweitern. Die oben genannten Studie (Gardner, 1992) schlägt vor, daß die Pflegekräfte ihr Engagement gegenüber ihrem Beruf ändern sollten und geht davon aus, daß etwas getan werden kann, damit die Pflegenden die Pflege als eine langfristige berufliche Laufbahn ansehen.

Angesichts des Verantwortungsgefühls hat die Pflege schon Fortschritte erzielt. Man weiß heute mehr über das Engagement der Pflegenden für ihre Arbeit, und mehr Pflegekräfte bleiben in ihrem Beruf, so daß die Pflege sich auf der rechten Seite des Kontinuums befindet.

6. Kriterium Job____________•_____Beruf

1.1.7 Gemeinschaftssinn

Die siebte Kategorie, Gemeinschaftssinn, beinhaltet den Grad, in dem Mitglieder der Arbeitsgruppe eine gemeinsame Identität und ein gemeinsames Schicksal haben und eine deutliche Subkultur besitzen. Diese Subkultur beeinflußt das Arbeitsverhalten und sogar das Verhalten der Gruppenmitglieder außerhalb der Arbeitszeit. Bei einem Job ist der

Gemeinschaftssinn (auf dem Kontinuum) sehr gering, bei einem Beruf dagegen ist er hoch entwickelt.

In der Krankenpflege gab es eine deutlich sichtbare Subkultur, traditionell symbolisiert durch die weiße Uniform mit Häubchen und Anstecknadel. Diese Symbole sind fast verschwunden, denn die Pflegekräfte glauben, daß sie nicht durch ihre Kleidung, sondern durch ihre Arbeit zu Krankenschwestern oder Krankenpflegern werden. Einige sorgen sich darüber, daß die Symbole nicht mehr beachtet werden, aber dennoch gibt es ein starkes Identitätsgefühl bei den Pflegenden.

Bei vielen Diplomprogrammen in der Krankenpflege war unter den ehemaligen SchülerInnen der Gemeinschaftssinn stark ausgeprägt. Bei der weiterführenden beruflichen Ausbildung identifizieren sich die StudentInnen und Examinierten eher mit der Universität als mit der Berufsschule.

Die Berufsorganisation der Pflegekräfte ist die *American Nurses' Association*, die 1897 als *National Associated Alumnae of the United States and Canada* gegründet wurde. Viele halten diese Organisation für stark. Es gibt professionelle Lobbyisten, die die Gesetzgebung hinsichtlich der Krankenpflege und der Gesundheit der Menschen beeinflussen können.

Obwohl die ANA eine starke Organisation ist, ist die Zahl der Mitglieder gering. Schätzungen der ANA aus dem Jahr 1993 ergeben, daß 207.000 Pflegende Mitglieder sind. Dies sind 9,4 % der fast 2,2 Mio. Pflegekräfte in den Vereinigten Staaten, verglichen mit 14 % im Jahre 1980 und 9,5 % im Jahr 1988. Es ist außerdem nicht bekannt, wie viele Pflegekräfte nur deshalb Mitglied sind, weil das von ihrer gewerkschaftlichen Vertretung gefordert wird. Andere Pflegekräfte haben ihre Mitgliedschaft bei der ANA gekündigt, weil sie gegen die Entwicklung der Praxis der Tarifvereinbarungen protestieren.

Sowohl die Zahl der Pflege-Spezialorganisationen (ca. 50) als auch die der Mitglieder in diesen Organisationen steigt weiter. Viele Pflegekräfte fühlen sich eher mit den KollegInnen verbunden, die ihre täglichen Sorgen am Arbeitsplatz teilen, im Gegensatz zu den allgemeinen Problemen des Berufsstandes, die den Schwerpunkt der ANA darstellen.

Eine Schwierigkeit, die mit der Mitgliedschaft in der ANA zusammenhängt, ist auf das wirtschaftliche und allgemeine Wohlfahrtsprogramm zurückzuführen und auf die Tarifverhandlungen. Als Ergebnis einer Änderung des *Federal labor law* aus dem Jahre 1974 kann der Zusammenschluß der Pflegekräfte als Gewerkschaft angesehen werden. Deshalb betrachten viele leitende Pflegekräfte die Mitgliedschaft in der ANA als Interessenkonflikt, da sie nicht gleichzeitig Mitglieder des Managements und einer Gewerkschaft sein können. Die *American Organization of Nurse Exekutives* (AONE) wurde gegründet, nachdem viele Pflegekräfte in leitenden Positionen die ANA verlassen hatten.

Eine weitere Organisation, die um Mitglieder wirbt, ist die *National League for Nursing* (NLN), die das Ziel hat „dabei zu helfen, die Pflegebedürfnisse der Menschen zu erfüllen". Zu der NLN gehören Pflegekräfte, aber auch Mitglieder anderer Bereiche ebenso wie Institutionen als Mitglieder. Deshalb übt die NLN ebenso wie die ANA großen Einfluß aus.

Obwohl die Geschichte der ANA und der NLN eher konfliktbeladen war, arbeiten die beiden Organisationen jetzt mehr zusammen, was für die Pflege nur positiv gesehen werden kann. Der Dreierausschuß für die Krankenpflege, der aus der ANA, der NLN und der AONE besteht, sowie die *American Association of Colleges of Nursing* arbeiten nun als Koalition zusammen.

Andere Gründe, warum Pflegepersonen sich nicht der ANA oder einer anderen Vertretung anschließen, sind Mitgliedsbeiträge, Zeitmangel, allgemeine Gleichgültigkeit und das Gefühl, keinen persönlichen Vorteil aus der Mitgliedschaft zu ziehen. Eine Untersuchung der Zeitschrift *RN* (Gulack, 1983) ergab, daß mehr als zwei Drittel der LeserInnen der Meinung waren, daß sich durch Zugehörigkeit zu einer Organisation der berufliche Status nicht erhöhen würde, obwohl sie schon glaubten, daß die Vertretungen dem Pflegeberuf an sich helfen würden. Die Tatsache, daß diese Gefühle bestehen und zum Ausdruck gebracht werden, zeigt, daß der Gemeinschaftssinn in der Krankenpflege noch weiterentwickelt werden muß.

Trotz der vielen Pflegeorganisationen, die es gibt, wurde geschätzt, daß nur eine von sechs Pflegekräften einer beruflichen Vertretung angeschlossen ist (Hawkins, 1992). In einer Studie (Yeager & Kline, 1983) zeigte sich, daß die Pflegekraft, die in einer der Pflegeberufsorganisationen Mitglied ist, den *baccalaureate degree* oder einen höheren Abschluß besitzt, einen Vollzeitarbeitsplatz hat, mit der Arbeit zufrieden ist und die Mitgliedschaft in einer Berufsvertretung für nützlich hält.

Die Probleme bezüglich des Gemeinschaftssinnes scheinen Probleme einzelner Pflegekräfte zu sein. Als Gruppe fühlen sich die Pflegenden einig und stolz. Deshalb befindet sich die Krankenpflege trotz der Schwierigkeiten auf der rechten Hälfte des Kontinuums.

7. Kriterium Job__________________•_____Beruf

1.1.8 Ethischer Kodex

Die letzte Kategorie in Pavalkos Modell ist das Vorhandensein eines ethischen Kodex. Bei einem Job ist dieser Kodex meist unterentwickelt, häufig nicht schriftlich festgehalten, oder es werden nur wenige Beziehungen artikuliert. Je weiter rechts sich eine Gruppe auf dem Kontinuum bewegt, desto formeller werden die ethischen Grundsätze. Die Komplexität des Berufsethos, die Anzahl der beschriebenen Verhaltensweisen und Beziehungen und die Durchsetzbarkeit erhöhen sich meistens, wenn eine Beschäftigtengruppe professionalisierter wird.

Seit 1950 hat die ANA einen schriftlichen Ethik-Kodex, drei Jahre bevor der *International Council of Nurses* seinen veröffentlichte. Er wurde mehrmals überprüft, verbessert und genauer formuliert. Der jetzige Kodex aus dem Jahr 1985 enthält eine Erklärung zu jeder Aussage (ANA, 1985). Zu diesem Kodex gehören Anweisungen, wie die Pflegekraft mit Klienten umgehen und was sie für die Berufsgruppe tun soll. Die ANA hat durch die staatlichen Organisationen die Macht, den Kodex durchzusetzen. Jede Pflegekraft sollte eine Kopie des Kodex für den persönlichen Gebrauch besitzen. Gegen eine Gebühr kann er von der ANA oder von staatlichen Pflegeorganisationen bezogen werden.

Weil die Krankenpflege einen gut formulierten Ethik-Kodex mit einer Vielzahl von Beziehungen und Verhaltensweisen aufweist und weil der Kodex durch die Organisation durchgesetzt wird, steht die Krankenpflege ganz rechts auf dem Kontinuum.

8. Kriterium Job __________________•Beruf

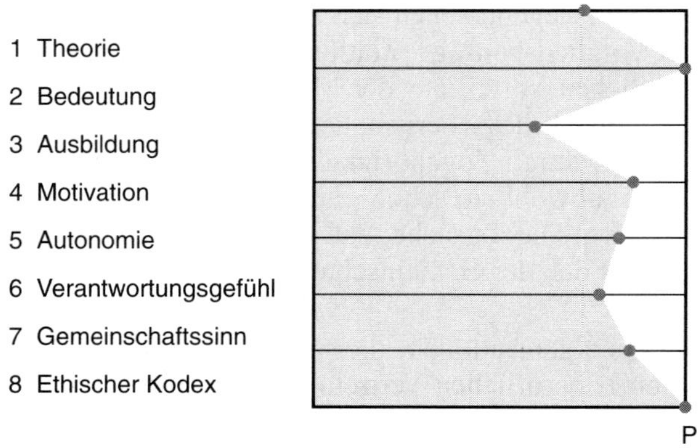

Abb. 1.1: **Stand der Professionalisierung der Krankenpflege** (J = Job, B = Beruf)

Wenn man die acht Kriterien, wie in Abb. 1.1 gezeigt, zusammenfügt, wird deutlich, daß es beim Professionalisierungsprozeß der Pflege noch Lücken gibt. Die unschattierten Teile der Abbildung zeigen die Gebiete, auf denen die Krankenpflege die größten Anstrengungen unternehmen muß: Ausbildung, Theorie und Verantwortungsgefühl. Wesentlich ist, daß sowohl Theorie als auch Engagement zwar noch viel Arbeit erfordern, aber daß im letzten Jahrzehnt Fortschritte erzielt wurden. Beachtet werden müssen die Gebiete, in denen Verluste eingetreten sind – Ausbildung und Motivation, und auf den übrigen Gebieten müssen noch mehr Fortschritte gemacht werden.

1.2 Zusammenfassung

Das Erreichen eines wirklich professionellen Status ist ein wertvolles Ziel für die Krankenpflege, und es wurden dahingehend schon Fortschritte erzielt. Trotzdem müssen leitende Pflegekräfte immer noch sorgfältig daran arbeiten, den Prozeß voranzubringen. Damit aus Pflegepersonen Führungskräfte werden, müssen sie in dem Wissen, den Fähigkeiten und in den Verfahrensweisen unterrichtet werden, mit denen sie die Führung ausüben und so mit den Problemen fertig werden können, die zum Prozeß der Professionalisierung gehören.

Der Pflegeberuf besteht, um Menschen zu dienen, und die Professionalisierung der Pflege wird der Gesellschaft helfen. Die Führung ist ein Prozeß, der bei jeder Situation, sei sie einfach oder komplex angewendet werden kann, um die Professionalisierung voranzutreiben. Wenn die Pflegekräfte ihre Führungsfähigkeiten anwenden und sich der Macht bewußt werden, die sie ausüben können, werden sie erkennen, daß Führung wirklich der Schlüssel zur Professionalisierung der Krankenpflege ist.

Aufgaben

1. Ordnen Sie sich nach Pavalkos Kriterien für Beschäftigung (Job) und Beruf ein.
2. Bewerten Sie eine Gesundheitsorganisation, bei der Sie gearbeitet haben, nach Pavalkos Kriterien. Identifizieren Sie Barrieren und Möglichkeiten zur Professionalisierung.
3. Nennen Sie Kriterien, die Sie für wesentlich halten, damit die Krankenpflege als Beruf betrachtet wird. Bewerten Sie die Pflege anhand der von Ihnen vorgeschlagenen Kriterien.
4. Analysieren Sie Bilder der Medien von der Krankenpflege. Werden Pflegekräfte als professionell dargestellt? Sind die Kriterien von Pavalko deutlich gemacht oder nicht?

Literatur

Aiken, L. H. & Mullinix, C. F. (1987). The nurse shortage: Myth or reality? *New England Journal of Medicine, 317,* 641–646.

American Nurses' Association. (1973). *Standards of nursing practice.* Kansas City, MO: The Association.

American Nurses' Association. (1980). *Nursing: A social policy statement.* Kansas City, MO: The Association.

American Nurses' Association. (1984). *Directory of nurses with doctoral degrees* (2nd ed). Kansas City, MO: The Association.

American Nurses' Association. (1985). *Code for nurses with interpretive statements.* Kansas City, MO: The Association.

American Nurses' Association. (1988). *Peer review guidelines.* Kansas City, MO: The Association.

American Nurses' Association. (1991). *Standards of clinical nursing practice.* Kansas City, MO: The Association.

Angel, G. & Petronko, D. K. (1983). *Developing the new assertive nurse.* New York: Springer

Becker, H. S. (1962). The nature of a profession. In N. B. Henry (Ed.), *Education for the professions* (S. 27–46). Chicago: The University of Chicago Press.

Butter, I. H. (1989). Women's participation in health-care delivery: Recent changes and prospects. *Health Values, 13*(2), 40–44.

Caplow, T. (1954). *The sociology of work.* Minneapolis: University of Minnesota Press.

Clark, L. & Quinn, J. (1988). The new entrepreneurs. *Nursing and Health Care, 9,* 7–15.

Collins, S. S. & Henderson, M. C. (1991). Autonomy: Part of the nursing role? *Nursing Forum, 26*(2), 23–29.

Droes, N., Kramer, M. & Hatton, D. (1992). How much are nurses worth? Nurses evaluate themselves. *Nursing Management, 23*(6), 53–60.

Edens, G. E. & Labadie, G. C. (1987). Opinions about the professional doctorate in nursing. *Nursing Outlook, 35*(3), 136–140.

Ehrenreich, B. & Ehrenreich, J. H. (1975). Hospital workers: Class conflicts in the making. *International Journal of Health Services, 5,* 43–51.

Fitzpatrick, J. J., Boyle, K. K. & Anderson, R. M. (1986). Evaluation of the Doctor of Nursing (ND) program: Preliminary findings. *Journal of Professional Nursing, 2*, 365 – 372.

Flexner, A. (1915). Is social work a profession? In *Proceedings of the National Conference of Charities and Correction*. Chicago: Hildman.

Foley, M. E. (1993). Professional autonomy in organized health care settings: Unions and collective bargaining. In J. D. Gussler (Ed.), *Models in nursing and dietetic leadership: What can we learn from each other?* (S. 38 – 43). Columbus, OH: Ross Laboratories.

Gardner, D. L. (1992). Career commitment in nursing. *Journal of Professional Nursing, 8*(3), 155 – 160.

Gulack, R. (1983). „I'm a professional." *RN 46*(9), 29 – 35.

Gunning, C. S. (1983). The profession itself as a source of stress. In S. F. Jacobson & H. M. McGrath (Eds.), *Nurses under stress* (S. 113 – 126). New York: John Wiley.

Hawkins, J. W. (1992). Empowering the new graduate: A renewed professionalism for nursing. *Journal of Professional Nursing,8*(5), 308 – 312.

Iglehart, J. K. (1987). Problems facing the nursing profession. *New England Journal of Medicine, 317,* 646 – 651.

Jacox, A. (1993). Estimates of the supply and demand for doctorally prepared nurses. *Nursing Outlook, 41*(1), 43 – 45.

Kramer, M. & Schmalenberg, C. (1993). Learning from success: Autonomy and empowerment. *Nursing Management, 24*(5), 58 – 64.

Martin, E. J. (1989). The doctor of philosophy degree: Evolutionary and societal perspectives. In S. E. Hart (Ed.) *Doctoral education in nursing: History, process and outcome* (S. 1 – 16). New York: National League for Nursing.

McGlothlin, W. J. (1964). *The professional schools.* New York: Center for Applied Research in Education.

Mundinger, M. O. (1980). *Autonomy in nursing*. Germantown, MD: Aspen.

Nutting, M. A. & Dock, L. L. (1907). *A history of nursing* (Vol. 2). New York: Putnam.

Pavalko, R. M. (1971). *Sociology of occupations and professions*. Itasca, IL: Peacock.

Poulin, M. A. (1985). *Configurations of nursing practice.* Kansas City, MO: American Nurses' Association.

Sleicher, M. N. (1981). Nursing *is not* a profession. *Nursing and Health Care, 2*, 186 – 191, 218.

Smith, E. D. (1985). Career- versus job-orientation: A power dilemma in nursing and feminism. In R. R. Wieczorek (Ed.), *Power, politics and policy in nursing* (S. 83 – 89). New York: Springer

Vollmer, H. M. & Mills, D. L. (Eds.). (1966). *Professionalism.* Englewood Cliffs, NJ: Prentice-Hall.

Watts, N. J. (Ed.). (1993). *1993 Directory of Nurse Researchers* (4th ed). Indianapolis: Sigma Theta Tau, International.

Yeager, S. J. & Kline, M. (1983). Professional association membership of nurses: Factors affecting membership and the decision to join an association. *Research in Nursing and Health, 6*, 45 – 54.

Ziemer, M. M., Brown, J., Fitzpatrick, M. L., Manfredi, C., O'Leary, J. & Valiga, T. M. (1992). Doctoral programs in nursing: Philosophy, curricula, and program requirements. *Journal of Professional Nursing, 8*(1), 56 – 62.

Weiterführende Literatur

American Nurses' Association's first position on education for nursing. (1965). *American Journal of Nursing, 65*(12), 106 – 111.

Aydelotte, M. K. (1985). Nursing: Societal discontent and professional change. In R. R. Wieczorek (Ed.), *Power, politics, and policy in nursing* (S. 121 – 137). New York: Springer.

Bradley-Brown, B. A. (1987). A eulogy for the nursing profession – Before it's too late! *Nursing Management, 18*(5), 88–89.
Brown, W., Knight, J., Patel, K. & Pilant, D. (1987). Is nursing a profession? *Evaluation and the Health Professions 10*(2), 206–226.
Dachelet, C. Z., (1978). Nursing's bid for increased status. *Nursing Forum, 17*(1), 19–43.
Derdiarian, A. (1988). A valid profession needs valid diagnoses. *Nursing and Health Care, 9,* 137–140.
Hall, R. H. (1982). The professions, employed professionals, and the professional association. In *Professionalism and the empowerment of nursing* (S. 1–15). Kansas City, MO: American Nurses' Association.
Joel, L. A. (1993). Contemporary issues in nursing organizations. In D. J. Mason, S. W. Talbott & J. K. Leavitt (Eds.), *Policy and politics for nurses* (S. 539–548). Philadelphia: Saunders.
Kellans, S. E. (1977). Ideals of a profession: The case of nursing. *Image,* 9, 30–31.
Levi, M. (1980). Functional redundancy and the process of professionalization. *Journal of Health Politics, Policy, and Law, 5*(2), 333–353.
Miller, B. K. (1985). Just what is a professional? *Nursing Success Today, 2*(4), 21–27.
Moloney, M. M. (1986). *Professionalization of nursing: Current issues and trends.* Philadelphia: Lippincott.
NYSNA calls for B. S. degree as basis for nurse licensure by 1985. (1975). *American Journal of Nursing, 75,* 2109, 2112–2113.
Peplau, H. E. (1987). American Nurses Association's social policy statement: 1. *Archives of Psychiatric Nursing, 1*(5), 301–307.
Rosenfield, P. (1986). Nursing and professionalization: On the road to recovery. *Nursing and Health Care, 7,* 485–488.
Salvage, J. (1988). Professionalization – or struggle for survival? A consideration of current proposals for the reform of nursing in the United Kingdom. *Journal of Advanced Nursing, 13,* 515–519.
Seivwright, M. J. (1988). How to develop tomorrow's nursing leaders. *International Nursing Review, 35*(4), 99–106.
Sell, I. L. (1986). Words can sway perceptions of nursing. *Nursing and Health Care*, 7, 553–554.
Tiffany, C. (1987). Professionalization: Power and powerlessness. *Nursing Management, 18*(4), 90–92.
Zander, K. (1985). The nurse as a professional: Gaining the respect we deserve. *Nursing Life, 5*(1), 43–47.

2 Die Führungskraft und die Gruppe

Lernziele

Nach der Lektüre des 2. Kapitels sollte die Leserin/der Leser folgende Lernziele erreicht haben:

- Auseinandersetzung mit vier wesentlichen Attributen für effektive Führung
- Beschreibung des Prozesses der Gruppenentwicklung
- Vergleich und Gegenüberstellung der Aufgaben und der Rollen der Gruppenmitglieder

Führung ist ein Prozeß, mit dem eine Gruppe zur Zielfindung und zum Erreichen von Zielen bewegt werden kann. Jede Person kann diesen Führungsprozeß nutzen; deshalb kann theoretisch jeder zu jeder Zeit eine Führungspersönlichkeit sein. Führung kann auch erlernt werden.

Dies beginnt mit dem Verständnis darüber, was eine Führungskraft und eine Gruppe ausmacht. Es gibt drei Anforderungen, die eine Führungskraft ausmachen: (1) man braucht ein Ziel oder eine Idee, dem oder der man sich verpflichtet; (2) man braucht mindestens einen Menschen, der sich führen läßt, und (3) man muß den Führungsprozeß anwenden.

Eine Gruppe ist eine Zahl von Einzelpersonen, die miteinander arbeiten, um ein Ziel zu erreichen. Es kann sich um eine Gruppe aus zwei Personen handeln, die nur aus der Führungskraft und einem Mitglied besteht, oder um eine beliebig große Zahl von Personen. Jedes einzelne Mitglied der Gruppe kann „Geführte/r" genannt werden.

2.1 Die Führungskraft

Auf zwei verschiedene Arten kann man Führungskraft werden. Ein Weg ist die informelle oder formelle Wahl durch die Gruppenmitglieder, die den Einfluß der Führungsperson erkannt und akzeptiert haben und diese Person ausgesucht haben, um sie zu führen. Dies wurde *emergierende (aus der Gruppe hervorgehende) Führung* (Hollander, 1964) genannt. Beispiel könnte der/die Vorsitzende eines Ausschusses sein.

Die zweite Art ist die Ernennung oder Wahl durch eine Person oder Gruppe, die sich außerhalb der zu führenden Gruppe befindet. So kann z. B. die/der neue *vice president for nursing* von der Krankenhausverwaltung bestimmt werden. Die einzelnen Krankenschwestern und Pfleger haben bei dieser Wahl kaum ein Mitspracherecht. Ein weiteres Beispiel ist die Beauftragung einer bestimmten Krankenschwester mit der Pflege eines bestimmten Patienten; der Patient (die Gruppe) kann bei der Ernennung der Pflegeperson (Führungskraft) nicht mitreden. Dies wurde *verordnete* oder *organisatorische Führung* (Hollander, 1964) genannt.

Die Vorteile der aus der Gruppe hervorgegangenen Führung liegen darin, daß die Geführten die Führungskraft als kompetent ansehen und ihr Vertrauen und Wertschätzung entgegenbringen (Hollander, 1961). Die verordnete Führung kann Schwierigkeiten mit sich bringen, denn die Gruppe könnte ihre Unterstützung verweigern, weil sie die Führungsperson nicht kennt und ihr nicht vertraut.

Im Idealfall sind die beiden Führungskräfte dieselbe Person. Wenn die Gruppenmitglieder bei der Wahl der Führung ein Mitspracherecht hätten, könnte ihre Wahl (emergierend) auf die gleiche Person fallen, die von der übergeordneten Stelle bestimmt wird (verordnet).

Wahrscheinlicher ist jedoch, daß es sich bei einer verordneten und einer emergierten Führungskraft um verschiedene Personen handeln wird. Dafür gibt es mehrere Gründe: 1) die Gruppe wählt eine Führungskraft aus ihrer Mitte (emergierend), aber eine andere wird ernannt (verordnet); 2) die verordnete Führungskraft ist inkompetent, und deshalb wird eine Führungsperson innerhalb der Gruppe ausgesucht; oder 3) die Gruppe ist nicht mit der Vorgehensweise der ernannten Führungskraft zufrieden, so daß sie selbst jemanden auswählt. Problematisch wird es, wenn es sich bei der verordneten und der emergierten Führungskraft um zwei verschiedene Personen handelt. In dieser Situation wird es der Gruppe nicht deutlich, wer die Verantwortung hat, und und wegen dieser Verunsicherung kann die Gruppe nicht effektiv arbeiten. Als Folge davon sinken Arbeitsmoral und Produktivität.

Alle Führungskräfte sind auf eine der beiden genannten Arten zu ihrer Position gekommen. Es wurde bereits festgestellt, daß eine Führungskraft auch eine Gruppe haben muß. Entweder sucht die Führungskraft (z. B. ein religiöser oder politischer Führer) eine Gruppe, oder die Gruppe wählt die Führungsperson. In beiden Fällen handelt es sich um emergierte Führungspersonen.

Führungspersönlichkeiten, die eine Gruppe suchen, sind ihrer Zeit häufig voraus (d. h. sie haben Vorstellungen, die als sehr progressiv gelten). In der Krankenpflege war Lillian Wald, die Begründerin des *public health nursing*, eine Führerin, die eine Gruppe suchte. Eine Führungskraft, die von einer Gruppe ausgesucht wird, ist häufig eine gewählte Amtsinhaberin wie z. B. Isabel Hampton Robb, die erste Präsidentin der *American Nurses' Association.*

Selbstbewußtsein, Selbstsicherheit, Verantwortlichkeit und Engagement sind vier wichtige Attribute für die effektive Führungskraft. Diese Merkmale sind miteinander verbunden. Das Bewußtsein der eigenen Person und der Gruppe ist eine Vorbedingung für die Selbstsicherheit (Selbstbehauptung), und das Engagement hängt davon ab, daß man sicher handelt und sich für seine Handlungen verantwortlich zeigt. Jedes dieser vier Merkmale wird im einzelnen erörtert.

2.1.1 Selbstbewußtsein

Führungskräfte müssen sich selbst und ihre Eigenschaften genau kennen, damit sie ihre Wirkung auf die Gruppe einschätzen können. Die Führungskraft sollte einige spezifische Gebiete des Selbstbewußtseins analysieren.

Das erste ist der Grad an *Reife*. Wenn Reife als Bereitschaft und Fähigkeit, eine Aufgabe zu erfüllen, definiert wird (Hersey & Blanchard, 1977), dann muß die Führungsperson ihre Motivation und die Wissensgrundlage in bezug auf die Aufgabe genau kennen. Motivation ist wesentlich für effektive Führung. Die Führungsperson muß führen *wollen*. Führung ist eine große Aufgabe; dazu gehört der Wille und die Fähigkeit der Person, Verantwortung zu übernehmen, nicht nur für eigene Handlungen, sondern auch für die der Gruppe.

Die *Fähigkeit* einer Führungsperson hängt von ihrem Wissen im Bereich der Verantwortung ab. Stärken und Schwächen hinsichtlich des anstehenden Themas oder Problems müssen identifiziert werden. Außerdem muß die Führungskraft bereit sein, die Schwächen zu minimieren, und sie muß sich gut über materielle und menschliche Ressourcen informieren, die die Gruppe und die Führungsperson bei ihren Bemühungen unterstützen können. Die Summe der Informationen, über die die Führungskraft verfügen muß, erscheint unbeschreiblich groß, aber ohne diese Wissensgrundlage kann Führung nicht effektiv sein (Kotter, 1988). Eine Führungskraft kann sich in ihrer Rolle nicht wirklich wohl fühlen, wenn sie nicht genügend über den ihr zugewiesenen Bereich weiß. Die Führungskraft muß klar und strategisch denken können.

Da Engagement für ein Ziel eine der Voraussetzungen für eine Führungskraft ist, sind ständiges Selbstbewußtsein und Bewertung von *Zielen* wesentlich. Viele Dinge sind notwendig, um ein Ziel zu erreichen; dazu gehören Zeit, Geld und Menschen. Ziele müssen vernünftig und realistisch sein.

Eine Führungskraft sollte in der Lage sein, angemessene kurzfristige Ziele zu setzen, was schließlich dazu führt, daß das Gesamtziel erreicht wird. Außerdem muß sie fähig sein, diese Ziele den Geführten zu vermitteln und ihnen behilflich sein, ihrerseits Ziele zu setzen und zu erreichen, ebenfalls zum Erreichen des höheren Ziels.

Zur Führung gehört *Macht,* die Fähigkeit, Ressourcen zu erlangen, zu bewahren und anzuregen (Menke & Ogborn, 1993). Das Bewußtsein, wie Macht erreicht und eingesetzt wird, ist sehr wichtig. Die Führungsperson muß zuerst erkennen, daß sie Macht hat. Oft wird Macht aufgrund einer bestimmten Position erreicht; sie wird von einem Vorgesetzten gegeben, damit eine Aufgabe erfüllt werden kann. Auch die Gruppe kann der Führungsperson Macht geben; sie wendet sich an die Führungskraft, weil sie ihr vertraut und sie als Experten betrachtet (Goldstein & Sorcher, 1974). Die persönliche Macht liegt im *Glauben* der Führungskraft, daß sie durch eigene Anstrengungen Handlungen beeinflussen kann (Courtemanche, 1986).

Eine Führungskraft muß auch erkennen, wie Macht verwendet wird. Einige glauben, daß Macht verlorengeht, wenn sie nicht eingesetzt wird (Courtemanche, 1986). Macht kann im traditionellen und negativen Sinn eingesetzt werden, was bedeutet, die Gruppe dahin zu bringen, daß sie das tut, was die Führungsperson will, oder die Macht kann mit der Gruppe geteilt werden, so daß alle Mitglieder gleichberechtigt sind. Die Interaktion von Führungskraft und Mitgliedern hilft, eine Basis von Gruppenmacht zu schaffen, die auf das Gesamtziel gerichtet werden kann.

Eine sorgfältige Bewertung der *Persönlichkeit* der Führungskraft und ihrer Wirkung auf andere ist wesentlich. Führende sollten das Ausmaß ihres Selbstvertrauens, Enthusiasmus, Flexibilität, Kreativität, Ehrlichkeit, Aufrichtigkeit, Takt und Freundlichkeit kennen, denn dieses Bewußtsein führt zu einem besseren Verständnis dessen, wie sie andere beeinflussen. Auch das persönliche Auftreten ist von Bedeutung. Die Kenntnis von Stärken und Schwächen auf diesen Gebieten wird der Führungsperson helfen, ihre Persönlichkeit bei der Beeinflussung der Gruppe vorteilhaft einzusetzen.

Gute zwischenmenschliche Beziehungen sind entscheidend für die Führung. In Beziehung zu den Gruppenmitgliedern setzt die Führungsperson ihre *Kommunikationsfähigkeiten* ein und versucht, der Gruppe eine deutliche, offene Botschaft zu vermitteln. Dann wartet die Führungskraft auf eine Antwort, die ihr zeigt, ob die beabsichtigte Botschaft erhalten wurde. Wichtig ist auch die Kenntnis des verbalen und nonverbalen Kommunikationsverhaltens von Führungsperson und Gruppe. Bei dem Erhalt von Botschaften der Gruppe wird sorgfältige Aufmerksamkeit vorausgesetzt. Das eingerichtete Kommunikationsnetz ermöglicht der Führungskraft, Gruppenmitglieder zu beeinflussen.

Die Führungspersönlichkeit muß auch ihre *Ausdauer* analysieren. Häufig leiden erfolgreiche Führungspersonen unter Streß und Leistungsdruck und müssen deshalb wissen, wie sie damit fertigwerden können. Ein persönlicher Plan zum Streßmanagement ist eine gute Hilfe.

Eine wichtige Fähigkeit einer Führungskraft ist, zu wissen, wie man „nein" sagt. Wenn man zum Leiter/zur Leiterin einer Gruppe wird und diese Aufgabe gern erfüllt, dann übernimmt man immer mehr Verantwortung, bis man zum Schluß völlig überarbeitet ist. Durch diese Überlastung kann sie nur wenig geben und erreichen. Folglich weiß die effektive Führungsperson genau, wann ihre Grenzen erreicht sind, und sie ist in der Lage, „nein" zu sagen.

Natürlich muß die Führungskraft auch „ja" sagen können und neue Verantwortungsbereiche annehmen oder suchen, wenn ihre Grenzen noch nicht erreicht sind. Andernfalls wird sie nicht lange in der Führungsposition bleiben.

Hinsichtlich der Ausdauer muß sich eine Führungskraft auch bewußt machen, wie sie mit Erfolg und Mißerfolg umgeht, ob sie in der Lage ist, beidem positive Seiten abzugewinnen, und wie sie beides als Ansporn für zukünftigen Erfolg nutzen kann. Erfolge werden in der Regel gern akzeptiert, aber man braucht viel Geschick und Beharrlichkeit, um nach einer Niederlage die Ärmel hochzukrempeln und von vorn anzufangen. Eine effektive Führungskraft muß in der Lage sein, die Arbeit fortzuführen und der Gruppe zu helfen, weiterzumachen.

Zusätzlich zu einer genauen Kenntnis der eigenen Person, muß die Führungskraft auch die Gruppe kennen, und zwar sowohl die einzelnen Mitglieder als auch die Gruppe als Ganzes. Die Ziele, Bedürfnisse, Fähigkeiten und Wertvorstellungen eines Gruppenmitgliedes und dessen Zugehörigkeitsgefühl zur Gruppe sind wichtig im Hinblick auf die Fähigkeit dieser Person, in der Gruppe zu funktionieren. Die effektive Führungskraft wird die Schwächen und Stärken eines jeden Mitglieds einschätzen und wird es als Persönlichkeit kennenlernen, so daß sie dieser Person helfen kann, Grenzen zu überwinden, leistungsorientiert zu arbeiten und ein produktives Mitglied der Gruppe zu sein.

Dadurch, daß sie jede einzelne Person genau kennt, soll die Führungskraft die Ziele, Bedürfnisse, Fähigkeiten, Wertvorstellungen, Stärken, Schwächen und das Potential der gesamten Gruppe vorhersagen können. Aber, damit die Gruppe wirkungsvoll arbeiten kann, muß jedes Mitglied mit der Gruppe verschmelzen. Die Führungsperson erleichtert diese Verschmelzung, indem sie jedem Mitglied mit Empathie (Einfühlungsvermögen) begegnet.

Kommunikation zwischen den Gruppenmitgliedern ist wesentlich für jede produktive Arbeit; aus diesem Grund muß die Führungskraft die Kommunikationsmuster der Gruppe kennen. Sie muß wissen, welche Personen intensiv teilnehmen, welche nur in eingeschränktem Maße und wie die Mitglieder aufeinander reagieren. Die Führungskraft muß auch erkennen, welche Art der Kommunikation die Gruppe mit ihr anwendet und dann feststellen, ob sie sich von der unterscheidet, die die Mitglieder untereinander verwenden.

Forschungsergebnisse zeigen, daß die Zufriedenheit der Gruppenmitglieder steigt, wenn die Führungskraft Vertrauen in deren Fähigkeiten hat (Miles, 1975). Das Vertrauen kann den Mitgliedern verbal vermittelt werden. Zum Beispiel könnte die Führungskraft sagen: „Ich weiß, daß Sie gute Arbeit leisten werden."

Die Zufriedenheit der Gruppenmitglieder steigt auch, wenn die Zahl der von der Führungskraft einberufenenen Besprechungen zunimmt (Miles, 1975). Das heißt, daß die Gruppenmitglieder gern nach ihrer Meinung und Handhabung bestimmter Situationen, an denen sie beteiligt sind, gefragt werden. Je mehr die Führungskraft mit der Gruppe kommunizieren kann, desto zufriedener werden die Mitglieder sein.

2.1.2 Selbstsicherheit

Ein zweites wesentliches Attribut für die erfolgreiche Führungskraft ist Selbstsicherheit. Diese kann anhand eines Kontinuums, wie in Abbildung 2.1, dargestellt werden. Das Verhalten einer Führungsperson kann als unsicher, sicher oder aggressiv eingestuft werden. Natürlich verhält sich niemand zu jeder Zeit gleich, so daß man sich auf dem Kontinuum in jede Richtung bewegen kann. Das Ziel ist jedoch die Selbstsicherheit.

Zur Selbstsicherheit gehört, daß man seine Gefühle, Bedürfnisse und Ideen zum Ausdruck bringt und für seine Rechte kämpft, während man gleichzeitig die Rechte anderer berücksichtigt (Bloom, Coburn, & Pearlman, 1975). Ein wichtiger Aspekt der Selbst-

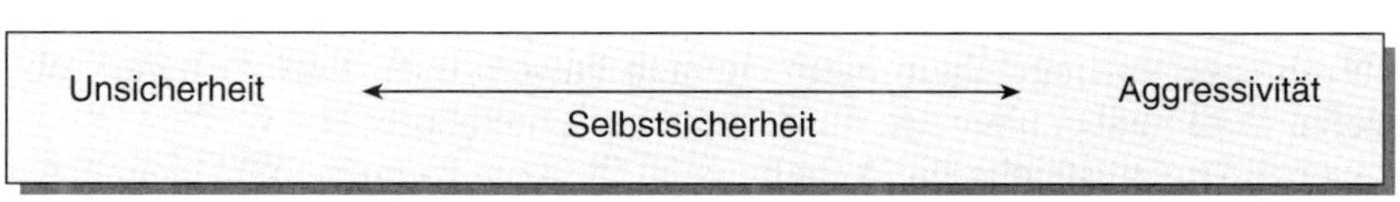

Abb. 2.1: **Selbstsicherheitskontinuum**

sicherheit ist die Bewahrung der eigenen Integrität und die der anderen Person gleichermaßen (Angel & Petronko, 1983). Menschen, die selbstsicher auftreten, bauen enge Beziehungen auf, lassen sich nicht von anderen ausnutzen, treffen ihre eigenen Lebensentscheidungen, identifizieren und erfüllen viele ihrer eigenen Bedürfnisse und drücken positive und negative Gefühle aus und zwar sowohl verbal als auch nonverbal (Cotler & Guerra, 1976). Selbstbewußte Personen haben in der Regel ein gutes Gefühl sich selbst und anderen gegenüber.

Es gibt fünf Arten, wie eine Führungsperson selbstsicher agieren kann (Lange & Jakubowski, 1976). Die erste Version ist die *grundsätzliche Selbstsicherheit (Assertion),* die der Ausdruck der eigenen Gefühle, Bedürfnisse oder Gedanken ist. Dazu benötigt man keine besonderen Kommunikationsfähigkeiten. Eine grundsätzliche selbstsichere Aussage könnte ein einfaches „Ja" oder „Nein" sein. Als Antwort auf die Frage eines Gruppenmitgliedes könnte die Führungsperson sagen: „Ich werde über Ihre Anfrage nachdenken und Ihnen morgen das Ergebnis mitteilen."

Empathische Selbstsicherheit ist die zweite Art von selbstbewußtem Verhalten. Bei der empathischen Selbstsicherheit richtet die Führungskraft ihre Aufmerksamkeit zuerst auf die Gefühle oder Lage der anderen Person und erläutert dann ihre eigene Position. So könnte die Führungskraft zu der Gruppe, die ihre Aufgabe noch nicht erfüllt hat, obwohl ihre Arbeitszeit vorbei ist, sagen: „Ich weiß, daß Sie die Arbeit gern heute noch beenden möchten, aber wir können uns keine Überstunden leisten, so daß Sie jetzt aufhören müssen. Morgen können wir weiterarbeiten."

Die dritte Art ist die *eskalierende Selbstsicherheit.* Die Eskalation wird verwendet, wenn die andere Person nicht reagiert. Dazu gehören aufeinanderfolgende Aussagen, die immer bestimmter werden. Die Sätze können auch kürzer und direkter werden. Im folgenden Beispiel verwendet die Führungsperson eine grundsätzliche, Äußerung, eine empathische und dann zwei direktere grundsätzliche Erklärungen.

Gruppenmitglied:	Ich brauche jemanden, der mir dabei hilft, den Arbeitsplan für dieses Wochenende zu erstellen.
Führungsperson:	Würden Sie bitte jemanden suchen, der Ihnen hilft? Ich muß dieses Projekt beenden.
Gruppenmitglied:	Die anderen sind alle beschäftigt.
Führungsperson:	Ich weiß, daß Sie Hilfe brauchen, aber ich kann Ihnen jetzt nicht helfen.
Gruppenmitglied:	Bitte, gemeinsam schaffen wir es schnell.
Führungsperson:	Nein. Fragen Sie jemand anderen.

Bei der Eskalation sollte daran gedacht werden, daß ein Schlußpunkt gesetzt werden muß. Machtkämpfe führen leicht zu Aggressivität. Im oben genannten Beispiel sagt die Führungskraft zum Schluß: „Fragen Sie jemand anderen", um deutlich zu machen, daß es sich um eine endgültige Antwort handelt. Wenn die Führungsperson geglaubt hätte, daß bei dem Gruppenmitglied noch ein anderes bestimmtes Bedürfnis als Ursache für seine ständige Nachfrage vorliegt, dann hätte sie sich entschlossen nachzufragen, ob es noch einen anderen Punkt gäbe, über den das Gruppenmitglied sprechen wolle.

Die vierte Art selbstsicheren Verhaltens ist die *konfrontative Selbstsicherheit.* Wenn die Worte einer Person ihren Handlungen widersprechen, dann kann eine Konfrontation herbeigeführt werden. Die Führungsperson beschreibt objektiv, was die andere Person erledigen wollte, was tatsächlich erreicht wurde und dann, was sie selbst möchte. Zum Beispiel:

> Sie haben mir gesagt, daß Sie die Revison am Freitag fertig hätten. Heute ist Montag, und es ist noch nicht erledigt. Ich erwarte, daß Sie damit fertig sind, bevor Sie morgen das Haus verlassen.

Ich-Botschaften sind die fünfte Art des selbstsicheren Verhaltens. Die Führungskraft macht eine vierteilige Aussage, die folgendes enthält: wenn Sie das tun ..., dann wirkt es auf mich ..., ich fühle ..., und ich würde vorziehen ... Der Zweck dieser Aussagen liegt darin, daß die Person ihre eigenen Gefühle und Erwartungen zum Ausdruck bringt. Sie werden häufig verwendet, wenn sich die Führungsperson verletzt oder verärgert fühlt. Kommt ein Gruppenmitglied ständig zu spät zu Personalversammlungen, könnte die Führungsperson sagen:

> Wenn Sie zu spät zu den Sitzungen kommen, stört dies meine Gedankengänge und die Gruppenbeteiligung. Dadurch fühle ich mich frustriert und ärgerlich. Ich würde es vorziehen, wenn Sie entweder rechtzeitig oder gar nicht kämen.

Es ist nicht immer notwendig oder angemessen, die Formulierungen „ich fühle“ und „ich würde vorziehen“ zu verwenden. Werden sie nicht benutzt, dann ist es ähnlich wie bei einer grundsätzlichen Aussage, was dazu führen kann, daß die andere Person eine Lösung findet oder daß beide gemeinsam die Probleme lösen. Im obigen Beispiel hätte die Führungsperson sagen können: „Wenn Sie immer zu spät zu den Sitzungen kommen, ärgere ich mich sehr über Sie.“ Die Gefühle der Führungskraft wurden ausgedrückt, aber die Aussage wurde offengelassen, damit das Gruppenmitglied antworten kann.

Unsicherheit (Nicht-Sicherheit) kann beschrieben werden als die Verneinung der eigenen Gefühle, Bedürfnisse und Vorstellungen, die Unkenntnis der eigenen Rechte oder das Zulassen der Verletzung der eigenen Rechte durch andere (Bloom et al., 1975). Unsichere Menschen neigen dazu, sich selbst zu erniedrigen und andere für sich Entscheidungen treffen zu lassen (Phelps & Austin, 1975). Sie verhalten sich häufig so, um Konflikte zu vermeiden, üblicherweise führt dieses Verhalten jedoch zu Ärger – auf sich selbst und auf andere.

Aggressivität kann als Ausdruck der eigenen Gefühle, Bedürfnisse und Gedanken auf Kosten von anderen beschrieben werden, d. h. man verteidigt seine eigenen Rechte, ignoriert aber die der anderen und versucht, andere zu dominieren und zu demütigen (Bloom et al., 1975). Aggressive Menschen wollen nur ihre Ziele erreichen, aber aufgrund ihrer Methoden fühlen sie sich zuletzt häufig verbittert, schuldig und einsam.

2.1.3 Verantwortungsbereitschaft

Das dritte Attribut für eine erfolgreiche Führungskraft ist die Verantwortlichkeit. Führungskräfte sind verantwortlich für sich selbst, für ihre Gruppe, ihren Beruf und ihre Vorgesetzten. Verantwortlichkeit bedeutet, jemandem gegenüber Rechenschaft abzulegen über die positiven oder negativen Ergebnisse der eigenen Handlungen.

Wenn man sich selbst gegenüber verantwortlich sein will, muß man in der Lage sein, objektiv zu erkennen, was man aus seiner Arbeit und seinem Leben macht. In diesem Sinn vertraut eine Führungsperson zwar fest darauf, daß sie OK ist, aber sie ist fähig, sich zu ändern, wenn sie es für nötig hält. Um eine effektive Führungskraft zu sein, muß eine Person zufrieden sein mit dem, was sie tut, und sich dabei gut fühlen. Verantwortlichkeit für sich selbst heißt, daß man das Beste für sich tut (Styles, 1985).

Die Führungskraft, die der Gruppe gegenüber verantwortlich ist, muß den Mitgliedern mitteilen, was für sie getan wurde. Zur Verantwortlichkeit gehören sowohl negative als auch positive Elemente. Deshalb muß die Führungsperson der Gruppe auch sagen, was sie versäumt hat. Entschuldigungen zu finden, ist keine Verantwortlichkeit; die Führungsperson präsentiert nur die Fakten. Zum Beispiel ist eine Krankenschwester ihrem Patienten gegenüber verantwortlich, wenn sie ihm berichtet, daß sie den Arzt gebeten hat, ein Medikament zu verschreiben, das der Patient verlangt hatte. Sie ist auch dann dem Patienten gegenüber verantwortlich, wenn sie ihm mitteilt, daß sie ihm das falsche Medikament verabreicht hat.

Verantwortlichkeit im Beruf bedeutet auch die Bereitschaft, die Mitglieder der eigenen Berufsgruppe *(peers)* zu beurteilen und eine gewissenhafte Entwicklung des Urteilsvermögens (Passos, 1973). Wie schon im 1. Kapitel erwähnt, gehören zum Beruf Standards und ein ethischer Kodex, woran sich die Mitglieder orientieren müssen. Standards können nur durch Beurteilung von Mitgliedern der Berufsgruppe entwickelt, revidiert und angewendet werden. Die Beurteilung von und durch Berufskollegen zählt zur beruflichen Verantwortlichkeit. Eine effektive Führungskraft wird sich aktiv an der Bewertung von Kollegen beteiligen.

Menschen arbeiten nur selten ohne einen Vorgesetzten oder Supervisor. Selbst der oberste Chef eines Unternehmens ist noch gegenüber einem Aufsichtsrat verantwortlich. Als Folge davon ist die Führungskraft auch gegenüber ihren Vorgesetzten verantwortlich und muß Rede und Antwort stehen für die Arbeit, die sie selbst und die Gruppe erledigt oder nicht erledigt haben. So ist z. B. ein/e *nursing team leader* gegenüber der/dem *head nurse* verantwortlich und diese/r gegenüber der/dem *nursing supervisor.*

2.1.4 Engagement

Schließlich ist eine effektive Führungskraft immer auch eine Fürsprecherin für die Gruppe. Ein/e Fürsprecher/in unterstützt und verteidigt eine Angelegenheit für jemanden oder für etwas. Engagement wurde der Wesenszug einer Person genannt, der mit „eigennützigem Wohlwollen“ beschrieben wird (Kerschner, 1976). Eine engagierte Führungsperson arbeitet daran, die Machtstruktur so zu verändern, daß die Situation ihrer Gruppe oder Klienten, die sozial, politisch, wirtschaftlich oder auf andere Art benachteiligt sind, sich verbessert. Dies wird erreicht durch die eigenen sorgfältigen Bemühungen, den Klienten anzulernen und zu unterstützen (Kohnke, 1982). Mit anderen Worten, die/der Fürsprecherin unterstützt eine Einzelperson oder eine bestimmte Interessengemeinschaft dabei, Macht zu erlangen und wirkungsvoll einzusetzen, um bestimmte gewünschte Veränderungen zu erreichen (Berger, 1976).

Engagement ist ein wesentlicher Teil der Führung in der Pflege. Bei der Pflege besteht die Gruppe der Führungskraft oft aus einem oder mehreren Patienten. Ob die

Gruppe nur aus einer Person oder aus mehreren besteht, spielt keine Rolle, denn die engagierte Führungskraft arbeitet auf die gleiche Weise. Eine Krankenschwester könnte mit der Diätassistentin die Probleme eines Patienten mit dem Tablettsystem besprechen, oder eine Gemeindeschwester erkennt das Problem von Obdachlosigkeit in ihrer Stadt und bemüht sich um eine Unterkunft für die Menschen. Beide Schwestern helfen Klienten dabei, ihre Bedürfnisse zu erfüllen.

Eine neuere Interpretation von Engagement ist der Schutz der Selbstbestimmung der KlientInnen (Nelson, 1988). Das heißt, was am meisten geschätzt und vertreten wird, ist das Recht der KlientInnen, selbständige Entscheidungen zu treffen.

Einige Krankenhäuser haben *patient rights advocates* oder Patientenvertreter eingestellt, damit Patienten ihre Rechte verstehen und auch erhalten (Annas, 1974). Diese Patientenvertretung kann eine Pflegekraft oder eine andere Person sein.

2.2 Die Gruppe

Die Führungskraft muß mit einer Gruppe in Verbindung stehen; jedoch müssen noch einige Begriffe erklärt werden, bevor das Thema Gruppe weiter erörtert wird. Eine Gruppe kann als Zahl von Einzelpersonen definiert werden, die zusammenarbeiten, um ein gemeinsames Ziel zu erreichen. Diese Gruppe nennt man Arbeitsgruppe (d. h. die Gruppenmitglieder *arbeiten* zusammen). Die Arbeitsgruppe kann aus nur zwei Mitgliedern bestehen – der Führungsperson und der Geführten (z. B. eine Krankenschwester und ein Klient) – oder sie besteht aus vielen Mitgliedern (z. B. *head nurse* und Mitarbeiterstab).

Gefolgschaft (die Gruppe der Geführten) ist wichtig für die Führung. Führer brauchen Geführte, und sie sind häufig selbst Geführte. Führer und Geführte können als gleichrangig angesehen werden; eine einzelne Führungskraft kann jede der Rollen in verschiedenen Situationen ausüben. Ebenso wie Pflegekräfte lernen können Führungskräfte zu werden, sollten sie auch lernen, Geführte zu sein.

Viele Verhaltensmerkmale, die wichtig für Geführte sind – z. B. ausgezeichnete Kommunikation, Flexibilität und Verantwortlichkeit – sind die gleichen wie die für Führungspersonen. Zusätzliche Verhaltensweisen sind, konsequente Unterstützung der Führungskraft demonstrieren, die Führungskraft in einem guten Licht erscheinen lassen (dies läßt auch die Geführten in einem guten Licht erscheinen), Punkte sammeln für den persönlichen Erfolg, ohne Eigenlob zu betreiben und immer Teamgeist zu zeigen (Jeffries, 1992).

Wenn Führungspersonen und Geführte sich als gleichwertige Partner betrachten, wird die Produktivität gesteigert. *„Modeling the way"* (Gestalten des Weges), definiert als Festsetzen hoher Standards, beispielhaftes Vorgehen, verdeutlichen von Wertvorstellungen, ist das Führungsverhalten, das meistens mit hoher Produktivität in Verbindung gebracht wird (McNeese-Smith, 1992). Deshalb sollten Führungskräfte in der Krankenpflege ständig das Verhalten der MitarbeiterInnen gestalten.

Der *Gruppenprozeß* bezieht sich auf die Veränderungen, die innerhalb der Gruppe auftreten, wenn die Mitglieder zusammenarbeiten, um ihr Ziel zu erreichen. Dazu gehört die Identifikation von Problemen, Festsetzung von Zielen und Durchführung und Bewertung der Arbeit. *Gruppendynamik* bezieht sich auf die interagierenden Kräfte und Kommunikationsmuster zwischen den Gruppenmitgliedern; dazu gehört z. B., wer mit wem befreundet ist und wie sehr sich die Mitglieder gegenseitig unterstützen.

2.2.1 Gruppenentwicklung

Bei der Analyse einer Gruppe muß zuerst die Gruppenentwicklung untersucht werden – ihre Prozesse und ihre Dynamik. Gruppen können auf viele Arten gebildet werden. Wenn eine Krankenschwester mit einem Patienten einen Vertrag schließt, entsteht eine neue Gruppe; fängt eine neue Krankenschwester auf einer neuen Station an, bildet sich eine neue Gruppe; verläßt eine Pflegekraft eine bestimmte Station, gibt es eine neue Gruppe. Es kann beobachtet werden, daß Gruppen jeden Tag gebildet und aufgelöst werden.

Die Größe der Gruppe hat großen Einfluß auf ihre Entwicklung. Eine kleine Gruppe kann sich schneller und zwangloser bilden, ihre Aufgabe ausführen und beenden als eine große. In der kleinen Gruppe ist der Prozeß zügiger und die Dynamik weniger komplex.

Über die Phasen der Gruppenentwicklung wurde viel geschrieben, und den einzelnen Phasen wurden viele verschiedene Bezeichnungen gegeben. Da es in einer Gruppe eine Reihe von zwischenmenschlichen Beziehungen gibt, ist es eine brauchbare Methode, den Begriff „Struktur“ – von abhängig über unabhängig bis interdependent (voneinander abhängig) – zu verwenden, um andere zwischenmenschliche Beziehungen zu erklären.

Die erste Phase der Gruppenentwicklung ist die Phase der *Abhängigkeit.* Sie bezieht sich auf ein Bedürfnis nach Unterstützung. Während der abhängigen Phase lernen sich die Gruppenmitglieder langsam kennen. Sie sind normalerweise unsicher und ängstlich und möchten unterstützt werden. Gewöhnlich sind sie auch sehr Ich-zentriert; sie arbeiten allein und für ihren eigenen Nutzen. Kommunikation findet statt, aber die Mitglieder denken zuerst noch an sich. Der Beobachter einer Gruppe in dieser Phase würde viele Ich-Formulierungen hören (z. B., „Ich bin“, oder „Ich glaube“).

Wenn sich die Spannungsebene in der Gruppe verändert, beginnt die zweite Phase, die der *Unabhängigkeit.* Die Mitglieder betrachten die Gruppe jetzt auch als Gruppe. Sie sind sich jedoch noch immer stärker ihrer eigenen Rolle innerhalb der Gruppe bewußt als der Entwicklung der Gruppe als Ganzes.

Während dieser Phase werden die Gruppenmitglieder an der Organisation der Gruppe beteiligt, und Rollen werden festgelegt. Wenn es noch keine Führungsperson gibt, wird sie normalerweise jetzt berufen, ebenso wie ein/e Sekretär/in oder ähnliche Positionen, die man für die Erfüllung der Aufgabe als notwendig erachtet. Häufig melden sich Gruppenmitglieder freiwillig für die entsprechenden Ämter – ein Hinweis auf ihren Wunsch, Teil der Gruppe zu werden.

Dem Ausmaß der Macht, die diesen Personen dann übertragen wird, werden stillschweigend oder ausdrücklich Grenzen gesetzt. Ebenso werden andere Regeln für die Gruppe festgelegt.

Die dritte Phase der Gruppenentwicklung ist die *Interdependenz* (gegenseitige Abhängigkeit). Diese tritt dann ein, wenn jedem Gruppenmitglied die Ziele der Gruppe wichtiger als die eigenen Vorlieben sind. Um es anders auszudrücken, die Einzelpersonen sind zu einer Gruppe geworden. Ein Beobachter würde jetzt häufig Formulierungen der

Gruppeninteraktion hören, wie „Wir könnten ...“, „Laßt uns ...“, „Wie wäre es ...“, und die Dynamik wird sehr komplex.

Zu diesem Zeitpunkt haben die Mitglieder ein grundlegendes Vertrauen zueinander entwickelt. Da die Mitglieder sich jetzt persönlich an jeden einzelnen wenden können und Vertrauen erfahren, wird die Gruppe zu einer geschlossenen Einheit. Die Mitglieder teilen ihre Zufriedenheit und Enttäuschung mit der Gruppe und haben Vertrauen zur Gruppe. Ein Gleichgewichtszustand ist erreicht worden.

Der Gruppenprozeß richtet sich auf die Problemlösung, und die Verantwortlichkeit der Gruppe wird geteilt. Die Mitglieder fühlen sich für die Gruppe verantwortlich. Da sie wissen, daß die Gruppe nur so stark ist wie das schwächste Glied, arbeiten alle Gruppenmitglieder für die Gruppe. Eine hohe Moral scheint direkt mit hoher Produktivität in Verbindung zu stehen.

Die für die Phasen der Gruppenentwicklung benötigte Zeit ist sehr unterschiedlich. Normalerweise ist die erste Phase sehr kurz, weil sie recht unangenehm ist. Die zweite Phase dauert dann meist länger, weil die Macht verteilt wird. Am längsten dauert die dritte Phase, da sie diejenige ist, in der die meiste Arbeit erledigt wird.

Wie schon erwähnt, hängt von der Größe der Gruppe auch die Zeitdauer ihrer Entwicklung ab. Offensichtlich bewegt sich eine Gruppe, die nur zwei Mitglieder hat, schneller durch die drei Phasen als eine mit sechs oder zehn Mitgliedern.

Auch andere Faktoren beeinflussen die Dauer der Gruppenentwicklung. Der Sinn und die Wichtigkeit der Aufgabe für die Mitglieder haben große Wirkung. Wenn alle Mitglieder gewillt und in der Lage sind, die Aufgabe zu erfüllen, wird der Prozeß erleichtert. Sind aber einige Mitglieder weder bereit noch in der Lage, verlangsamt sich der Prozeß, da diesen Mitgliedern erst geholfen werden muß, ihre Schwächen zu überwinden.

Auch die Umgebung oder der Standort der Gruppe beeinflußt ihre Entwicklung. Die Umgebung sollte angenehm und störungsfrei sein. Wenn eine Pflegekonferenz in einer Abteilung abgehalten wird, sind die Pflegekräfte häufig damit beschäftigt, auf Klingelzeichen der Patienten zu reagieren, Besuchern behilflich zu sein oder andere Aufgaben zu erledigen Durch dieses Kommen und Gehen einzelner Gruppenmitglieder wird die Gruppenentwicklung behindert. Wenn das Team in einem ruhigen Konferenzzimmer, weg von den Aktivitäten der Abteilung tagen kann, (und das Team dafür gesorgt hat, daß es in der Abwesenheit durch anderes Personal vertreten wird), dann wird die Gruppenentwicklung gefördert, da alle Mitglieder anwesend sind und aktiv teilnehmen können.

Die Zeit, die der Gruppe zur Verfügung steht, beeinflußt ebenfalls die Zeitdauer der Gruppenentwicklung. Häufige Treffen, auch wenn sie kurz sind, sind nützlicher als seltene, lange Treffen. Ein Ausschuß, der einmal monatlich zusammenkommt, benötigt viel Zeit für die Abhängigkeits- und Unabhängigkeitsphase, denn die Mitglieder müssen sich jedesmal wieder neu miteinander bekannt machen. Pflegekräfte, die fast jeden Tag zusammenarbeiten, können sich viel schneller durch die beiden ersten Phasen bewegen und sich darauf konzentrieren, miteinander Probleme zu lösen.

Ein weiterer Faktor, der die Zeit für die Gruppenentwicklung beeinflußt, ist die vorherige Gruppenerfahrung eines jeden Mitgliedes. Die schon Erfahrung in anderen Gruppen gesammelt haben, können den Entwicklungsprozeß für sich selbst und die Übrigen der Gruppe erleichtern. Mitglieder, die wenig oder keine Gruppenerfahrung haben, können den Prozeß aus Unsicherheit bremsen.

Mitglieder, die in der Vergangenheit schon gute Gruppenerfahrungen gemacht haben, sind ein Vorteil für die Gruppenentwicklung, denn sie haben eine vernünftige Basis, um die Gruppenentwicklung verstehen zu können. Mitglieder, die schlechte Erfahrungen gemacht haben, können Schwierigkeiten damit haben, sich an die neue Gruppe zu gewöhnen und somit den Entwicklungsprozeß aufhalten.

Zum Schluß soll noch eine weitere Phase der Entwicklung berücksichtigt werden, die Phase der Beendigung. Eine effektive Gruppe ist in der Lage, sich selbst aufzulösen oder zu verändern, wenn das Ziel erreicht wurde. So muß sich z. B. ein ad-hoc-Komitee, dessen Aufgabe erfüllt ist, selbst auflösen. Wenn die Aufgabe nicht abgeschlossen ist, kann die Gruppe weiterhin als ad-hoc-Komitee bestehen, oder sie beschließt, ein ständiges Komitee innerhalb der Organisation zu werden.

Gruppenmitglieder können sich traurig, verärgert, schuldig, ängstlich oder froh fühlen, wenn die Gruppe aufhört zu bestehen. Die Führungsperson kann eine positive Beendigung erleichtern ganz gleich, ob ein Mitglied die Gruppe verläßt oder ob die Gruppe vollständig aufgelöst wird. Die Dauer der Beendigungsphase ist proportional zur Zeit, die die Gruppe miteinander verbracht hat (Clark, 1987).

2.2.2 Rollen der Gruppenmitglieder

Zur Erleichterung des Gruppenprozesses bekleiden die Gruppenmitglieder zwei Arten von Funktionen *aufgabenorientierte* und *erhaltende* Rollen. Aufgabenorientierung zielt auf die schnellste Erreichung der Ziele ab. Durch die erhaltenden Rollen werden die Zufriedenheit und der Zusammenhalt (Kohäsion) der Gruppe gestärkt.

Aufgabenorientierung

1. *Einleiten* bedeutet, mit der Diskussion zu beginnen oder ein neues Thema zur Sprache zu bringen. Zum Beispiel: „Heute sprechen wir über ..."
2. *Informieren* heißt, der Gruppe Gedanken, Tatsachen oder Allgemeines vorzustellen und und eigene Erfahrungen mit dem vorliegenden Problem in Beziehung zu setzen. Zum Beispiel: „Ich pflegte eine Frau, die genau dieses Problem hatte. Bei ihr half es, ..."
3. *Fragen stellen* kann man, wenn man Antworten auf Fragen finden möchte, die man selbst nicht beantworten kann. Man kann dies auch durchführen, wenn andere Lösungen gesucht oder Nebenaspekte dieser Lösung ermittelt werden. Zum Beispiel: „Welche Folgen hätte das?" Fragen zu stellen, ist eine der wichtigsten Rollen, und oft die schwierigste. Wenn es jedoch keine Fragen gibt, dann kann es auch keine Diskussion geben.
4. *Reagieren* auf die Gedanken anderer bedeutet, daß man seine eigenen Vermutungen oder Ansichten dazu bekannt gibt. Zum Beispiel: „Ich glaube, wenn wir das tun, könnte X geschehen"
5. *Klarstellen* heißt, eine Information auf andere Art und Weise darzustellen, als die, in der sie vorgestellt wurde. Dazu könnte gehören, die Fakten genauer zu erläutern oder Beispiele zu geben. Oft hilft es einem selbst und anderen, wenn ein Gedanke

nochmals mit eigenen Worten wiedergegeben wird. Zum Beispiel: „Sie meinen also: Wenn wir X tun, wird Y herauskommen."

6. *Synthese und Zusammenfassen* bringen alle Diskussionspunkte zusammen und können ein Thema abschließen. Zum Beispiel: „Nun haben wir folgendes besprochen ..." Durch die Zusammenfassung werden die Gruppenmitglieder auf den gleichen Diskussionstand gebracht.
7. *Orientieren* hält die Gruppe beim Thema der Diskussion oder führt sie dorthin zurück, wenn sie abgewichen ist. Zum Beispiel: „Das ist sehr interessant, aber wir sprachen gerade über ..."
8. *Zeitkontrolle* hilft der Gruppe, die Zeit im Auge zu behalten, damit eine Diskussion zur festgelegten Zeit beendet werden kann. Zum Beispiel: „Wir haben nur noch zehn Minuten Zeit." Wenn jedem Thema ein bestimmter Zeitraum zugemessen wurde, dann muß dieser Zeitraum für jedes Thema überwacht werden.

Gruppenerhaltende Rollen

1. *Ermutigen* ist die Unterstützung eines anderen Mitglieds und das Lob für dessen Beitrag. Freundlichkeit und Wärme gehören dazu. Zum Beispiel: „Danke, das ist eine gute Idee."
2. *Auffordern* bedeutet, ein anderes Gruppenmitglied zu unterstützen, indem es zum Sprechen aufgefordert wird. Zum Beispiel: „Wir haben Ihre Meinung noch nicht gehört, Peter. Was halten Sie von X?" Dieses Auffordern kann schwierig sein, weil andere es für herablassend halten könnten; deshalb sind die Wortwahl und die Stimmlage wichtig. Wenn ein Gruppenmitglied nicht aktiv teilnimmt, ist es häufig besser, ihm eine Frage zu stellen, auf die es eine Antwort weiß, als es mit seiner Nichtteilnahme zu konfrontieren.
3. *Harmonisieren* ist der Versuch, gespannte Situationen zu beruhigen oder anderen zu helfen, ihre Differenzen zu begleichen. Man könnte Humor einbringen und zeigen, daß nicht alles zu ernst gesehen werden darf. Zum Beispiel: „Schauen Sie, was wir jetzt machen. Wir regen uns nur über Nebensächlichkeiten auf. Wir haben besseres zu tun." Oder: „Lassen Sie uns dieses Thema auf Eis legen, bis wir mehr Zeit haben, darüber nachzudenken, und jetzt zu etwas anderem übergehen."
4. *Kompromisse* schließen bedeutet nachzugeben, wenn man in eine Meinungsverschiedenheit verwickelt ist. Zum Beispiel: „Ich höre, was Sie sagen. Gibt es einen Mittelweg, auf den wir uns einigen können?"
5. *Festsetzen von Standards* heißt, der Gruppe ein Ziel zu setzen, das sie in einem Arbeitszeitraum erreichen soll, und die Gruppe während der Evaluation an diesem Ziel festzuhalten. Zum Beispiel: „Während unserer heutigen Besprechung wollen wir einander wirklich zuhören."

Zuhören gilt nicht als spezielle Rolle, aber es gehört zu allen Rollen dazu. Ein effektives Gruppenmitglied hört stets aufmerksam zu.

Es muß daran erinnert werden, daß diese Rollen sich nicht gegenseitig ausschließen, und die Teilnahme eines Mitglieds kann aus einer Kombination von verschiedenen Rollen bestehen. Außerdem sind alle Mitglieder, nicht nur die Führungsperson, dafür verantwortlich, daß die Rollen angewendet werden. In einer guten, geschlossenen Gruppe fühlen sich alle Mitglieder frei, jede Rolle zu verschiedenen Zeitpunkten zu übernehmen, und sie fühlen sich auch für die Ausübung aller Rollen verantwortlich.

Mitglieder können auch Rollen übernehmen, die gegen den Gruppenprozeß arbeiten. Dazu gehören Dominanz (zu viel reden), Rückzug (nicht reden), Wettstreit zwischen Mitgliedern, Sympathiewerbung für eigene Standpunkte und Manipulation anderer. Es ist wichtig, daß diese Rollen nicht ausgeübt werden. Wenn ein Mitglied eine solche Rolle übernimmt, sollte ein anderes Mitglied eine erhaltende Rolle ausüben, um eine effektive Diskussion wiederherzustellen.

2.2.3 Gruppenklima

Der wahrscheinlich wichtigste Faktor für das effektive Funktionieren einer Gruppe ist ihr Klima. Das Klima ist die Gefühlsstimmung, die zwischen den Mitgliedern vorherrscht. Ein Klima von gegenseitigem Vertrauen und Unterstützung führt zum Zusammenhalt der Mitglieder. Zusammenhalt (Kohäsion) bezieht sich auf den Grad des Engagements oder der Loyalität, die jedes Mitglied der Gruppe als Ganzes entgegenbringt.

In einem gesunden Gruppenklima wird jedes Mitglied von den anderen respektiert, und man zeigt Verständnis für einander. Mitglieder können ihre Stärken und Schwächen offenbaren und werden trotzdem akzeptiert. Sie können das beisteuern, wozu sie in der Lage sind. Sie wissen, daß ihr Beitrag als ihr einzigartiger Anteil am Prozeß betrachtet wird.

In einem guten Klima ist die Produktivität hoch. Der Zweck der Gruppe ist, ein Ziel zu erreichen, und wenn das Ziel erreicht wurde, war die Gruppe produktiv. Das Erreichen eines Zieles ist somit das erwartete Ergebnis oder die Produktivität.

Produktivität wird durch die Prozesse der Problemlösung und Entscheidungsfindung erzielt. (In Kapitel 8 wird der Entscheidungsprozeß genauer beschrieben.) Diese Prozesse finden nur statt, wenn die Gruppendynamik gut ist (d. h., wenn es einen hohen Grad an Interaktion und Kommunikation gibt). Kommunikation wird gefördert durch ein vertrauensvolles Klima und durch Kohäsion. Deshalb kann ein Gruppenprozeß als linearer Prozeß betrachtet werden, wie in Abbildung 2.2 dargestellt wird.

Vertrauen ⟷ Kohäsion ⟷ Kommunikation ⟷ Problemlösung ⟷ PRODUKTIVITÄT

Abb. 2.2: **Der Gruppenprozeß ist linear und führt zu Produktivität**

2.2.4 Gruppenprobleme

Trotz großer Kohäsion und Produktivität einer Gruppe können Probleme auftauchen. Für die Führungsperson ist es wichtig darauf vorbereitet zu sein, mit Problemen umzugehen. Schwierigkeiten gibt es auf vielen Ebenen, und sie hängen von der Art der Gruppe ab. Es gibt jedoch einige Probleme, die wahrscheinlich in jeder Gruppe auftreten. Sie können wie folgt klassifiziert werden:

1. *Zwischenmenschliche Probleme* sind am offensichtlichsten und häufigsten. Schlechte Kommunikationstechniken, Verwendung hemmender Rollen, Persönlichkeitskonflikte und Vorurteile sind Beispiele dafür. Wenn sich Gruppenmitglieder von der Gruppe entfremdet oder abgelehnt fühlen, können sie sich selbst isolieren und/oder andere Gruppen bilden, um ihr Selbstwertgefühl wieder zurückzugewinnen.
2. *Hinzukommen oder Verlust von Mitgliedern* verändert die Gruppe und kann deshalb Spannungsgefühle erzeugen. Die Dynamik und die Machtstruktur sind betroffen. Mitglieder vermissen ein altes Mitglied vielleicht sehr und können deshalb ein neues Gruppenmitglied nicht akzeptieren.
3. *Probleme zwischen Gruppen* entstehen dann, wenn zwei Gruppen unterschiedliche Ziele verfolgen. Befinden sich die Gruppen im Konflikt, können auch Probleme in jeder einzelnen Gruppe entstehen. So bilden z. B. Pflegekräfte der Kardiologie eine Gruppe, und die einer *stepdown-unit* eine andere. Wenn beide Gruppen nicht die gleichen Protokolle für kardiologische Rehabilitation durchführen, werden Konflikte auftreten. Außerdem regen sich vielleicht die Schwestern über Mitglieder der eigenen Gruppe auf, weil alle unterschiedlich arbeiten.
4. *Intrapersonelle Probleme* treten innerhalb einer Person auf. Einzelne Gruppenmitglieder können für die Gruppe schwierig werden, weil sie häusliche, familiäre oder sonstige Probleme mitbringen. So können z. B. die Sorge um ein krankes Kind oder Eheprobleme das gesamte Verhalten beeinflussen (einschließlich des Verhaltens in der Gruppe), nicht nur die davon direkt betroffene Beziehung. Interpersonelle Konflikte können auch auftreten, wenn ein Mitglied zwei Gruppen angehört und die Ziele einer Gruppe mit denen einer anderen Gruppe unvereinbar sind. So kann sich z. B. eine katholische Krankenschwester, die auf einer gynäkologischen Station arbeitet, wo auch Abtreibungen durchgeführt werden, im Widerstreit zwischen ihren religiösen Vorstellungen und den Zielen ihrer Pflegeabteilung fühlen.

Diese Probleme beziehen sich alle auf Konflikte, und Konfliktmanagement ist für die Führungsperson eine wichtige Strategie. In Kapitel 10 wird sie ausführlich behandelt.

2.2.5 Gruppenbewertung

Gruppen müssen ständig beurteilt und bewertet (evaluiert) werden, damit bestimmt werden kann, wie gut sie funktionieren. Die Führungsperson und jedes Mitglied, individuell und kollektiv, sollte an diesem Prozeß beteiligt sein. Kriterien, nach denen eine Gruppe evaluiert werden kann, beinhalten folgende Gesichtspunkte:

1. Die Gruppe erkennt klar ihre Ziele.
2. Gruppenziele und Bedürfnisse sind in individuelle Ziele und Bedürfnisse integriert.
3. Alle Mitglieder üben zielorientierte oder erhaltende Rollen aus.
4. Die Mitglieder sind loyal gegenüber der Gruppe.
5. Die Gruppe setzt sich realistische Ziele und erreicht sie.
6. Effektive Entscheidungsfindung und Problemlösung sind vorhanden.
7. Die Gruppe nimmt viele Ressourcen zu Hilfe.
8. Das Potential jeden Mitglieds wird voll ausgeschöpft.

9. Die Gruppe beurteilt sich selbst objektiv.
10. Die Gruppe ist flexibel und kann innerhalb der Vorschriften der größeren Gruppe funktionieren.
11. Die Mitglieder teilen sich die Verantwortung.

Die Evaluation ist ein wichtiger Prozeß, durch den die Gruppe und die übergeordnete Stelle ein Feedback erhält. Eine periodische Bewertung während der Gruppenentwicklung und Arbeit hilft beim Erreichen des ursprünglichen Gruppenzieles. Die Bewertung (Evaluation) wird ausführlicher in Kapitel 11 besprochen.

2.3 Zusammenfassung

Zwei wichtige Einheiten bei der Untersuchung von Führung sind die Führungsperson und die Gruppe. Vier wesentliche Attribute der effektiven Führungskraft wurden untersucht – Selbstbewußtsein, Selbstsicherheit, Verantwortlichkeit und Engagement. Durch diese Attribute kann die Führungsperson mit der Gruppe agieren und sie beeinflussen. Gruppenprozeß und Gruppendynamik wurden besprochen, um die Komplexität der Arbeit in der Gruppe darzustellen. Durch die Interaktion des Führenden mit der Gruppe werden Zielsetzung und Erreichen von Zielen möglich.

Aufgaben

1. Suchen Sie jemanden, den Sie für eine effektive Führungsperson halten. Beschreiben Sie die Eigenschaften und das Verhalten dieser Person.
2. Beurteilen Sie ihr Selbstbewußtsein, Sicherheit (Bestimmtheit), Verantwortlichkeit und Engagement als führende Pflegekraft. Nehmen Sie sich einen Plan vor, um diese Attribute zu erreichen.
3. Entwerfen Sie ein Bewertungsformular für die Umsetzung der Arbeitsaufgaben hinsichtlich der Rollen für Aufgabenerfüllung und Erhalt der Gruppe, die hier beschrieben wurden, durch die Gruppenmitglieder. Verwenden Sie das Bewertungsformular zur Beobachtung und Beurteilung einer Gruppe von Pflegepersonen. Welche Rollen wurden übernommen, welche nicht?
4. Bewerten Sie die Funktion anhand der Beurteilungskriterien aus diesem Kapitel.

Literatur

Angel, G. & Petronko, D. K. (1983). *Developing the new assertive nurse*. New York: Springer.

Annas, G. F. (1974). The patient rights advocate: Can nurses effectively fill the role? *Supervisor Nurse, 5*(7), 20 – 25.

Berger, M. (1976). An orienting perspective on advocacy. In P. A. Kerschner (Ed.), *Advocacy and age* (S. 1 – 16). Los Angeles: Andrus Gerontology Center.

Bloom, L. Z., Coburn, K. & Pearlman, J. (1975). *The new assertive woman*. New York: Delacorte.

Clark, C. C. (1987). *The nurse as group leader* (2nd ed.). New York: Springer

Cotler, S. B. & Guerra, J. J. (1976). *Assertive training*. Champaign, IL: Research Press.

Courtemanche, J. B. (1986). Powernomics: A concept every nurse should know! *Nursing Management, 17*(7), 39 – 41.

Goldstein, A. P. & Sorcher, M. (1974). *Changing supervisor behavior*. New York: Pergamon.

Hersey, P. & Blanchard, K. H. (1977). *Management of organizational behavior utilizing human resources* (3rd ed.). Englewood Cliffs, NJ: Prentice-Hall.

Hollander, E. P. (1961). Emergent leadership and social influence. In L. Petrullo &B. M. Bass (Eds.), *Leadership and interpersonal behavior* (S. 30 – 47). New York: Holt, Rinehart & Winston.

Hollander, E. P. (1964). *Leaders, groups, and influence*. New York: Oxford University Press.

Jeffries, E. N. (1992). *The heart of leadership*. Dubuque, IA: Kendall/Hunt.

Kerschner, P. A. (Ed.). (1976). *Advocacy and age*. Los Angeles: Andrus Gerontology Center.

Kohnke, M. F. (1982). *Advocacy: Risk and reality*. St. Louis: Mosby.

Kotter, J. P. (1988). *The leadership factor*. New York: Free Press.

Lange, A. J. & Jakubowski, P. (1976). *Responsible assertive behavior*. Champaign, IL: Research Press.

McNeese-Smith, D. (1992). The impact of leadership upon productivity. *Nursing Economic$,10*(6), 393 – 396.

Menke, K. & Ogborn, S. E. (1993). Politics and the nurse manager. *Nursing Mangement, 24*(12), 35 – 37.

Miles, R. E. (1975). *Theories of management: Implications for organizational behavior and development*. New York: McGraw-Hill.

Nelson, M. L. (1988). Advocacy in nursing. *Nursing Outlook, 36*(3), 136 – 141.

Passos, J. Y. (1973). Accountability: Myth or mandate? *Journal of Nursing Administration, 3*(3), 17 – 22.

Phelps, S. & Austin, N. (1975). *The assertive woman*. Fredericksburg, VA: Book Crafters.

Styles, M. (1985). Accountable to whom? *International Nursing Review, 32*(3), 73 – 75.

Weiterführende Literatur

Andrew, B. L. (1990). Patient advocacy in the postanesthesia care unit. *Journal of Post Anesthesia Nursing, 5*(6), 411 – 413.

Benne, K. D. & Sheats, P. (1948). Functional roles of group members. *Journal of Social Issues, 4*(2), 41 – 49.

Bethel, S.M. (1990). *Making a difference: 12 qualities that make you a leader.* New York: Berkley Books.

Bice-Stephens, N. (1986). Sharpen your leadership skills – even if you aren't a manager. *Nursing Life, 6*(3), 48 – 49.

Bradford, L. P. (Ed.). (1978). *Group development*. La Jolla, CA: University Associates.

Cartwright, D. & Zander, A. (Eds.). (1968). *Group dynamics* (3rd ed.). New York: Harper & Row.

Chenevert, M. (1993). STAT: *Special techniques in assertiveness training for women in the health professions*. St. Louis: Mosby.

Corona, D. F. (1979). Followership: The indispensable corollary to leadership. *Nursing Leadership, 2*(2), 5 – 8.

Costello-Nickitas, D. M. (1988). Managing the group in the nursing organization. In J. Kirsch (Ed.), *The middle manager and the nursing organization* (S. 61 – 78). Norwalk, CT: Appleton & Lange.

Dainow, S. (1986). Assertiveness: Believe in yourself. *International Nursing Review, 33*(6), 171 – 177.

Davidhizar R. (1993). Leading with charisma. *Journal of Advanced Nursing, 18*(4), 675 – 679.

Gordon, T. (1955). *Group-centered leadership*. New York: Houghton Mifflin.

Gunden, E. & Crissman, S. (1992). Leadership skills for empowerment. *Nursing Administration Quarterly, 16*(3), 6 – 10.

Kelley, R. E. (1992). *The power of followership*. New York: Doubleday Currency.

Kilkus, S. P. (1986). Adding assertiveness to the nursing profession. *Nursing Success Today, 3*(8), 17 - 19.

Kippenbrock, T. A. (1992). Power at meetings: Strategies to move people. *Nursing Economic$, 10*(4), 282 – 286.

Knowles, M. & Knowles, H. (1972). *Introduction to group dynamics*. New York: Association Press.

Layden, M. (1979). Responsibility to self: First step to leadership. *Nursing Leadership, 2*(3), 26 – 29.

Levenstein, A. (1985). So you want to be a leader? *Nursing Management, 16*(3), 74 – 75.

Lewis, F. M. & Batey, M. V. (1982). Clarifying autonomy and accountability in nursing service: 2. *Journal of Nursing Administration, 12*(10), 10 – 15.

Luft, J. (1970). *Group processes.* Palo Alto, CA: National Press Books.

McNally, J. M. (1979). Leadership – the needed component. *Nursing Leadership, 2*(3), 6 – 12.

Mitty, E. L. (1991). The nurse as advocate: Issues in LTC. *Nursing and Health Care, 12*(10), 520 – 523.

Munn, H. E., Jr. (1976). Measure your nursing supervisor leadership behaviors. *Hospital Topics, 54*(6), 14 – 18.

Palmer, M. E. & Deck, E. S. (1987a). Assertiveness: Phone-calls, memos, and I messages. *Nursing Management, 18*(1), 39 – 42.

Palmer, M. E. & Deck, E. S. (1987b). Teaching your patients to assert their rights. *American Journal of Nursing, 87*, 650 – 654.

Parker, T. (1979). „What's a nice person like you doing to people?" *Hospital Topics, 57*(1), 32 – 37.

Patton, B. R. & Griffin, K. (1978). *Decision-making group interaction*. New York: Harper & Row.

Rakos, R. F. (1991). *Assertive behavior: Theory, research, and training,* New York: Routledge.

Salome, P. B. (1985). Beyond management. *Nursing Success Today, 2*(12), 15 – 17.

Sampson, E. E. & Marthas, M. (1990). *Group process for the health professions* (3rd ed.). New York: Delmar.

Schein, E. H. (1980). *Organizational Psychology* (3rd ed.). Englewood Cliffs, NJ: Prentice-Hall.

Shaw, M. E. (1981). *Group dynamics: The psychology of small group behavior* (3rd ed.). New York: McGraw-Hill.

Shores, L. (1978). Staff development for leadership. *Nursing Clinics of North America, 13*, 103 – 109.

Silber, M. B. (1981). Nursing management starts and succeeds with self-esteem. *Supervisor Nurse, 12*(3), 42 – 46.

Smith, H. L. & Mitry, N. W. (1984). Nursing leadership: A buffering perspective. *Nursing Administration Quarterly, 8*(3), 43 – 52.

Snowden, A. W. & Rajacich, D. (1993). The challenge of accountability in nursing. *Nursing Forum 28*(1), 5 – 11.
Sredl, D. (1988). What's your LQ? *Nursing Management, 19*(10), 96Q – 96V.
Tead, O. (1935). *The art of leadership*. New York: McGraw-Hill.
Tolbert, R. & Gardner, K. (1985). Can you learn to be a leader? *Nursing Success Today, 2*(7), 10 – 15.
Uris, A. (1953). *Techniques of leadership*, New York: McGraw-Hill.
Webb, C. (1987). Speaking up for advocacy. *Nursing Times,* 26(83), 33 – 35.

3 Die Organisation

Lernziele

Nach der Lektüre dieses Kapitels sollte die Leserin/der Leser folgende Lernziele erreicht haben:

- Identifikation von drei verschiedenen Organisationstheorien.
- Beschreibung von angewendeten Organisationstheorien in verschiedenen Gesundheitseinrichtungen.
- Vergleich und Gegenüberstellung von fünf verschiedenen Organisationsformen des Pflegedienstes.

Der Begriff der Organisation stammt aus der Wirtschaft und dem Management. Organisation bezeichnete ursprünglich den Prozeß zur zielgerechten Steuerung betrieblichen Handelns. Dies ist eine der Funktionen in der Managementtheorie der Führung und gilt heute als wichtige Führungsstrategie, was in Kapitel 6 ausführlich behandelt wird. Organisation bezieht sich auf die Institution und das Umfeld, in dem die Führungskraft (in unserem Falle die leitende Pflegekraft) arbeitet. Hierin liegt der Schwerpunkt dieses Kapitels.

3.1 Organisationstheorie

Um die Organisation einer Einrichtung des Gesundheitswesens (z. B. ein Krankenhaus, Pflegeheim, häuslicher Pflegedienst, öffentliche Pflegeeinrichtung) oder die einer anderen Institution zu verstehen, ist die Kenntnis der Organisationstheorien unerläßlich. Allgemein geht man davon aus, daß es drei grundlegende Organisationstheorien gibt: die klassische Doktrin, die humanistische Schule und die moderne Organisationstheorie.

3.1.1 Klassische Doktrin

Die älteste Organisationstheorie ist die klassische Doktrin. Sie sieht eine strenge, zentrale Kontrolle der Arbeiter vor, um eine hohe Produktivität zu erzielen. Eine Institution, die nach der klassischen Theorie organisiert ist, behandelt die Arbeitnehmer in einer mechanischen, aber objektiven Weise. Diese Institution ist beim Erreichen ihrer Ziele sehr effizient und effektiv.

Frederick Taylor wird als Begründer der klassisch-ökonomischen Theorie angesehen und gilt als Vater des „*scientific management*", der wissenschaftlichen Betriebsführung. Bei der Entwicklung seines Ansatzes ging es ihm besonders um eine Steigerung der Produktivität. Taylor war der Ansicht, daß durch die Zahlung hoher Löhne eine hohe Produktionsleistung erzielt werden kann. Er glaubte, daß es möglich sei, hohe Löhne zu zahlen und trotzdem insgesamt niedrige Lohnkosten zu haben (Taylor, 1911). Es war naheliegend, daß die Lohnkosten für das Unternehmen niedrig sein mußten, damit Gewinne erzielt werden konnten.

Nach Taylors Ansatz beinhaltet die wissenschaftliche Betriebsführung unter anderem die Durchführung von Zeitstudien bei verschiedenen Arbeitsabläufen. Man will exakt bestimmen, wieviel Zeit ein Arbeiter für die Erfüllung einer Aufgabe benötigt. Die Arbeiter sollen eine umfangreiche Aufgabe erhalten, aber eine, die sie erfüllen können. Wenn z. B. ein Arbeiter acht Stunden arbeitet, dann soll er eine Aufgabe bekommen, für die er genau diese acht Stunden benötigt. Die Arbeiter werden für die erfolgreiche Bewältigung der Aufgabe mit hohem Lohn bezahlt, aber sie werden auch diszipliniert, wenn sie das Soll nicht erreichen (Taylor, 1911).

Außerdem wird bei der klassischen Theorie strikter Gehorsam gegenüber der Autorität/Obrigkeit verlangt. Die Arbeiter müssen die „Handarbeit" genauso durchführen, wie es ihnen von ihrem Vorgesetzten gesagt wird. Nur die obersten Führungskräfte dürfen „Kopfarbeit" leisten, weil diese Arbeit nicht unmittelbar mit der Steigerung der Produktion verbunden ist. Die Aufgabe des Arbeiters liegt in der Aufrechterhaltung der Produktion.

Henri Fayol stellte vierzehn Managementprinzipien auf und entwickelte Taylors Gedanken weiter (Fayol, 1949). Aus diesen Prinzipien ergab sich, daß Produktion, Effizienz und Gewinn von äußerster Wichtigkeit waren, während den Einzelpersonen oder Arbeitern nur eine geringe Bedeutung beigemessen wurde.

Arbeitsteilung, das erste Prinzip, ist die Wurzel der klassischen Doktrin, aus der sich alles Weitere entwickelt. Arbeitsteilung oder Spezialisierung entsteht, wenn eine Organisation wächst und das Arbeitsvolumen steigt. Wenn eine Arbeit so geteilt wird, daß jede einzelne Person nur noch eine spezielle Aufgabe zu erledigen hat, werden die Produktionskosten niedriger.

Fayols Prinzipien lauten wie folgt:*

1. *Arbeitsteilung.* Die Arbeit wird in spezielle Aufgaben unterteilt.
2. *Autorität.* Die Arbeitgeber haben das Recht, Aufträge zu erteilen und zu erwarten, daß diese auch befolgt werden.

* Fayols Managementprinzipien mit Interpretationen. Quelle: H. Fayol (1949). *General and industrial management.* London: Pitman. Mit Genehmigung.

3. *Disziplin.* Vom Arbeitnehmer wird erwartet, daß er sich den Regeln der Institution unterwirft.
4. *Einheit der Auftragserteilung.* Ein Arbeitnehmer sollte nur von einem Vorgesetzten Aufträge erhalten.
5. *Einheit der Führung.* An der Spitze der Institution steht nur eine Person, die nur einen Plan für diese Organisation verfolgt.
6. *Unterordnung persönlicher Interessen unter das allgemeine Interesse.* Die Ziele und Handlungen der Institution stehen immer an erster Stelle.
7. *Vergütung des Personals.* Die Entlohnung sollte fair sein und, soweit möglich, Arbeitgeber und Arbeitnehmer zufriedenstellen.
8. *Zentralisierung.* Jegliche Kommunikation kommt von und geht an die Person, die an der Spitze der Institution steht.
9. *Hierarchische Ordnung.* Es gibt eine Rangfolge von Vorgesetzten, die bei der Person an der Spitze der Institution beginnt und sich bis zum Arbeitnehmer an der Basis hinunter fortsetzt.
10. *Rangordnung.* Es gibt für jeden einen Platz, und jeder hat auf diesem zu bleiben.
11. *Gerechtigkeit.* Alle Personen in der Institution werden gleich behandelt.
12. *Beständigkeit des Personals.* Eine erfolgreiche Institution verfügt über eine beständige Arbeitnehmerschaft (Stammpersonal).
13. *Initiative.* Innerhalb der Grenzen von Respekt vor der Autorität und Disziplin hat jeder Arbeitnehmer das Recht, Verbesserungsvorschläge zu machen und sich an deren Durchführung zu beteiligen.
14. *Esprit de Corps (Korpsgeist).* In der Einheit liegt die Stärke.

Ein Arbeiter, der nur eine Aufgabe erledigt, wird dabei sehr geschickt und effizient und kann die Arbeit immer schneller erledigen; deshalb wird die Produktion steigen. Wenn er ersetzt wird, ist es billiger und einfacher, die neue Kraft in nur einer kleinen Aufgabe zu unterweisen anstatt in einem komplexen Aufgabenbereich.

Bei Spezialisierung eines jeden Arbeiters und bei Wachstum der Organisation entwickelt sich die hierarchische Ordnung. Um die Kontrolle zu behalten, führt die oberste Führungskraft Disziplin und Ordnung ein. Die anderen Prinzipien ergeben sich aus der Arbeitsteilung. Sorge um die Arbeiter muß bis zu einem bestimmten Grad vorhanden sein, sonst bricht die Organisation auseinander. Folglich gehören Gerechtigkeit und *Esprit de corps* zu Fayols Prinzipien – sie werden aber erst am Ende der Liste aufgeführt, wo sie schnell vergessen bzw. übergangen werden können.

3.1.2 Humanistische Schule

Es war die fehlende Sorge um die Arbeiter, die in den 30er Jahren zur Formulierung einer neuen Organisationstheorie führte. In der humanistischen Theorie, auch behavioristische oder neoklassische Theorie genannt, werden zwei Hauptfunktionen der Organisation identifiziert. Die eine ist die *Aufrechterhaltung des äußeren Gleichgewichtes,* d. h., der wirtschaftlichen Lage (Schwerpunkt der klassischen Theorie). Die andere ist die *Aufrechterhaltung des inneren Gleichgewichtes,* d. h. der sozialen Organisation der Arbeitnehmer, durch die sie ihre eigenen Wünsche und Bedürfnisse bei der gemeinsamen Arbeit befriedigen (Roethlisberger & Dickson, 1939). Beide Funktionen werden von der humanistischen Theorie als gleichrangig betrachtet.

Humanisten erkennen, daß Arbeitnehmer eine Sozialeinheit bilden, weil sie miteinander in Verbindung stehen und interagieren. Diese Sozialeinheit wird, im Gegensatz zur formalen Organisation, die informale Organisation genannt, bzw. die Arbeitnehmerschaft als Einheit innerhalb der Gesamtorganisation bezeichnet (Roethlisberger & Dickson, 1939). Trotz fehlender formaler Struktur hat die informale Organisation drei Schwerpunkte: 1) Kommunikation zwischen den Arbeitnehmern, 2) Aufrechterhaltung des Zusammenhaltes zwischen den Arbeitnehmern durch die Bereitschaft, der Autorität/Obrigkeit zu dienen und sie zu akzeptieren und 3) Aufrechterhaltung der Gefühle der persönlichen Integrität, Selbstachtung und Unabhängigkeit *(independent choice)* (Barnard, 1938).

Die humanistische Theorie gibt auch zu, daß sich die Ziele des Individuums von denen der gesamten Organisation unterscheiden können. Eine Institution, die nach humanistischen Grundgedanken organisiert ist, erlaubt und ermutigt Arbeitnehmer zur Teilnahme an Planungs- und Entscheidungsprozessen. In der Institution versucht man, die allgemeine Arbeitszufriedenheit der Arbeitnehmer zu fördern, denn entsprechend der Theorie geht man davon aus, daß die Sorge um das Wohl der Arbeitnehmer ebenso wie die um Gewinn und Produktion zu verbesserter Produktivität und wirtschaftlicher Effektivität führen.

3.1.3 Moderne Organisationstheorie

Diese Theorie entstand in den späten 50er und frühen 60er Jahren, als Forscher Mängel bei der humanistischen und der klassischen Theorie feststellten. Die moderne Organisationstheorie besteht aus zwei Konzepten: dem systemischen und dem Kontingenz-Ansatz. Sie stammt aus den Gebieten der Soziologie, Wirtschaftswissenschaften, Mathematik, Ingenieurswesen und Verwaltung, und das verbindende Element liegt in der Betrachtung menschlicher Systeme in ihrer Gesamtheit (Scott, Mitchell & Birnbaum, 1981). Allerdings geht die Entwicklung der modernen Organisationstheorie noch ständig weiter.

Die Grundannahme der modernen Organisationstheorie innerhalb eines systemischen Rahmens ist, daß eine Organisation ein offenes System darstellt, das aus *Input* (Einsatz), *Throughput* (Durchführung), *Output* (Ergebnis) und *Feedback* (Rückmeldung) besteht. Die Aufgabe des Managements besteht darin, das Muster des Energieaustausches zu finden (d. h., die Aktivitäten der Arbeitnehmer), das zum Output führt, um dann festzustellen, wie der Output wieder in Energie umgewandelt werden kann, damit das System reaktiviert wird (Katz & Kahn, 1979). Die Teile des Systems können Einzelpersonen, die formale Organisation, kleinere Gruppen, die Struktur von Status und Rollenverteilungen sowie das konkrete Arbeitsumfeld sein (Scott et al., 1981). Der Ansatz der Kontingenz bringt den systemischen noch einen Schritt weiter und betont die Beziehung zwischen der Organisation und ihrer Umwelt (Woodward, 1980).

Kommunikation wird als äußerst wichtiger Prozeß in der modernen Organisationstheorie angesehen, denn sie ermöglicht die Interdependenz aller Teile des Systems. Sie ist der „Mechanismus der Koordination“ (Rogers & Agarwala-Rogers, 1976). Eine Institution, die die moderne Organisationstheorie nutzt, betont die horizontale ebenso wie die vertikale Kommunikation, denn alle Teile der Institution sind Bestandteile des Systems und deshalb wesentlich für einander.

Das Projektmanagement war eine frühe Anwendung der modernen Organisationstheorie. In diesem System arbeiten Menschen aus verschiedenen Hierarchiestufen und Positionen gemeinsam an einem Projekt oder Programm. Ihre Autorität stammt nicht von oben, sondern ergibt sich projektspezifisch und kommt von einem Projektmanager, der für dieses Projekt verantwortlich ist (Ross & Murdick, 1978).

Einige Autoren glauben, daß die Überlagerung einer horizontalen Projektmanagementstruktur auf eine traditionelle hierarchische Organisation zu einer Matrixorganisation führt. Andere sind der Meinung, daß eine echte organisatorische Matrixstruktur von Anfang an anders geplant ist: jedes Mitglied der Organisation hat mindestens zwei „Chefs", denen es sich gleichermaßen unterordnen muß (Schein, 1980).

3.1.4 Verbindung der Theorien

Die drei Organisationstheorien sind eng miteinander verknüpft. Die humanistische Theorie baut auf der klassischen auf, und die moderne sowohl auf der klassischen als auch auf der humanistischen. Die klassische Theorie berücksichtigt nur die formale Organisation; die humanistische berücksichtigt das Individuum ebenso wie die formale und die informale Organisation, und die moderne Organisationstheorie berücksichtigt alle oben genannten Aspekte sowie Status, Rollenverteilung, Umfeld und Umgebung. Die Institutionen/Unternehmen können sowohl eine Theorie exklusiv anwenden als auch Teile verschiedener Theorien als Grundlage für ihr Handeln auswählen.

3.2 Anwendung von Organisationstheorien durch Gesundheitseinrichtungen

Für die leitende Pflegekraft ist es wichtig, daß sie die Organisationstheorie kennt, die die Einrichtung verwendet, bei der sie beschäftigt ist. Die Behandlung der Angestellten basiert auf dieser theoretischen Grundlage, und abhängig davon dürfte die Pflegekraft auch darüber entscheiden wollen, ob sie bereit ist, in dieser Institution zu arbeiten.

Die meisten Krankenhäuser und öffentlichen Pflegeeinrichtungen sind immer noch fast ausschließlich nach dem klassischen Modell organisiert, d. h., hohe Produktivität (Pflege) bei niedrigen Kosten. Viele Pflegeeinrichtungen sind nicht dazu da, Gewinne zu erzielen, aber finanzielle Stabilität ist dennoch ein wichtiger Faktor.

In vielen Krankenhäusern wurden Zeit- und Bewegungsstudien (Studien zur Messung der Zeit, die für einzelne Aufgaben benötigt werden) durchgeführt, um das Zahlenverhältnis von Pflegekräften zu Patienten festzulegen. Wenn eine Krankenhausverwaltung aufgrund solcher Studien beschließt, daß ein Verhältnis von einer Pflegekraft zu fünf Patienten erforderlich ist, wird das Prinzip der wissenschaftlichen Betriebsführung (*scientific management*) angewendet.

In den meisten Krankenhäusern besteht immer noch eine zentralistische organisatorische Struktur. Jegliche Autorität und Kommunikation kommt von und führt zur Spitze.

Für die Beschäftigten ist dies oft mit Frustrationsgefühlen verbunden, da sie wenig oder gar nicht an Planungs- und Entscheidungsprozessen beteiligt sind.

Einige Einrichtungen des Gesundheitswesens versuchen, das humanistische Modell anzuwenden. Obwohl noch zentralistisch organisert, bemühen sich diese Institutionen, die Zahl der Hierarchiestufen zu verringern. Wenn z. B. die Hierarchie des Krankenhauses einen Pflegedirektor, stellvertretenden Direktor, Supervisor, Abteilungsschwester, stellvertretende Abteilungsschwester und Stationsschwester aufweist, dann könnte z. B. die Position des stellvertretenden Direktors und der stellvertretenden Abteilungsleitung wegfallen, um die Institution zu humanisieren. Allerdings ist es wahrscheinlich, daß selbst nach Abschaffung von zwei Stufen, die Institution hinsichtlich Autorität und Kommunikation weiter zentralistisch bleibt.

Es ist auch möglich, daß es innerhalb der Institution schon einige humanistisch ausgerichtete Abteilungen gibt, während andere, einschließlich der zentralen Krankenhausverwaltung, noch klassisch ausgeprägt sind (Lippitt, 1973). Bei einem Vorstellungsgespräch in einer solchen Institution würde der Pflegekraft vielleicht gesagt, daß das Krankenhaus über eine humanistische oder arbeitnehmerorientierte Organisation verfügt. Wenn sie dann aber mit Pflegern oder Schwestern, die dort beschäftigt sind spräche, würde sie einen ganz anderen Eindruck erhalten.

Gesundheitseinrichtungen die nach humanistischen Prinzipien geführt werden, kennen die informelle Organisation oder „Flüsterpropaganda". Um die Auswirkungen dieser „Flüsterpropaganda" zu verringern, kann die Verwaltung die Belegschaft nach ihrer Meinung über Pläne und Veränderungen befragen. Die formale Kommunikation wird jedoch nur mit dem direkten Vorgesetzten gestattet. Die Stationsschwester gibt ihre Vorschläge an ihre Abteilungsleiterin, diese ihrer Vorgesetzten und so weiter.

Nur wenige Einrichtungen des Gesundheitswesens haben bisher den Versuch gemacht, sich nach der modernen Organisationstheorie zu richten, wahrscheinlich, weil die Verwaltung mit der klassischen Hierarchie zufrieden ist. Es scheint jedoch, daß Krankenhäuser und ihre Verwaltungen in Zukunft einen modernen oder systemischen Ansatz in die Praxis umsetzen müssen. Die Entwicklung von *‚human resources‘* (dem Arbeitskräftepotential) durch gegenseitiges Vertrauen und nicht durch Gehorsam gegenüber einer Autorität ist ein wesentlicher Gesichtspunkt *(key responsibility)* für moderne Krankenhäuser (Lippitt, 1973).

Eine Matrixorganisation erlaubt den Arbeitnehmern, unterschiedliche Perspektiven der Organisation und ihrer Aktivitäten zu erhalten. Die Hauptarbeit (im Krankenhaus die Pflege) wird fortgeführt, aber gleichzeitig werden andere wichtige Projekte ohne den Druck der hierarchischen Kontrolle durchgeführt. Durch die neuen Möglichkeiten erfahren die Arbeitnehmer eine Bereicherung ihrer Beschäftigung am Arbeitsplatz *(job enrichment)* (Ryan, 1980). Krankenhausverwaltungen betrachten die Matrixorganisation als vorteilhaft für sich selbst und die Belegschaft (Ryan, 1980).

Für Pflegedienstleitungen bedeutet dies, daß bei einer Matrix- oder Projektorganisation ein Mitglied aus jeder Pflegeeinheit am *Quality Assessment and Improvement program (QA&I)* des Krankenhauses beteiligt sein könnte. Die Autorität für diese Aktivität liegt beim vom Projektleiter (QA&I) und nicht bei der Abteilungsleitung. Ähnlich könnten einzelne leitende Pflegekräfte von einem Personalentwicklungs- (Projekt-) Leiter ausgewählt werden, um an einem Einführungsprogramm für neues Pflegepersonal mitzuwirken.

Die leitende Pflegekraft muß überlegen, in welcher Art von Organisation sie arbeiten will. Sie überlegt sich, wie sie jeweils als Individuum behandelt werden wird: als Instrument zur Steigerung der Produktion (wie eine Maschine – klassisch), wie das Mitglied einer informalen Organisation (humanistisch) oder als Teil eines vollständigen Systems (modern). Sie identifiziert die Kommunikationsmuster und ihre Möglichkeit zur Teilnahme an Entscheidungen. Auf der Grundlage ihrer Analyse entscheidet sich die Pflegekraft, ob sie in einer speziellen Einrichtung arbeiten möchte.

3.3 Organisationsstruktur

Die Organisationsstruktur ist der Rahmen für die Arbeitsbeziehungen zwischen den Mitgliedern einer Organisation (Jucius, Deitzer, & Schlender, 1973). Sie ist das systematische Arrangement der Arbeit einer Organisation, um sicherzustellen, daß durch die Gesamtzahl der Aktivitäten der Organisation das Ziel erreicht wird. Ein Organisationsdiagramm, auch *Organigramm* genannt, ist eine bildliche Darstellung oder der Plan einer organisatorischen Struktur. Es zeigt die verschiedenen Positionen in einer Organisation sowie deren Beziehungen zueinander. Abbildungen 3.1 bis 3.9 sind Beispiele für Organisationsdiagramme. Häufig zeigt ein Organigramm nur einen Teil der Organisation, wie in Abbildung 3.1 dargestellt.

Obwohl es immer eine physische und psychologische Trennung der Mitglieder einer Organisation gibt, müssen sich alle der Bedeutung der Gesamtorganisation bewußt sein. Wenn man nicht die Organisation als Ganzes sieht und erkennt, daß man darin nur einen kleinen Aufgabenbereich erfüllt, kann man sie auch nicht kritisch beurteilen.

Einige Bereiche im Gesundheitswesen, besonders die Pflege, glauben, daß nur ihre Arbeit wichtig ist. Aber jede Arbeit ist von Bedeutung und muß für das zu erreichende Ziel zufriedenstellend ausgeführt werden, damit die Organisation als Ganzes erfolgreich ist. Beispielsweise kann in einer öffentlichen Pflegeeinrichtung das Hauptziel – die Gesundheit der Gemeinde – nicht erreicht werden ohne die pflegerischen und ärztlichen Bereiche, Labordienste und ein gesundes Umfeld. In einem Krankenhaus kann die Pflege der Patienten ohne die Krankenpflege, Apotheke, Diätassistenten, Technik und andere Abteilungen nicht ausgeübt werden. Die in einer Leitungsposition tätige Pflegekraft kann anderen helfen zu verstehen, daß ihre Arbeit mit der der anderen, ergänzenden Abteilungen synchronisiert werden muß, um das Gesamtziel zu erreichen.

3.3.1 Hierarchie und funktionale Organisation

Mehrere Konzepte sind für eine organisatorische Struktur wichtig. Zuerst sind der *scalar process* (der Instanzenaufbau) und die funktionale Organisation, d. h. die vertikale und horizontale Entwicklung eines Unternehmens zu betrachten. Der Instanzenaufbau *(scalar process)* besteht aus einer Reihe von Ebenen oder Stufen innerhalb der Struktur, d. h. einer Hierarchie. Er bezieht sich auf die Rangstufen von Pflichten nach dem Grad der Autorität und Verantwortung. Bei der Funktionalorganisation handelt es sich um die Aufteilung von verschiedenen Pflichten auf der gleichen Ebene (Davis & Newstrom, 1989).

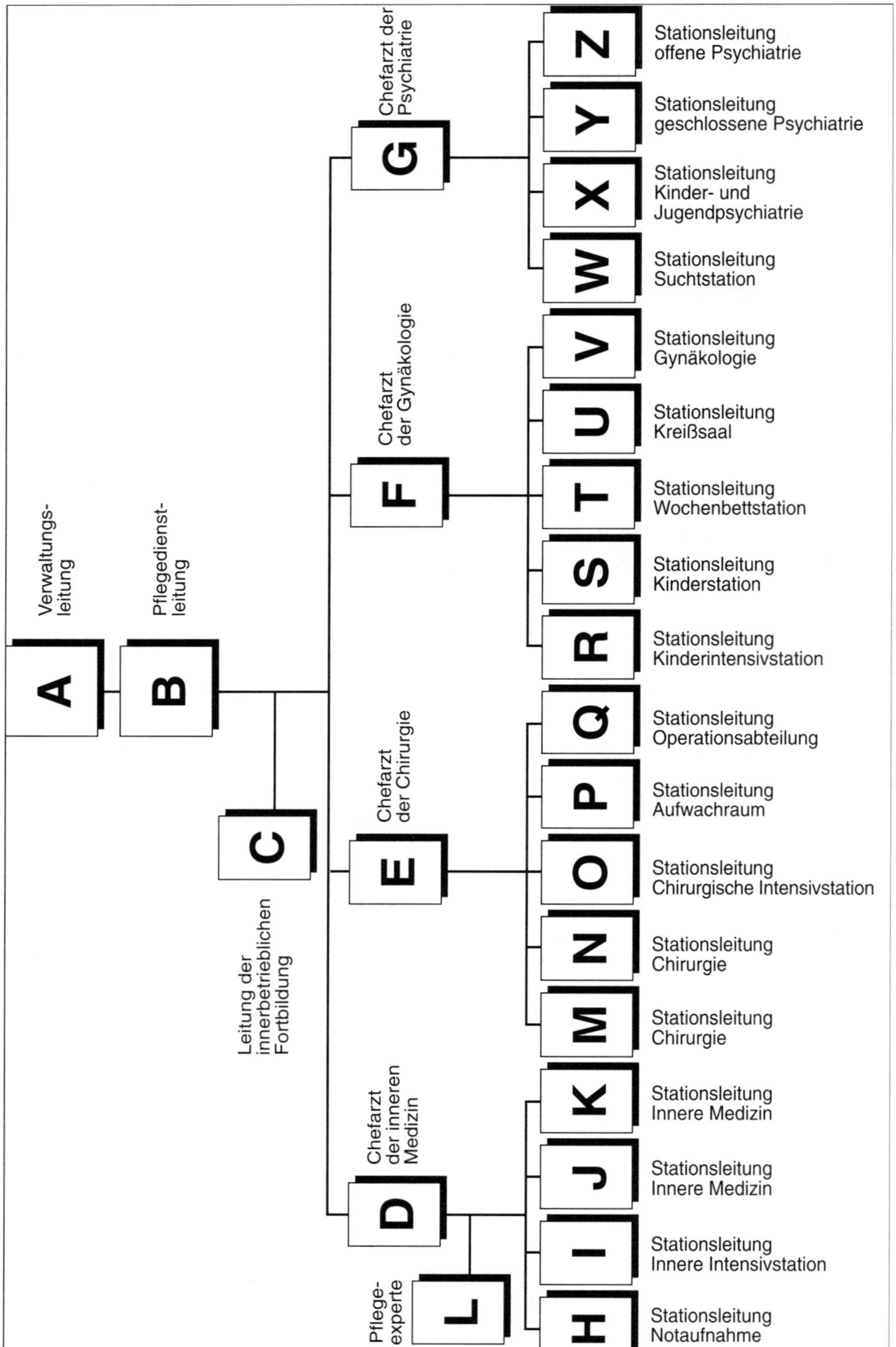

Abb. 3.1: **Organigramm eines Pflegebereiches**

In Abbildung 3.1 werden die Positionen B, D und H unterschieden durch den *scalar process*. Die Pflegedienstleitung, der Chefarzt der Inneren Medizin und die Leitung der Notaufnahme haben verschiedene Positionen auf verschiedenen Stufen mit unterschiedlicher Verantwortlichkeit. Die Positionen E und F sind nach Funktionsbereichen getrennt. Der Chefarzt der Chirurgie (E) und der Chefarzt der Gynäkologie (F) befinden sich auf der gleichen Ebene mit ähnlicher Autorität und ähnlicher Stellenbeschreibung, aber sie haben andere Aufgaben.

3.3.2 Linie und Stab

Das zweite wichtige Konzept ist das von Linie und Stab. Die Linienorganisation stellt die personelle Hierarchie dar, die sich von der geschäftsführenden Spitze bis zur Basis der Arbeitnehmer erstreckt (Davis, 1951). Die „Linie" gilt häufig als Rückgrat einer Organisation, da die Arbeitnehmer in der Linie für die Durchführung oder Beaufsichtigung der direkten, primären Aufgaben verantwortlich sind, das heißt für die Schaffung, die Finanzierung und den Vertrieb eines fertigen Produktes oder einer Dienstleistung für die Kunden (Scott et al., 1981).

Die Stabsorganisation wurde eingeführt, um die Linie in der Erfüllung ihrer Aufgaben zu unterstützen (Davis, 1951). Von Stabsstellen wird erwartet, daß sie die Linienstellen beraten und unterstützen. Ihre Arbeit sollte die der Linienmitarbeiter erleichtern, und diese sollten sich mit den Stabsmitarbeitern beraten. Da Stabsmitarbeiter keine letzte Entscheidungs- und Anordnungsbefugnis haben, könnte es jedoch sein, daß sie ihre Ideen „verkaufen" müssen (Davis, 1951).

In Abbildung 3.1 gehören A, B, G, und Z der Linie an; C und L bilden den Stab. Normalerweise werden in einem Organigramm die Linienstellen durch senkrechte Linien verbunden und die Stabsstellen durch waagerechte, gepunktete oder unterbrochene Linien.

Bezüglich Stab und Linie gibt es viele Konflikte und viel Verwirrung. Den Unterschied zwischen Stab und Linie kann man auch deutlich machen, indem man von Beziehungen anstatt von Funktionen spricht. Linienpositionen befinden sich entlang einer direkten Autoritätslinie – ein Verhältnis von Untergebenen zu Vorgesetzten – während die Stabsposition nur eine beratende Funktion hat.

Linie und Stab beziehen sich auf Personen, nicht auf Abteilungen. Obwohl es ein Organigramm für die gesamte Institution gibt, können die Abteilungsdirektoren die einzigen Personen sein, die auf dem Diagramm dargestellt werden, wie in Abbildung 3.2 gezeigt. Deshalb gibt es häufig Organigramme auf Abteilungsebene, damit die Beziehungen innerhalb der Abteilung deutlich werden.

Man kann dabei noch einen Schritt weiter gehen; so ist auf dem Diagramm in Abbildung 3.1 nur die Stationsleitung dargestellt. Ein Organigramm der Pflegeeinheit könnte dann erstellt werden, um die Beziehungen in dieser speziellen Einheit einer Pflegeabteilung zu zeigen (siehe Abbildungen 3.6 bis 3.9).

Im Pflegebereich gibt es *in den USA* bezüglich Stab und Linie ein spezielles Problem. Die meisten Krankenschwestern (d. h. die vollausgebildeten Pflegekräfte an der Basis der Organisation) werden *„staff* (=Stab) *nurses"* genannt. Sie befinden sich jedoch in einer Linienposition, da sie die Hauptarbeit der Organisation erledigen. (Anm. d.

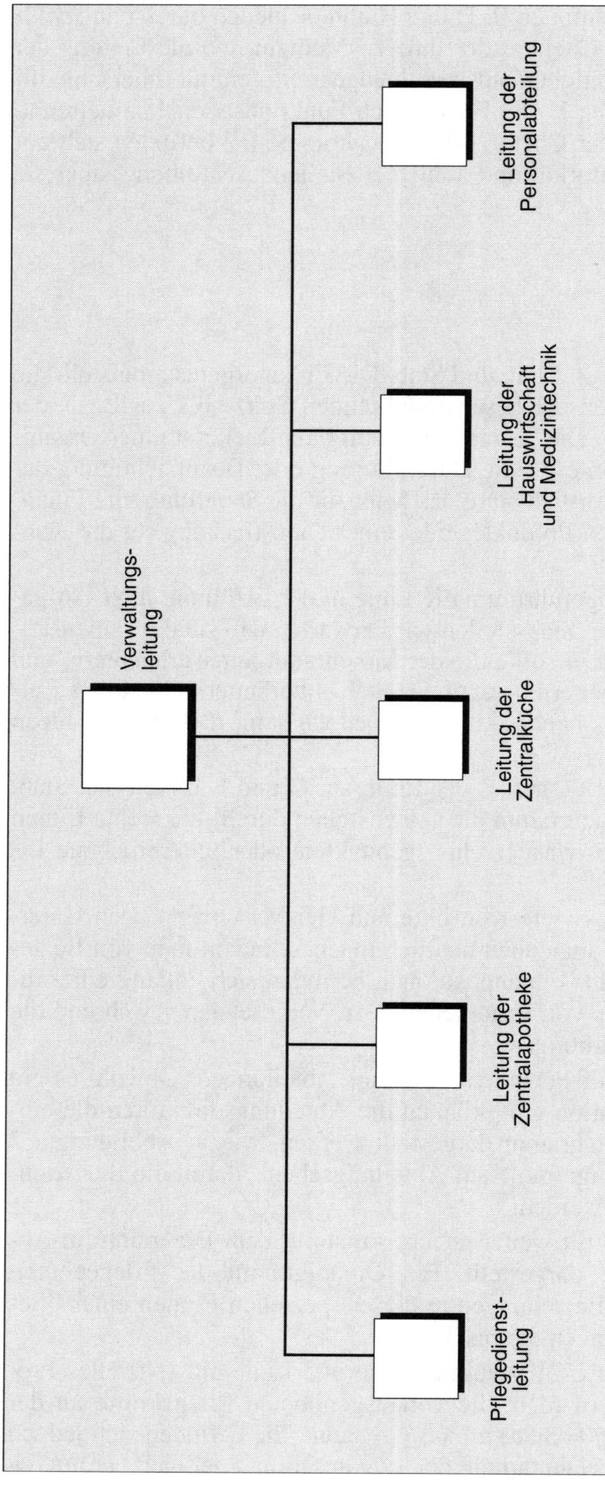

Abb. 3.2: **Organigramm eines Krankenhauses**

Übers.: Dieses sprachliche „Problem" der Bedeutungsüberschneidung existiert im Deutschen nicht.)

3.3.3 Kontrollspanne

Ein weiteres Konzept der Organisationsstruktur ist die *„span of control"* (Kontrollspanne) [in der dt. Literatur auch bekannt als Lenkungs- oder Verantwortungsspanne], d. h. die Zahl der Personen, die ein Manager effektiv führen kann. In der klassischen Theorie wurde diese Spanne eng gehalten. Der Manager erhielt eine kleine Zahl von Mitarbeitern, die ihm unterstellt waren, aufgrund des Glaubens an die strenge Kontrolle über die Arbeiter. Eine kleine Spanne führt zu einer hohen, zentralistischen Organisationsstruktur; eine breite Spanne zu einer flachen dezentralen Struktur.

Abbildungen 3.3 und 3.4 sind beides Beispiele für Organisationen mit 31 Arbeitnehmern. In Abbildung 3.3 beträgt die Kontrollspanne zwei, da jeder Führungskraft zwei Mitarbeiter unterstellt sind, und es gibt fünf Ebenen. In Abbildung 3.4 beträgt die Spanne 5, und es gibt nur drei Hierarchiestufen – eine flachere und eher dezentrale Organisation.

Bei beiden Organisationsformen, der zentralen und der dezentralen, gibt es Vor- und Nachteile. Die zentrale oder hohe Organisation ist vorteilhaft für den Manager, denn sie erlaubt ihm eine enge Koordination und genaue Kontrolle der Mitarbeiter. Ein Nachteil dieser zentralistischen Organisation ist die sich durch die vielen Stufen ergebende Schwierigkeit zur Kommunikation verbunden mit dem Verlust von Information von der Basis zur Spitze. Eine weitere Folge ist die „Vorgesetztenorientierung" der Mitarbeiter, da sie in engem Kontakt zu ihrem Vorgesetzten stehen.

Die „Vorgesetztenorientierung" kann gute und schlechte Auswirkungen haben. Eine hohe Produktion wird gefördert, wenn der Vorgesetzte ein gutes Vorbild ist. Andererseits entwickeln Arbeitnehmer, die sehr am Vorgesetzten orientiert sind, jedoch selten eigene Gedanken und Vorstellungen.

Die dezentrale oder flache Organisationsstruktur ist vorteilhaft für den Arbeitnehmer. Da der Vorgesetzte eine große Zahl von Mitarbeitern führen muß, hat jeder einzelne mehr Befugnisse und wird weniger kontrolliert. Die Kommunikationswege sind ebenfalls kürzer, und die Arbeitnehmer sind normalerweise zufriedener als in einer zentralisierten Organisation. Forschungsergebnisse zeigen, daß die Zufriedenheit des Pflegepersonals bei größerer Dezentralisierung zunimmt (Przestrzelski, 1987). Der Nachteil dieser flachen Organisation liegt darin, daß der Vorgesetzte sehr viele Mitarbeiter führen muß und somit nur wenig Zeit für direkten Kontakt zu jedem einzelnen hat.

3.3.4 Verantwortung, Autorität, Delegation und Verantwortlichkeit

Eine Organisationsstruktur kann nicht untersucht werden, ohne daß die Begriffe der Verantwortung, Autorität, Delegation und Verantwortlichkeit berücksichtigt werden. Diese vier Konzepte sind untrennbar. Verantwortung kommt zuerst und ist die Verpflichtung, die zugeteilte oder delegierte Aufgabe nach bestem Wissen zu erfüllen. In jeder Organisation beginnt die Verantwortung mit dem Gesamtziel. So ist z. B. das Gesamtziel in

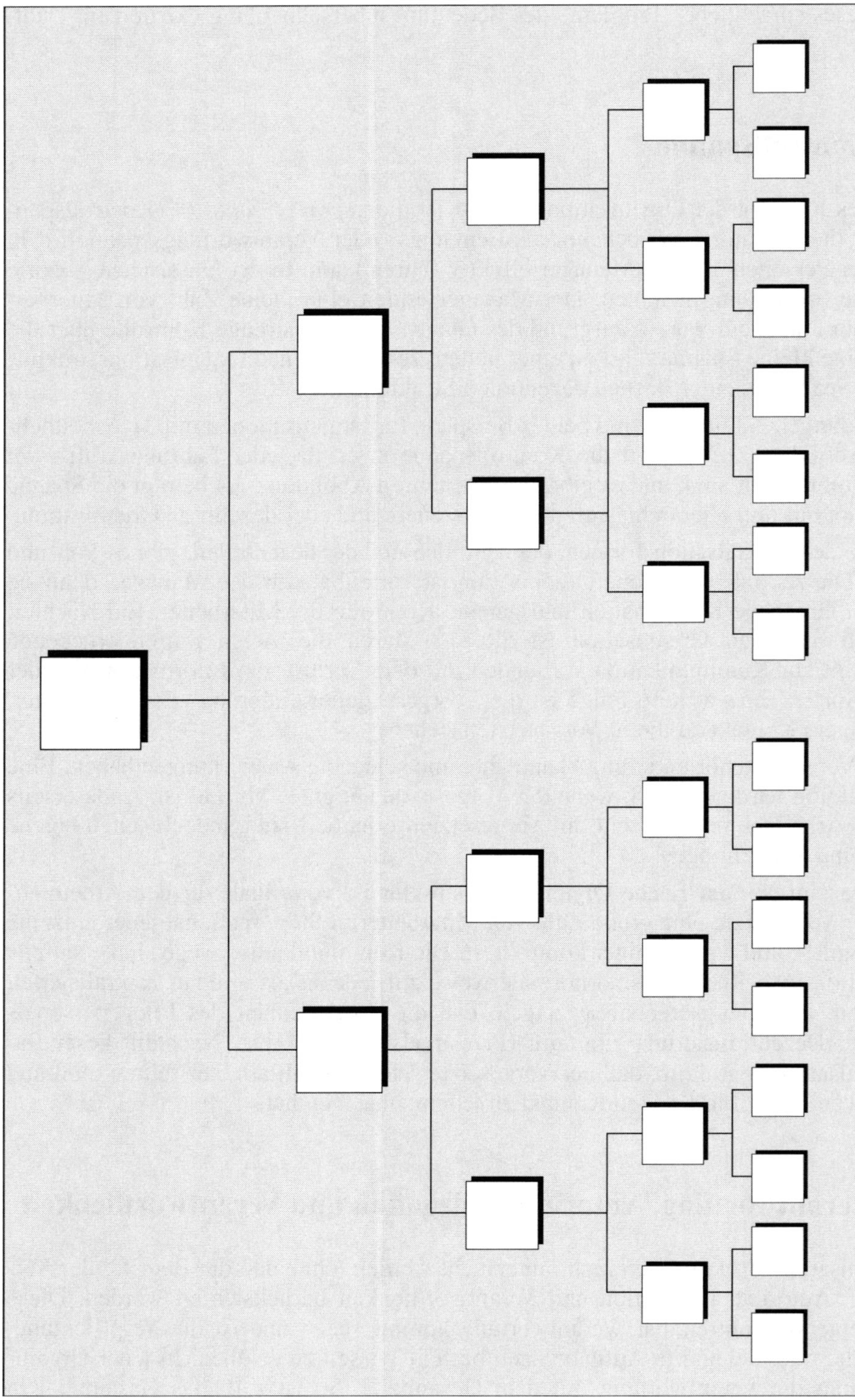

Abb. 3.3: **Eine zentralisierte (hohe) Organisationsform**

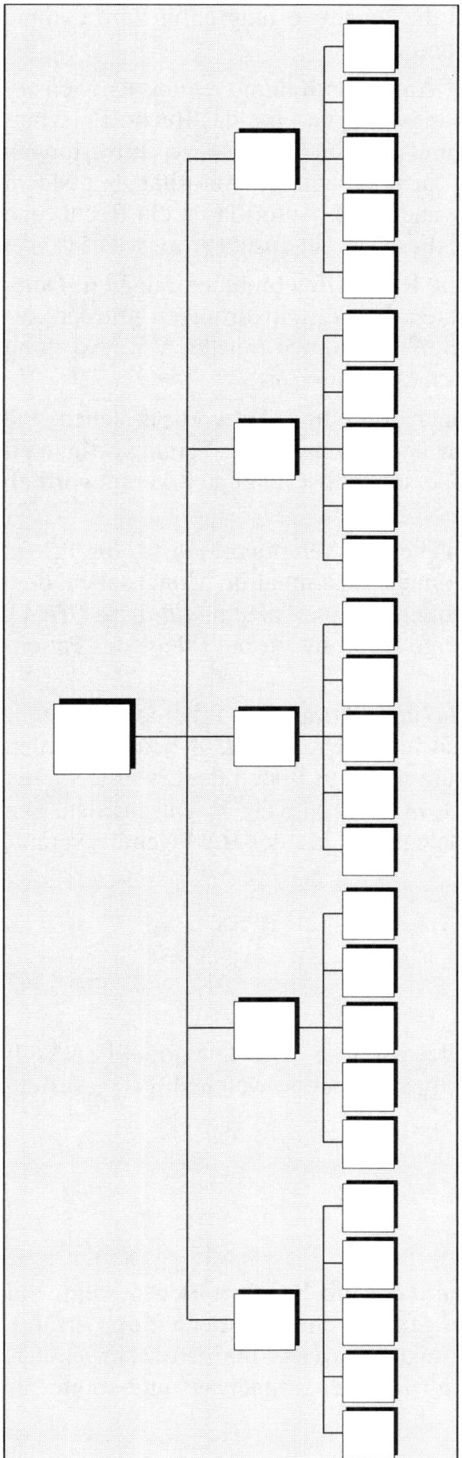

Abb. 3.4: **Eine dezentralisierte (flache) Organisationsform**

einem Krankenhaus die Pflege der Patienten, und die Verantwortung dafür wird entlang der Linie vertikal auf die verschienen Mitarbeiter delegiert.

Autorität – das Recht zur Entscheidung und Auftragserteilung – muß als nächstes genannt werden. Eine Person mit Autorität (Weisungsbefugnis) hat das Recht, Entscheidungen über eigene Verantwortungen zu treffen und das Recht, diese Verantwortungen auszuführen oder jemanden zu beauftragen, dies zu übernehmen. Autorität und Macht sind unterschiedlich, obwohl sie miteinander verwandt sind; Autorität ist ein Recht, und Macht ist die moralische oder physische Kraft, die dieses Recht ausübt (Davis, 1951).

Verantwortung und Autorität werden durch die Rangstufen hinunter delegiert. Delegation ist der Prozeß, einer anderen Person Pflichten und Verantwortungen mit der entsprechenden Autorität zu übertragen.* Autorität muß zusammen mit der Verantwortung delegiert werden, ansonsten handelt es sich nicht um Delegation.

Verantwortlichkeit heißt, für seine Handlungen Rede und Antwort zu stehen. Sie hängt mit der Verantwortung zusammen, die man übernommen hat. Verantwortlichkeit kann nicht delegiert werden, denn nur die Einzelperson selbst kann sich verantwortlich fühlen.

Eine *public health nurse (PHN)* hat zum Beispiel die Verantwortung für die Pflege vieler Patienten. Sie selbst muß die Patienten nicht mehr als einmal im Monat sehen, deshalb überträgt sie die Pflege eines speziellen Patienten an eine *home health aide (HHA)*. Die *PHN* delegiert der *HHA* ebenfalls die notwendige Autorität für die Pflege des Patienten.

Die *HHA* übernimmt auf der anderen Seite die ihr übertragenen Pflichten (ihre Verantwortung) und berichtet der *PHN*, was sie getan hat. Wenn die *HHA* beim Patienten ankommt und feststellt, daß dieser nach einem Sturz auf dem Boden liegt, würde sie die *PHN* rufen, da sie nicht die Autorität/Befugnis hat, in einer Notlage zu entscheiden. Die *PHN* könnte dann die hier angebrachte Befugnis delegieren, um der *HHA* weitere Verantwortung zu übertragen.

3.4 Pflegesysteme

Pflegesysteme sind Organisationsformen auf Bereichsebene. Die leitende Pflegekraft muß alle Bestandteile der Organisation berücksichtigen, gleich in welchem Pflegesystem sie arbeitet.

3.4.1 Case-Methode

In den Vereinigten Staaten war die *Case-Methode* das erste Krankenpflegesystem. Bei der *Case-Methode* arbeitete die Krankenschwester nur mit einem Patienten und erfüllte all seine Bedürfnisse. Ursprünglich wohnte die Krankenschwester übrigens beim Patienten zu Hause oder sie hielt sich ständig bei ihm im Krankenzimmer auf und sorgte für

* Eine ausführlichere Diskussion über das Thema Delegation finden Sie im 6. Kapitel.

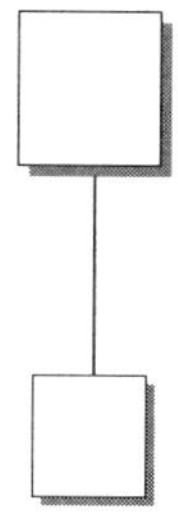

Abb. 3.5: **Organisation des Case-Methode Pflegesystems**

eine 24stündige Pflege. Im Laufe der Jahre entwickelte sich die Case-Methode zu einem Spezialgebiet der selbständigen Krankenpflege.

Heute stirbt diese Art der Pflege aus, aber die verbliebenen selbständigen Krankenschwestern, viele von ihnen im Alter von 60 oder 70 Jahren, sprechen noch über ihre „Fälle" (cases). Die *Case-Methode* oder Modifikationen davon werden heute bei der Intensivpflege angewendet, von Krankenpflegeschülern und noch von einigen wenigen selbständigen Krankenschwestern.

Die Organisation der *Case-Methode* ist sehr einfach, wie sich aus Abbildung 3.5 ergibt. Ein Verhältnis von 1:1 ermöglicht der Pflegekraft die direkte Kontrolle über den Patienten und erlaubt ihr somit die Koordination der gesamten Pflege. Dies gleicht einer klassischen Organisation.

Vorteile der *Case-Methode* sind der enge Kontakt zwischen Pflegekraft und Patient sowie die schnelle Befriedigung der Bedürfnisse des Patienten. Ein großer Nachteil sind die Kosten, denn eine examinierte Pflegekraft pro Patient ist sehr kostenintensiv. In der Vergangenheit war das fehlende Privatleben sehr nachteilig für die Krankenschwester, die einen Arbeitstag von 22 Stunden hatte. Heute geschieht dies nicht mehr, da einem Patienten drei Pflegekräfte zur Verfügung stehen dürften – eine für jede 8-Stunden-Schicht.

3.4.2 Funktionale Methode

Während der Wirtschaftskrise veränderte sich die Pflege dahingehend, daß sie nicht mehr hauptsächlich von selbständigen Pflegekräften ausgeführt wurde *(Case-Methode)*, sondern von angestelltem Pflegepersonal (Bullough & Bullough, 1969). Damals hatten viele Krankenhäuser Krankenpflegeschulen und nutzten Krankenpflegeschülerinnen gleichzeitig als Angestellte. Als sich die Pflegeausbildung weiterentwickelte und die Schülerinnen mehr Lernstoff bewältigen mußten, konnte von ihnen nicht mehr länger verlangt werden, als Angestellte zu arbeiten, die den Krankenhausbetrieb neben der Ausbildung aufrechterhielten.

Durch die Fortschritte in Technologie und Medizin wurde die Krankenpflege komplexer, und in den Krankenhäusern entstand ein Bedarf an examiniertem Pflegepersonal *(graduate nurses)*. Immer mehr Patienten kamen in die Krankenhäuser, da dort eine Behandlung angeboten wurde, die zu Hause nicht möglich war.

Viele ehemals selbständige Krankenschwestern suchten Arbeit in den Krankenhäusern, weil sie Geld verdienen mußten. Obwohl es immer mehr angestellte Krankenschwestern gab, gefiel ihnen die Arbeit im Krankenhaus aufgrund der strikten Kontrolle, die auf das private und berufliche Leben ausgeübt wurde, nicht (Bullough & Bullough, 1969).

Krankenhäuser wurden nach der klassischen Theorie organisiert, wobei jeder Arbeitnehmer eine spezielle Aufgabe zu übernehmen hatte. Obwohl die examinierten Pflegekräfte alle pflegerischen Aufgaben erfüllen konnten, war es wirtschaftlich vorteilhaft, Aufgaben, die geringere Qualifikationen erforderten, auf Hilfskräfte zu übertragen. Diese Hilfkräfte oder *nurse's aides* (Pflegehilfskraft) erledigten viele Arbeiten und erhielten weniger Lohn als die examinierten Kräfte.

Während des II. Weltkrieges herrschte ein erheblicher Mangel an examinierten bzw. staatlich geprüften Pflegekräften, da viele Krankenschwestern die Krankenhäuser verlassen hatten, um sich um die verletzten Soldaten zu kümmern. Deshalb gab es in den Krankenhäusern nur noch wenige Schwestern, die von Pflegehilfskräften und Freiwilligen unterstützt wurden. Da wurde deutlich, daß Krankenschwestern viele verschiedene Aufgaben und Funktionen erfüllten. Aufgrund der geringen Zahl examinierter Kräfte wurde die funktionelle Methode der Pflege weiterentwickelt.

Bei der funktionellen Methode wird die Pflege in unterschiedliche Aufgaben unterteilt, die von verschiedenen Personen erfüllt werden. So machen z. B. die Pflegehilfskräfte *(nurse's aides)* alle Betten, die *licensed practical nurses* führen die Behandlungen durch, und die *registered nurses* verabreichen die Medikamente. Die *head nurse* ist die Vorgesetzte von allen, und jeder wendet sich an sie. Das Organigramm bei der funktionellen Methode wird in Abbildung 3.6 dargestellt. Die funktionelle Methode ähnelt der klassischen Organisationsform insofern, als jegliche Verantwortung und Autorität von der Spitze delegiert wird. Verantwortung wird gemäß dem funktionellen Prozeß verteilt.

Ein Vorteil der funktionellen Methode ist ihre Effektivität, die bei jeder klassischen Organisation groß ist. Durch diese Methode können viele Aufgaben in einem zeitlich überschaubaren Rahmen abgewickelt werden. Ein weiterer möglicher Vorteil liegt darin, daß das Personal *(registered nurses, licensed practical nurse und nurse's aides)* nur das tut, was es auch wirklich tun kann, oder wozu es ausgebildet wurde. In der Praxis hängt dies natürlich auch stark von dem verfügbaren Personal ab.

Der Hauptnachteil ist die bruchstückhafte (fragmentierte) Pflege der *Patienten.* Die Patienten wissen nicht, wer sie eigentlich versorgt; tatsächlich werden sie nicht nur von einer, sondern von drei oder vier Kräften gepflegt, von denen jede einzelne sagen könnte: „Dafür bin ich nicht zuständig."

Weil das Pflegepersonal immer Kontakt zur Stationsleitung *(head nurse)* haben muß, hat diese kaum Zeit, mit den Patienten zu kommunizieren. Obwohl die examinierten Pflegekräfte viele Aufgaben erfüllen, für die sie ausgebildet wurden (z. B. Verabreichung von Medikamenten und Durchführung von Behandlungen) können sie andere nicht ausüben (z. B. persönliche Pflege und Kommunikation). Für letzteres bleibt keine Zeit, und das frustriert einige oder führt zu Realitätsschocks bei anderen.

Das funktionelle System wird in einigen Organisationen noch angewendet. Es ist vorteilhaft bei Personalknappheit und wird deshalb gewöhnlich an Wochenenden oder in der Nachtschicht in großen Krankenhäusern eingesetzt. Aber es wird auch in vielen kleinen Krankenhäusern und Pflegeheimen verwendet.

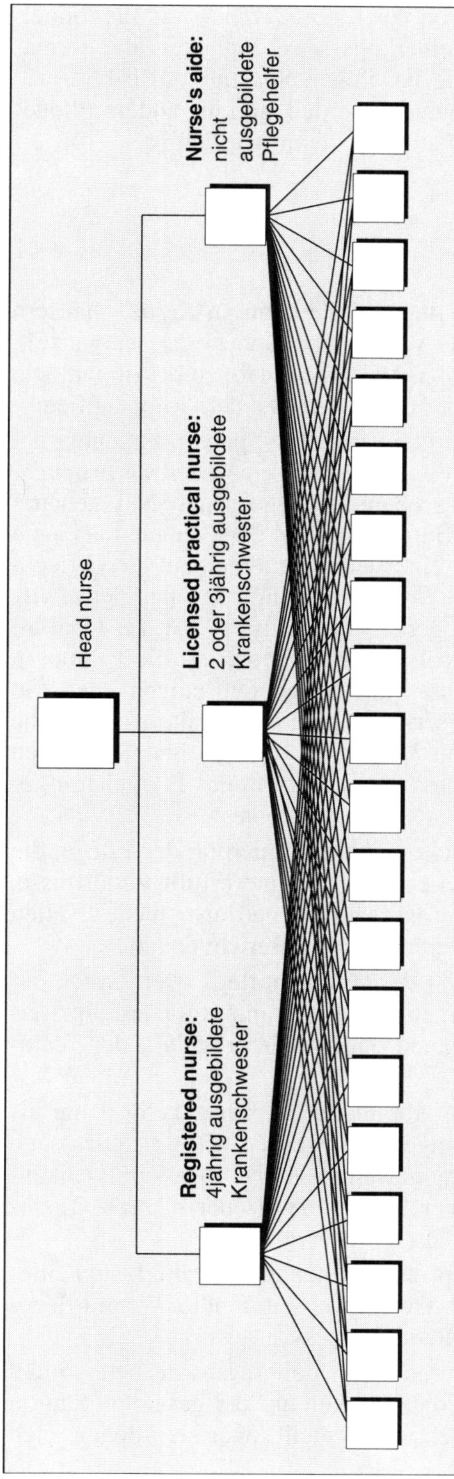

Abb. 3.6: **Organisation der Funktionspflege**

In vielen Akut-Stationen wird eine Kombination von *Case-Methode* und funktioneller Methode durchgeführt. Eine Pflegekraft pflegt einen oder zwei Patienten, die normalerweise in einem Raum liegen, und bleibt ständig bei ihnen. Sonstige Aufgaben, wie Verteilung der Medikamente oder Wiegen von Patienten, werden auf eine andere Pflegekraft übertragen, die nicht für die Pflege einzelner Patienten verantwortlich ist.

3.4.3 Gruppenpflege

Die Gruppenpflege *(team nursing)*, die häufigste Pflegeart, die heute in Krankenhäusern verwendet wird (Betz & O'Connell, 1987), wurde von Lambertson (1953) entwickelt, um die Fragmentierung, die sich aus der funktionellen Methode ergab, zu beseitigen. Die demokratische Zusammenarbeit in der Gruppe ist der Grundgedanke der Gruppenpflege.

Die *registered nurse* Teamleitung ist mit der Pflege einer Gruppe von Patienten betraut. Eine Gruppe von Mitarbeitern (z. B. eine *registered nurse*, eine *licensed practical nurse* und eine *nurse's aide*) ist der Teamleitung ebenfalls zugeordnet. Mit genauer Kenntnis der Bedürfnisse, Fähigkeiten, Ziele und Gefühle sowohl der Patienten als auch des Personals delegiert die Teamleiterin die Pflege eines jeden Patienten auf eine Pflegekraft. Für größte Effektivität sollte es eine direkte Wechselwirkung zwischen der *acuity* (Klugheit) der Patienten und den Pflegeaufgaben geben (Donnelly, 1986). Im Idealfall wird die Pflegekraft dazu animiert, ihr Potential voll auszuschöpfen, um die Person zu sein, die die Bedürfnisse dieses speziellen Patienten am besten befriedigen kann. So könnte z. B. eine Pflegehilfe mit achtjähriger Berufserfahrung, die gerne ältere männliche Patienten pflegt, mit der Pflege eines geistig und körperlich beweglichen 80jährigen Mannes beauftragt werden, der an einem bestimmten Tag wieder in das Pflegeheim gebracht werden soll, in dem er vor seinem Krankenhausaufenthalt lebte.

Die Teamleitung ist verantwortlich für Aufsicht und Koordinierung der Pflege, die ihr Team leisten soll. Sie unterstützt das Team wo es nötig ist, und erfüllt Bedürfnisse, die sie selbst oder ein Teammitglied feststellt, dieses Teammitglied aber nicht erfüllen kann. Die Teamleitung ist die einzige Person, die der *head nurse* Bericht erstattet.

Team-Sitzungen sind ein wichtiger Bestandteil der Gruppenpflege. Der Zweck der Sitzung liegt darin, das Wissen und die Fertigkeiten eines jeden Teammitgliedes einzusetzen, um die Pflege für bestimmte Patienten zu planen. Jeder Beitrag *(input)* der Team-Mitglieder ist wichtig.

Die Organisation der Gruppenpflege wird in Abbildung 3.7 gezeigt. Sie kann als zentralistische Organisation mit hoher Struktur angesehen werden. Es gibt eine enge Kontrollspanne, so daß eine genaue Beaufsichtigung gewährleistet ist. In jedem Krankenhaus können in einer speziellen Pflegeeinheit (einer Station) zwei oder mehrere Teams arbeiten, je nach Zahl der Patienten und des Personals.

Der Hauptvorteil der Gruppenpflege ist die optimale Nutzung der Fähigkeiten eines jeden Mitgliedes, so daß die Zufriedenheit mit der Arbeit groß sein müßte. Wenn Pflegekräfte sich bei der Arbeit wohl fühlen, werden die Patienten besser versorgt.

Außerdem muß sich die *head nurse* nur mit den Team-Leitern absprechen, so daß sie Zeit hat, mit Patienten zu kommunizieren und die Tätigkeit auf der gesamten Station zu beaufsichtigen. Den Patienten wird eine Pflegekraft zugeteilt, aber sie können auch mit der Teamleitung oder mit der *head nurse* reden.

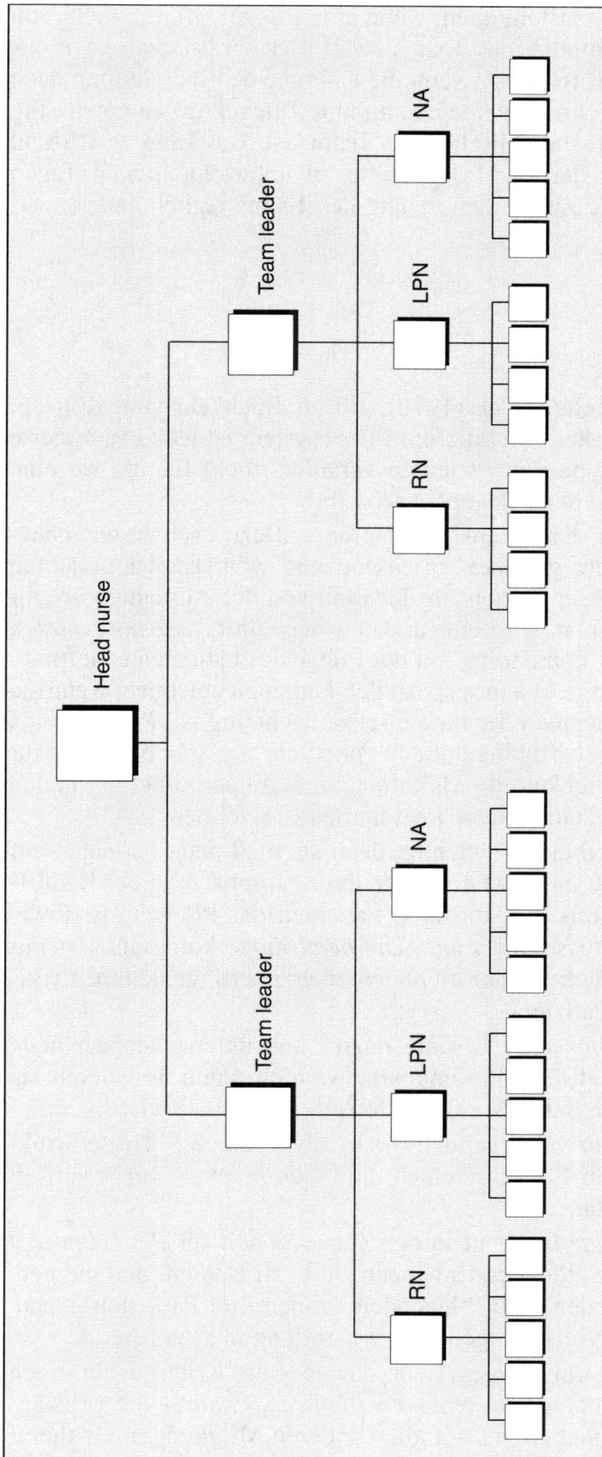

Abb. 3.7: **Organisation der Gruppenpflege**

Ein Nachteil der Gruppenpflege entsteht dann, wenn eine Pflegekraft, die nicht von Teamarbeit überzeugt ist, mit der Leitung eines Teams beauftragt wird. Daran kann das ganze System scheitern. Ebenfalls nachteilig ist, wenn die Aufgabe der Teamleitung nach dem Rotationsprinzip verteilt wird, wenn also eine examinierte Pflegekraft an einem Tag Team-Leiter und am anderen Tag einfaches Mitglied des Teams ist. Das kann verwirrend und frustrierend sein. Dazu kommt, daß die Pflegekräfte an unterschiedlichen Tagen dienstfrei haben, und sich dadurch die Zusammensetzung des Teams täglich ändert, was auch zu Unklarheit führen kann.

3.4.4 Primary nursing

Primary nursing, entwickelt von Manthey et al. (1970), gilt als Rückkehr zum Konzept „mein Patient – meine Krankenschwester". Bei diesem Pflegesystem ist jede examinierte Pflegekraft für die Pflege einer Gruppe von Patienten verantwortlich, für die sie eine komplette 24stündige Pflege plant und den Pflegeplan schreibt.

Die *primary nurse* (Pflegeperson, deren Funktion, der einer „Bezugsschwester" nahekommt) pflegt ihre Patienten über ihre gesamte Arbeitszeit und während der gesamten Aufenthaltsdauer der Patienten auf dieser Station (im Idealfall von der Aufnahme bis zur Entlassung). Wenn sie nicht anwesend ist, wird eine andere Pflegekraft *(associate nurse)*, die genau dem Pflegeplan der *primary nurse* folgt, mit der Pflege des Patienten beauftragt. Außerdem darf die *primary nurse* die Pflege eines speziellen Patienten ablehnen, wenn sie glaubt, daß dies entweder für den Patienten oder für sie selbst nachteilig ist. *Primary nursing* führt zu einer sehr intensiven Beschäftigung mit den Patienten, was sehr belastend für die Pflegekräfte sein kann. Eine Möglichkeit, die Belastung zu verringern liegt darin, daß die *primary nurse* ab und zu nicht mit dem Patienten zusammen ist (Holmes, 1987).

Die Rolle der *head nurse* ist hierbei sehr wichtig, denn sie muß neue Patienten auf die *primary nurses* verteilen, und zwar auf der Grundlage ihrer Einschätzung der Bedürfnisse dieses Patienten und der Kenntnis der sonstigen Patienten der Pflegekraft, sowie ihren Fähigkeiten, Vorlieben, Bedürfnisse und Ziele. Die *head nurse* kommuniziert mit den *primary nurses,* wenn diese Rat suchen, aber im allgemeinen überträgt sie ihnen vollständige Autorität für die Pflege der Patienten.

Licensed practical nurses arbeiten als *associate nurses* und unterstehen der *head nurse.* Wenn beim *primary nursing* Hilfskräfte eingesetzt werden, dann assistieren sie den *primary* und den *associate nurses*, indem sie spezielle Aufgaben für sie erledigen.

Die Organisation des *primary nursing* erkennen Sie in Abbildung 3.8. Diese Struktur ist dezentraler als bei den anderen Pflegesystemen, und jede *primary nurse* verfügt über mehr Verantwortung und Autorität.

Der Hauptvorteil des *primary nursing* liegt in der Zufriedenheit für Patienten und Pflegepersonal. Patienten kennen ihre Pflegekraft, nennen sie beim Namen, und meinen, daß ihre Bedürfnisse eher erfüllt werden. Die Pflegenden kennen ihre Patienten genau, und finden durch die Gewährung der vollständigen Pflege Erfüllung in ihrem Beruf.

Mehr noch, *primary nursing* ist ein Pflegesystem, das eher die Kriterien für einen eigenständigen Beruf erfüllt als die anderen Systeme. Da die *primary nurse* die vollständige Pflege plant und ausübt, kommuniziert sie mit allen anderen Mitgliedern des therapeutischen Teams, die an der Pflege des Klienten beteiligt sind, und sie sorgt für die Kon-

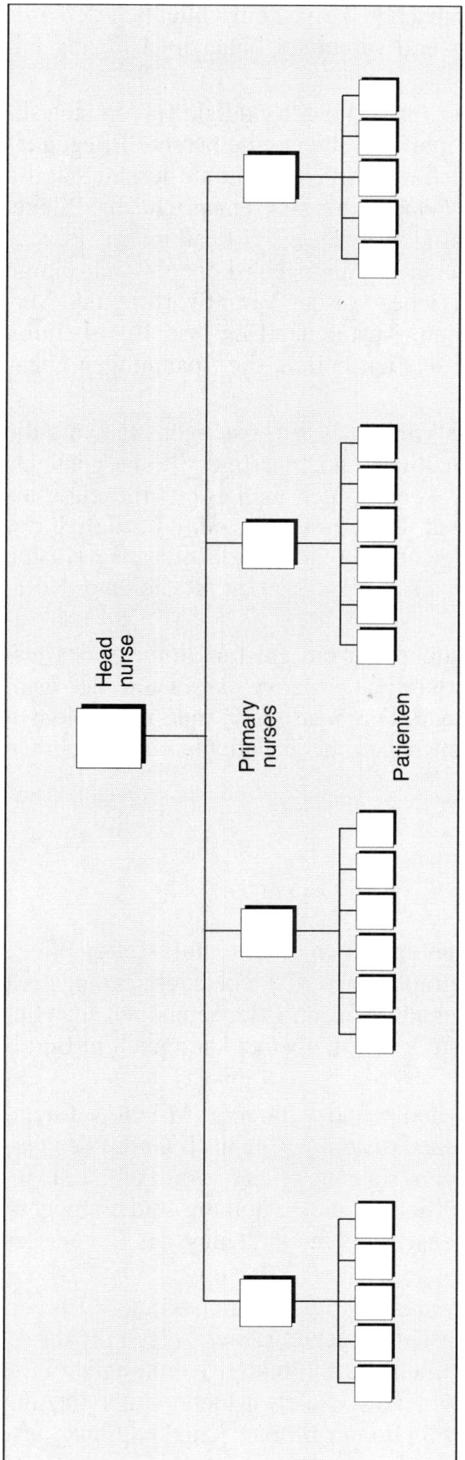

Abb. 3.8: **Organisation des Primary nursing**

tinuität der Pflege. Andere Mitglieder des therapeutischen Teams, einschließlich der Ärzte, betrachten die *primary nurses* als kompetenter und verantwortlicher im Umgang mit den Patienten.

Primary nurses wissen *tatsächlich* mehr über ihre Klienten und sie fühlen sich ihnen gegenüber eher verantwortlich; deshalb kann man von ihnen eine bessere Pflegequalität erwarten. Außerdem sind sie zufriedener mit ihrer Arbeit, denn sie lernen ständig weiter, wenn sie ihre Patienten intensiv pflegen. *Primary nursing* entspricht der Pflege, die die Pflegeschüler kennen, und deshalb fühlen sich viele frisch examinierte Pflegekräfte in einem System mit *primary nursing* wohler. Andererseits könnten sich einige Berufsanfänger ohne Unterstützung eines Fachbereiches vor der Verantwortung und Verantwortlichkeit, die dieses System verlangt, fürchten. Ausreichend Zeit zur Einarbeitung und die anfängliche Tätigkeit als *associate nurse* dürften helfen, die Spannungen abzubauen (Holmes, 1987).

Primary nursing ist auch wirtschaftlich von Vorteil: es ist kostengünstiger als die Gruppenpflege, wenn es um die Bereitstellung qualitativ hochwertiger Pflege geht. Da für das *primary nursing registered nurses* benötigt werden, hielt man es erst für teurer als die Gruppenpflege. Man hat jedoch herausgefunden, daß *primary nursing* bezüglich des Gehaltes, der tatsächlichen Betriebskosten, der Personalentwicklungskosten und Kosten pro Bett preisgünstiger ist (Marram, Flynn, Abaravich & Carey, 1976; McClelland, Kolesar & Bailey, 1987).

Die Kommunikation ist ein wertvolles Instrument für ein gut funktionierendes *primary nursing*. Die notwendige Kommunikation zwischen *primary nurses* und der *head nurse* könnte dabei jedoch Vor- und Nachteile haben. Die *head nurse* muß die Patienten ihrer Station kennen, aber sie muß auch noch Zeit haben, neue Patienten aufzunehmen und sie den *primary nurses* zuzuteilen.

3.4.5 Modular nursing

Beim *modular nursing* wird das Personal den Patienten, denen es eine umfassende Pflege koordiniert und zur Verfügung stellt, nach geographischen Gesichtspunkten zugeteilt (Magargal, 1987). *Modular nursing* wird noch verstärkt, wenn Pflegeeinheiten im Hinblick auf dieses Pflegesystem entworfen und gebaut wurden, aber es kann auch in Bereichen stattfinden, die nicht so konzipiert sind.

Modular nursing nutzt die Stärken von *team* und *primary nursing* (Mileur & Luciano, 1987). Die Pflegekräfte arbeiten unabhängig oder zusammen, je nach Größe des *modular*-Bereiches; die Module haben gleiche oder verschiedene Anzahl von Patienten. Jeder Bereich hat einen Bereichsleiter, zu dessen Pflichten die Erstellung und Entgegennahme des Schichtberichtes gehört sowie die gegenseitige Unterstützung des Leiters des nächstliegenden Bereiches.

In Abbildung 3.9 wird die Organisation des *modular nursing* anhand einer Einheit von 25 Betten mit drei Modulen dargestellt. Die durchgezogenen Linien zeigen die direkten Kommunikationswege, die unterbrochenen Linien die indirekten Kommunikationswege. Die *nurse's aides* werden dem Bereich zugeteilt, welcher mehr Unterstützung braucht, und sie können spezifische Aufgaben erfüllen oder direkte Krankenpflege ausüben.

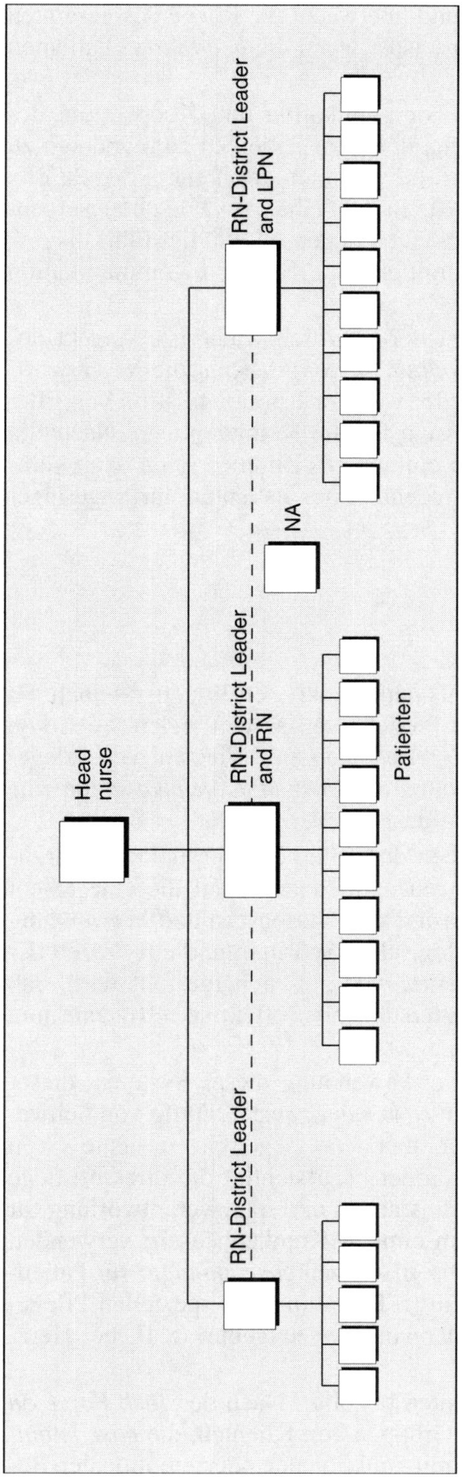

Abb. 3.9: **Organisation des Modular nursing**

Die *head nurse* koordiniert den Arbeitsplan und überwacht die Pflege des gesamten Bereiches. Die Kontinuität der Pflege wird gewährleistet, wenn die *head nurse* Patienten zuteilt.

Vorteile des *modular nursing* sind bessere Kommunikation und Kooperation des Personals und weniger Zeit, die benötigt wird, um von einem Patienten zum anderen zu gelangen. Außerdem ist dieses System einfacher für weniger erfahrene Pflegekräfte, denn sie haben zur Unterstützung andere Pflegekräfte in der Nähe. Aus Forschungsergebnissen ergibt sich, daß das *modular nursing* zu größerer Pflegeproduktivität führt als *primary* oder *team nursing*, weil mehr Zeit auf die unmittelbare Pflege und Kommunikation verwendet werden kann (Shukla, 1982).

Der größte Nachteil des *modular nursing* ist der beruflich wichtigste Aspekt des *primary nursing*: die Verantwortlichkeit. Beim *modular nursing* besteht die Verantwortlichkeit nur 8 Stunden anstatt 24 Stunden, und es gibt weniger Kommunikation von Pflegekraft zu Pflegekraft und Verantwortungsbewußtsein für die Krankenpflege. Nachteile entstehen auch bei einem Umzug des Patienten in ein anderes Zimmer, denn dann kümmern sich neue Pflegekräfte um ihn, und die Zufriedenheit des Patienten dürfte geringer werden.

3.4.6 Case management

Das *Case management* (‚Fall'-Management) gilt als neueste Art von Pflegesystemen. Es ist jedoch ein komplexer, häufig mißverstandener Prozeß, weil es von vielen Arten von Dienstleistungsanbietern verwendet wird, und so gibt es auch eine Vielzahl von Pflege-Management Modellen. In den Vereinigten Staaten hat das *Case management* schon eine lange Geschichte, aber erst im letzten Jahrzehnt wurde es wieder populär.

Alle Arten des *Case managements* haben einen doppelten Schwerpunkt: 1) Bereitstellung von Dienstleistungen, Pflege, Behandlungen und Chancen, auf die eine Klient Anspruch hat und 2) Verantwortlichkeit für die Kosten von Ressourcen und Verwendung von Mitteln. *Case management* ist „ein Satz von logischen Schritten und ein Prozeß der Interaktion innerhalb eines Dienstleistungsnetzwerks, wodurch sichergestellt wird, daß ein Kunde benötigte Dienstleistungen auf eine unterstützende, effektive, effiziente und kostengünstige Weise erhält" (Weil & Karls, 1985, S. 2).

Im *nursing case management* geht es um die Anwendung dieses Systems (dieser Organisation) durch die Pflegekräfte. Früher wurde *case management* häufig von Schwestern im öffentlichen Gesundheitswesen praktiziert, aber – im Gegensatz zu heute – von ihnen nicht so genannt. Die Pflegekraft liefert und/oder beaufsichtigt die direkte Pflege einer Gruppe von Patienten, koordiniert die Dienstleistungen und trägt Verantwortung für die Kosten. Heute wird *case management* auch in einigen Krankenhäusern verwendet. *Nursing* (Pflege) *case manager* in den Krankenhäusern können *case manager* für Patienten z. B. nach geographischen Gesichtspunkten sein (z. B. die in einer speziellen Pflegeeinheit) oder abhängig von der Dienstleistung oder vom Spezialgebiet (z. B. bei Herztransplantationen).

Case management wird nicht von allen Klienten benötigt. Nach der *Task Force on Case Management in Nursing* (1988) gibt es drei Gruppen von Klienten, die *case management* brauchen: chronisch behinderte Klienten mit funktionaler oder emotionaler Beeinträchtigung; Klienten mit kostenintensiven, langfristigen, medizinisch komplexen Bedürfnissen; und Klienten, die durch eine akute Krankheit schwer geschädigt sind oder durch eine akute Verschlechterung einer chronischen Krankheit. Diese drei Klientengruppen erhalten Pflege in verschiedenen Bereichen, in denen leitende Pflegekräfte beschäftigt sind.

In Abbildung 3.10 wird *case management* im Pflegebereich dargestellt. *Case manager* und der/die Klient/in bilden das Zentrum, und alle Dienstleistungen einschließlich der Pflege, die die/der Klient/in benötigt, umgeben dieses Zentrum. Die/der *case manager* kann die direkte Pflege selbst übernehmen oder an andere delegieren; ihre/seine Rolle ist die Koordination der Dienstleistungen für Qualität und kostengünstige Pflege. Die/der *nursing case manager* untersteht direkt dem Arbeitgeber, der ein „Drittzahler" sein kann, oder im Krankenhaus ein/e Pflegemanager/in, eine *head nurse* oder ein Arzt, der eine Spezialabteilung leitet.

Als Koordinator/in der kompletten Bandbreite der Dienstleistungen, die ein/e Klient/in benötigen kann, hat die/der *nursing case manager* viele Funktionen. Dazu gehören *Case Finding*, Aufnahme, Beurteilung, direkte Pflege, Engagement, Überwachen, Kosteneindämmung und Beendigung (Brault & Kissinger, 1991). Die Autorität der/des *nursing case manager* kann sich über alle Bereiche einer Einrichtung ausdehnen. Kaum Übereinstimmung gibt es über den Grad der notwendigen Ausbildung für Pflegekräfte, die als *case manager* arbeiten wollen, aber Erfahrung ist ein wesentlicher Faktor (Schroer, 1991).

Der Hauptvorteil des *nursing case managements* als Pflegesystem liegt darin, daß die Klienten mehr Dienstleistungen erhalten, und weniger unerfüllte Bedürfnisse haben. Darüber hinaus können die Institutionen ihr Kostenniveau stabilisieren oder sogar senken, da die Mittel besser ausgenutzt werden. Bei einigen Klienten kann vielleicht aufgrund von sorgfältigem *nursing case management* die Selbst-vorsorge *(self-care)* erhöht und damit eine lange Krankheitsdauer vermieden werden. Für die Pflegekräfte liegt der Vorteil in größerer persönlicher Zufriedenheit aufgrund der größeren Autonomie, die *case management* ermöglicht.

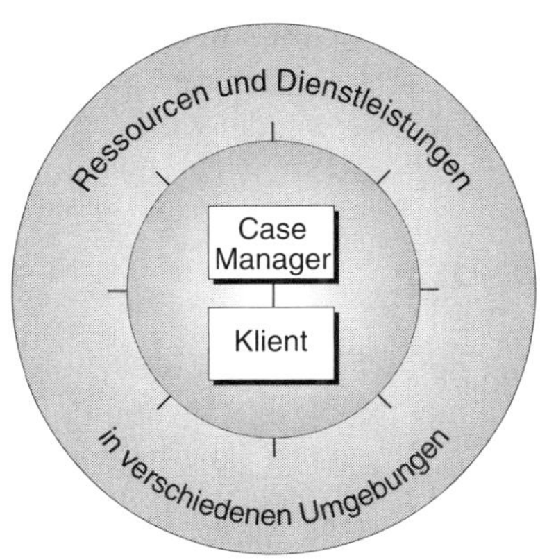

Abb. 3.10: **Organisation des Case management**

Der größte Nachteil des *case management* und *nursing case management* liegt vielleicht in der geringen Klarheit, was es bedeutet. Es gibt so viele Modelle und Ansätze, daß Einzelpersonen und Institutionen unsicher werden, welche Form sie haben und welche sie benutzen sollen. Außerdem gibt es bisher nur wenige Studien über die Ergebnisse des *case management*, was ebenfalls ungünstig ist.

Ein möglicher Nachteil des *nursing case management* könnte auch die Duplizierung von Dienstleistungen sein und eventuelle „Grabenkämpfe", wenn andere Anbieter, wie z. B. Sozialarbeiter glauben, daß es ihre Aufgabe sei, einige Dienstleistungen zu erbringen, die vom *nursing case manager* erfüllt werden. Jedoch könnte das *nursing case management* auch zur Schaffung neuer Dienstleistungen führen, die bisher unerfüllte Bedürfnisse befriedigen.

3.4.7 Pflegesysteme in der Realität

Jedes der Pflegesysteme hat Vor- und Nachteile. Die leitende Pflegekraft muß sich dessen bewußt und in der Lage sein, das System zu wählen, in dem sie/er sich am wohlsten fühlt. Viele Krankenschwestern und Pfleger sind der Meinung, daß das funktionelle System nicht mehr existiert, aber eine Studie der *American Hospital Association* (1991) bei mehr als 2000 Krankenhäusern in den USA ergab, daß 4,9 % der Patienten in diesen Häusern nach der funktionalen Methode gepflegt wurden. Die Mehrheit der Patienten (39,9 %) wurde nach der Gruppenpflege *(team nursing)* versorgt, 14,4 % erhielten *primary nursing*, 10,5 % *modular nursing*, und bei 2,4 % wurde *case management* angewendet.

Leider entspricht die Realität nicht immer dem Ideal. So gibt es heute viele Variationen der Pflegesysteme in Krankenhäusern, Pflegeheimen und anderen Gesundheitseinrichtungen. In der o. g. Studie wurden 27,6 % der Patienten nach anderen Pflegesystemen/Methoden gepflegt, die meisten durch die *„total patient care"* (ganzheitliche Patientenversorgung), offensichtlich eine Variation des *primary nursing*.

Die leitende Pflegekraft muß Abweichungen aufmerksam beobachten. Nur weil eine Institution oder eine Pflegekraft innerhalb der Institution sagt, daß man bei ihnen *primary nursing* praktiziert, bedeutet das noch nicht, daß es sich um das gleiche System handelt, das von Manthey et al. (1970) erfunden wurde, oder das die Pflegekraft an anderem Ort erlernt oder ausgeübt hat. Wenn eine leitende Pflegekraft in einem bestimmten Pflegesystem arbeiten will, dann kann sie frustriert oder unglücklich werden, wenn sie herausfindet, daß ein anderes System verwendet wird.

3.5 Zusammenfassung

Verschiedene Organisationstheorien wurden vorgestellt, um der leitenden Pflegekraft zu helfen, den Standort der Pflege innerhalb einer Institution zu bestimmen sowie die Stellung der individuellen leitenden Pflegekraft innerhalb eines gegebenen Pflegesystems. Die Pflegeorganisationen verändern sich heute sehr schnell. Eine sorgfältige Einschätzung und Kenntnis der Organisationsform und des Pflegesystems der Insitution, in der die Pflegekraft eine Anstellung sucht, kann ihr dazu verhelfen, Arbeitszufriedenheit im Beruf zu finden und zu erhalten.

Aufgaben

1. Besorgen Sie sich das Organigramm einer Gesundheitseinrichtung. Ist sie zentralistisch oder dezentral? Wo steht die Pflege?
2. Entwerfen Sie für sich eine Stellenbeschreibung als professionelle Pflegekraft.
3. Erklären Sie, worin sich die Pflege in den fünf verschiedenen Pflegesystemen für die Pflegekraft, die Klienten und die Familie unterscheidet.
4. Vergleichen Sie die Durchführung des Pflegesystems in der Einrichtung, in der Sie beschäftigt sind, mit der Art, wie es ursprünglich gedacht war (wie hier im Kapitel beschrieben). Welche Unterschiede stellen Sie fest? Wird das Pflegesystem dadurch effizienter oder effektiver?

Literatur

American Hospital Association. (1991). *Report of the 1991 Hospital Nursing Personnel Survey.* Chicago: The Association.

Barnard, C. I. (1938). *The functions of the executive.* Cambridge, MA: Harvard University Press.

Betz, M. & O' Connell, L. (1987). Primary nursing: Panacea or problem? *Nursing and Health Care*, 8, 457–460.

Brault, G. L. & Kissinger, L. D. (1991). Case management: Ambiguous at best. *Journal of Pediatric Health Care, 5*(4), 179–183.

Bullough, V. L. & Bullough, B. (1969). *The emergence of modern nursing.* New York: Macmillan.

Davis, K. & Newstrom, J. W. (1989). *Human behavior at work: Organizational behavior* (8th ed.). New York: McGraw-Hill.

Davis, R. C. (1951). *The fundamentals of top management.* New York: Harper. Donnelly, L. J. (1986). A new look at (of all things) team nursing care. *Nursing Management, 17*(9), 59.

Fayol, H. (1949). *General and industrial management.* London: Pitman (Translated from the French edition, 1916.)

Holmes, S. W. (1987). Managing the stress of primary nursing. *Nursing Management, 18*(3), 62–66.

Jucius, M. J., Deitzer, B. A. & Schlender, W. E. (1973). *Elements of managerial action* (3rd ed.). Homewood, IL: Irwin.

Katz, D. & Kahn, R. L. (1978). *The social psychology of organizations* (2nd ed.).

New York: John Wiley & Sons.

Lambertson, E. (1953). *Nursing team organization and functioning.* New York: Teacher's College, Columbia University.

Lippitt, G. L. (1973). Hospital organization in the post-industrial society. *Hospital Progress, 54*(6), 55–64.

Magargal, P. (1987). Modular nursing: Nurses rediscover nursing. *Nursing management, 18*(11), 98 – 104.

Manthey, M., Ciske, K., Robertson, P. & Harris, I. (1970). Primary nursing: A return to the concept of „my nurse“ and „my patient,“ *Nursing Forum*, 9, 65 – 83.

Marram, G., Flynn, K., Abaravich, W. & Carey, S. (1976). *Cost-effectiveness of primary and team nursing*. Wakefield, MA: Contemporary Publishing.

McClelland, M. R., Kolesar, M. J. & Bailey, M. A. (1987). From team to primary nursing. *Nursing Management, 18*(10), 69 – 71.

Mileur, G. & Luciano, K. (1987). Primary nursing revised. *Nursing Management, 18*(10), 67 – 68.

Przestrzelski, D. (1987). Decentralization: Are nurses satisfied? *Journal of Nursing Administration, 17*(11), 23 – 28.

Roethlisberger, F. J. & Dickson, W. J. (1939). *Management and the worker.* Cambridge, MA: Harvard University Press.

Rogers, E. M. & Agarwala-Rogers, R. (1976). *Communication in organizations.* New York: Free Press.

Ross, J. E. & Murdick, R. G. (1978). People, productivity, and organizational structure. In P. E. Connor (Ed.), *Dimensions in modern management* (2nd ed.) (S. 191 – 200). Boston: Houghton Mifflin.

Ryan, J. E. (1980). Better style for change: Matrix management. *Hospitals, 54*(22), 105 – 108.

Schein, E. H. (1980). *Organizational psychology* (3rd ed.). Englewood Cliffs, NJ: Prentice-Hall.

Schroer, K. (1991). Case management: Clinical nurse specialist and nurse practitioner, converging roles. *Clinical Nurse Specialist, 5*(4), 189 – 194.

Scott, W. G., Mitchell, T. R. & Birnbaum, P. H. (1981). *Organization theory: A structural and behavioral analysis* (4th ed.). Homewood, IL: Irwin.

Shukla, R. K. (1982). Nursing care structures and productivity. *Hospital and Health Services Administration, 27*(6), 45 – 58.

Task Force on Case Management in Nursing (Eds.). (1988). *Nursing case management.* Kansas City, MO: American Nurses' Association.

Taylor, F. W. (1911). *Shop management*. New York: Harper.

Weil, M. & Karls, J. M. (1985). Historical origins and recent developments. In M. Weil, J. M. Karls & associates (Eds.), *Case management in human service practice* (S. 1 – 28). San Franzisco: Jossey-Bass.

Woodward, J. (1980). *Industrial organization: Theory and practice* (2nd ed.). New York: Oxford University Press.

Weiterführende Literatur

Alidina, S. & Funke-Furber, J. (1988). First line managers: Optimizing the span of control. *Journal of Nursing Administration, 18*(5), 34 – 39.

Anderson, C. L. & Hughes, E. (1993). Implementing modular nursing in a long-term care facility. *Journal of Nursing Administration, 23*(6), 29 – 35.

Bennett, M. K. & Hylton, J. P. (1990). Modular nursing: Partners in professional practice. *Nursing Management, 21*(3), 20 – 24.

Cohen, E. L. & Cesta, T. G. (1993). *Nursing case management: From concept to evaluation.* St. Louis: Mosby.

Daeffler, R. J. (1975). Patient's perception of care under team and primary nursing. *Journal of Nursing Administration, 5*(3), 20 – 26.

del Bueno, D. J. (1986). Organizational culture: How important is it? *Journal of Nursing Administration, 16*(10), 15 – 20.

Dowling, W. F. (Ed.). (1975). *Organizational dynamics: Making leaders more effective*. New York: AMACOM.

Feldman, H. R. (1985). The organization game. *Nursing Management, 16*(9), 47 – 49.

Gardner, K. G. & Tilbury, M. (1991). A longitudinal cost analysis of primary and team nursing. *Nursing Economic$, 9*(2), 97 – 104.

Hall, R. H. (1991). *Organizations: Structures processes, and outcomes* (5th ed.). Englewood Cliffs, NJ: Prentice-Hall.

Harrison, E. F. (1974). *Management and organizations*. Boston: Houghton Mifflin.

Hein, E. C. & Nicholson, M. J. (1990). Assessing organizational structure. In E. C. Hein & M. J. Nicholson (Eds.). *Contemporary leadership behavior: Selected readings* (3rd ed.) (S. 363 – 372). Boston: Little, Brown.

Hyams-Franklin, E. M., Rowe-Gilliespie, P., Harper, A. & Johnson, V. (1993). Primary team nursing: The 90s model. *Nursing Management, 24*(6), 50 – 52.

Longest, B. B., Jr. (1975). Institutional politics. *Journal of Nursing Administration*, 5(3), 38 – 41.

March, J. G. & Simon, H. A. (1958). *Organizations*. New York: John Wiley & Sons.

Mark, B. A. (1992). Characteristics of nursing practice models. *Journal of Nursing Administration, 22*(11), 57 – 63.

Olivas, G. S., Del Togno-Armanasco, V., Erickson, J. R. & Harter, S. (1989). Case management: A bottom-line care delivery model. Part I: The concept. *Journal of Nursing Administration, 19*(11), 16 – 20.

O'Malley, J., Loveridge, C. E. & Cummings, S. H. (1989). The new nursing organization. *Nursing Management, 20*(2), 29 – 32.

Pabst, M. K. (1993). Span of control on nursing impatient units. *Nursing Economics, 11*(2), 87 – 90.

Parker, M., Quinn, J., Viehl, M., McKinley, A., Polich, C. L., Detzner, D. F., Hartwell, S. & Korn, K. (1990). Case management in rural areas: Definition, clients, financing, staffing and service delivery issues. *Nursing Economic$, 8*(2), 103 – 109.

Poulin, M. A. (1985). *Configurations of nursing practice*. Kansas City, MO: American Nurses' Association.

Pyke, J., Clark, S. & Walters, J. (1991). Case management. *Canadian Nurse*, 87(1), 22 – 25.

Ritter, J., Fralic, M. F., Tonges, M. C. & McCormac, M. (1992). Redesigning nursing Practice. A case management model for critical care. *Nursing Clinics of North America, 27*(1), 119 – 128.

Sherman, R. O. (1990). Team nursing revisited. *Journal of Nursing Administration, 20*(11), 43 – 46.

Tannenbaum, A. S. (1968). *Control in organizations*. New York: McGraw-Hill.

Twardon, C. A. & Gartner, M. B. (1991). Empowering nurses: Patient satisfaction with primary nursing in home health. *Journal of Nursing Administration, 21*(11), 39 – 43.

van Servellen, G. M. (1981). Primary nursing: Variations in practice. *Journal of Nursing Administration, 11*(9), 40 – 46.

Wadas, T. M. (1993). Case management and caring behavior. *Nursing Management*, 24(9), 40 – 42.

Wellington, M. (1986). Decentralization: How it affects nurses. *Nursing Outlook*, 34, 36 – 39.

Williams, R. (1992). Nurse case management: Working with the community. *Nursing Management, 23*(12), 33 – 34.

Zander, K. (1985). Second generation primary nursing. *Journal of Nursing Administration, 15*(3), 18 – 24.

Literatur [dt.]

Neuberger, Oswald (1990). Führen und geführt werden. Enke Verlag Stuttgart. 3. Auflage

Rosenstiel, Lutz von (1992). Grundlagen der Organisationspsychologie. Schäffer-Poeschel Verlag Stuttgart. 3. Auflage

Korndörfer, Wolfgang (1990). Unternehmensführungslehre. Gabler Verlag Wiesbaden. 7. völlig überarb. und erw. Auflage

Bestmann, Uwe (Hrsg.) (1992). Kompendium der Betriebswirtschaftslehre. R. Oldenbourg Verlag München Wien 1992. 6. Auflage

4 Führungstheorien und Führungsstile

Lernziele

Nach der Lektüre dieses Kapitels sollte die Leserin/der Leser folgende Lernziele erreicht haben:

- Vergleich und Gegenüberstellung ausgewählter Führungstheorien.
- Beschreibung von Führungsstilen anhand eines Kontinuums für Führungsverhalten.

Die leitende Pflegekraft muß verschiedene Führungstheorien und Führungsstile kennen, damit sie diese auswählen und verwenden kann, die für die Arbeit in ihrer Umgebung am sinnvollsten sind. In diesem Kapitel werden Führungstheorien analysiert und mehrere Führungsstile unterschieden. Im 5. Kapitel werden Theorien und Stile auf die gegenwärtige Pflegepraxis bezogen.

4.1 Definitionen von Theorie und Stil

Verschiedene Autoren verwenden die Begriffe Theorie und Stil synonym, wenn sie über Führung schreiben, oder sie behaupten, daß der Führungsstil eine Führungstheorie einschließt. Theorie und Stil unterscheiden sich jedoch. Vor der genauen Betrachtung der verschiedenen Führungstheorien und -stile werden zuerst die Bezeichnungen Theorie und Stil definiert.

Von Natur aus ist eine Theorie komplex und verfügt daher über viele Definitionen. Theorie kann als allgemeingültiges Prinzip oder Erklärung definiert werden. Sie wird häufig als wissenschaftlich begründetes allgemeines Prinzip verstanden, das hinter der Praxis steht, oder sie soll beobachtbare Phänomene erklären.

Am wichtigsten ist wohl, daß die Theorie eine Darstellung der tatsächlich existierenden Realität ist. In den Aussagen einer Theorie vertreten Abstraktionen Phänomene der „realen Welt". Indem die Verbindung zwischen verschiedenen Aussagen spezifiziert wird, kann eine Theorie Handlungen erklären und vorhersagen.

Es gibt vier Stufen bei Theorien oder der Theorienbildung. Bei der ersten Stufe geht es um Benennung oder Definition, und sie wird *Faktoren-Isolierung* genannt. Darauf folgt die zweite Stufe, die *Faktoren-Relation (Faktoren-Beziehung)*, wodurch die Verbindung zwischen Variablen gezeigt werden soll. Die dritte Stufe ist prediktiv (vorhersagend), indem die benutzten Parameter, der Zeitpunkt oder die Richtung in einer Situation spezifiziert werden. Diese Stufe wird *situationsbezogen* genannt und ist eng mit den tatsächlich existierenden Phänomenen verbunden. Die normative (vorschreibende) oder *situationserzeugende* Stufe ist die vierte. Auf der vierten Stufe liefern die theoretischen Aussagen der vorhergehenden drei Stufen einen Rahmen für die gewünschte Situation. Die Benennung der vierten Stufe als „situationserzeugend" betont die Tatsache, daß das, was die Praktiker in der Realität tun, tatsächlich die Praxis gestaltet und bestimmt (Dikkoff & James, 1975).*

Theorien dienen dann dazu, die Art der ausgeübten Aktivität zu spezifizieren. Theorie ist die Darstellung der miteinander verbundenen Faktoren, die die Handlung definieren, vorhersagen und vorschreiben. Im Gegensatz dazu bezieht sich Stil auf die Durchführung einer Handlung; er verkörpert eine Handlungsweise oder Methode, in einer bestimmten Situation zu agieren. Durch den Stil erhält die Führungskraft Alternativen für die Anwendung einer Führungstheorie.

Im letzten Jahrhundert gab es viele Definitionen von Führung. Die Entwicklung der Führungstheorien folgte dem Muster der vier Stufen der Theorienbildung. Zuerst waren die Theorien einfach, d. h., nur der Führer und seine Pflichten wurden genannt, und dann betrachtete man die Unterschiede bei den Führungspersonen und den Geführten, um diese Variablen noch weiter zu isolieren und zueinander in Beziehung zu setzen. Später entstand die Idee einer *Situation* oder eines *Kontextes* für Führung. Verschiedene Funktionen oder Verhaltensweisen der Führungsperson wurden beschrieben, und man untersuchte die Motivation für das Führungsverhalten. Gleichzeitig entstand das Konzept des Stils, wodurch die Führungskraft eine Auswahl von Methoden erhielt, mit denen sie ein bestimmtes Verhalten zeigen konnte. Schließlich erhielt die Führungskraft durch eine Analyse der Variablen die Möglichkeit, die Effektivität von alternativen Vorgehensweisen vorauszusagen. Die gegenwärtige und zukünftige Herausforderung bei der Entwicklung von Führungstheorien liegt in der vierten Stufe, der „situationserzeugenden", d. h., die Führungstheorie auf der präskriptiven Stufe noch zu verfeinern und auszuweiten.

* Weiteres über die Theorie der Theorien können Sie in J. Dickoff, P. James und E. Wiedenbach, Theory in a practice discipline, nachlesen. *Nursing Research,* 1968, *17*, 415–435.

4.2 Führungstheorien

4.2.1 Theorien der Stufe I

Die „Great Man Theory“

Die aristotelische Philosophie geht davon aus, daß manche Menschen dazu geboren sind, zu führen, und andere dazu, geführt zu werden. Die erste überlieferte Führungstheorie, die „Theorie des großen Mannes“, basierte auf dieser Philosophie.

Angesichts von Monarchien, die sich seit Jahrhunderten in Europa behaupten, ist es nicht überraschend, daß diese Theorie behauptet, daß Menschen als Führungspersönlichkeiten geboren werden und Führungsqualitäten vererbt werden können. Nach der „Theorie des großen Mannes“ wurde vom Thronfolger erwartet, daß er über die nötigen Fähigkeiten zum Herrschen verfügte. Als Sohn eines Königs wurden ihm diese Fähigkeiten sozusagen in die Wiege gelegt. Dies führte zur Akzeptanz der Verwandtenehe innerhalb der herrschenden Klasse, in der Hoffnung, daß man eine überlegene Klasse schaffen würde (Stogdill, 1974).

Der positive Aspekt an dieser Theorie war die Anerkennung des führenden Herrschers. Solange es einen Thronfolger gab, der die Verantwortung seines Vorgängers übernahm, gab es keine Kontroversen.

Negativ war, daß nicht alle, die Herrscher waren, die nötigen Fähigkeiten dazu hatten. Bevor diese Theorie an Glaubwürdigkeit verlor, entstand die Eigenschafts-Theorie, die auf den Annahmen der „Great Man Theory“ basiert.

Die Eigenschafts-Theorie

Die zweite anerkannte Führungstheorie ist die Eigenschafts-Theorie. Hier wird versucht, durch Untersuchung der Persönlichkeit der Führungsperson herauszufinden, welche Eigenschaften eine erfolgreiche Führungsperson besitzt. Da man davon ausging, daß Führer über besondere Qualitäten verfügten, die sie anderen gegenüber überlegen machten, wollten die Theoretiker diese Qualitäten identifizieren.

Man führte Qualitäten auf, von denen angenommen wurde, daß sie einen erfolgreichen Führer ausmachen. Die erblichen Hintergründe berühmter Führungsgestalten wurden untersucht, um so Listen mit Eigenschaften erstellen zu können. Die Anhänger dieser Theorie hofften, daß, wenn die entsprechenden Qualitäten identifiziert wurden, eine potentielle Führungskraft diese durch Studium und Erfahrung erlernen konnte.

Obwohl sich zeigte, daß Führungskräfte häufig ihre Untergebenen an Intelligenz, Bildung, Verantwortungsbewußtsein, Teilnahme am gesellschaftlichen Leben und sozioökonomischem Status übertrafen, waren die Ergebnisse der Untersuchungen zweideutig. Einige Führer verfügten über alle beschriebenen Eigenschaften, während andere nur eine oder gar keine von diesen aufwiesen (Stogdill, 1974).

Der positive Aspekt der Theorie war, daß man nun Führungspersonen und ihre Geführten unterscheiden konnte. Die Versuche einer Definition „wer“ eine Führungsperson ist, beeinflußten spätere Forschungen. Ein weiterer Vorteil dieser Theorie lag darin, daß sie die Erlernbarkeit von Führung bestätigte.

Der negative Aspekt der Eigenschafts-Theorie war, daß sie nicht zu einer allgemeingültigen Theorie der Führung führte. Obwohl in vielen Untersuchungen versucht wurde, die Eigenschaften von Führern und Geführten zu differenzieren, berücksichtigte man nicht die Wirkung der beiden Gruppen aufeinander. Ein Bereich der Interaktion oder ein situationsgebundener Kontext fehlten also auch in der Eigenschafts-Theorie. Es gab jedoch einige Studien, aus denen hervorging, daß die von der Führungsperson erwarteten Eigenschaften zum Teil von der Situation bestimmt wurden (Stogdill, 1974).

4.2.2 Theorien der Stufe II

Situationstheorie

Die Situationstheorie entstand in erster Linie als Reaktion auf den Mißerfolg der Eigenschafts-Theorie (Carlisle, 1973). Nach dieser Theorie befand sich die Führungsperson in einer Position, in der sie in der Lage war, Veränderungen einzuführen, wenn eine Situation für Veränderungen bereit ist (Brown, 1936). Führung wurde in Abhängigkeit von der Situation gesehen und letztendlich durch umweltbedingte Faktoren hervorgerufen.

Die Situationstheorie versuchte einen flexiblen Ansatz zu finden, in dem ein Prinzip auf verschiedenen Settings (Schauplätzen) angewendet werden konnte. Das Leitprinzip in dieser Theorie ist die Situation oder das Feld, wodurch die die Handlungen des Führers tatsächlich bestimmt werden. In der Situationstheorie ist die Führung der Prozess, eine Gruppe „in einer besonderen Situation, zu einem bestimmten Zeitpunkt, unter bestimmten Umständen" zu beeinflussen, damit sie ihre Ziele mit Zufriedenheit erreichen kann (Cribben, 1972).

Positiv ist, daß die Situationstheorie eine weitere Variable in dem komplexen Phänomen der Führung erforschte – den Kontext, in dem Führung sich abspielt. Der Haupteinwand gegen die Situationstheorie besteht darin, daß nicht in jeder Krisen- oder Problemsituation eine Führungsperson auftaucht. Ein anderes Problem, das von dieser Theorie nicht gelöst wurde, ist die Einzigartigkeit von Situationen, denn selbst wenn eine Person als Ergebnis einer bestimmten Situation sich als Führungskraft herausstellt, gewährleistet dies noch keine effektive Führung. Darüber hinaus muß jemand, der sich in einer speziellen Situation als Führer zeigt, nicht unbedingt in einer anderen Situation die gleiche Führungsrolle übernehmen, so daß die Theorie dafür wenig richtungsweisend ist. Weil sich nicht aus jeder Situation eine effektive Führungsperson entwickelte, war die Situationstheorie unzulänglich. Es haben dann Weiterentwicklungen der Situationstheorie stattgefunden, um sie zu einer brauchbareren Handlungsbasis für Handlungen zu machen (z. B. Fiedlers Kontingenzmodell und das dreidimensionale Modell der Führungseffektivität von Hersey and Blanchard, die später in diesem Kapitel besprochen werden).

Interaktionstheorie

Wenn weder die Persönlichkeit des Führers noch die Situation die Führung ausmachen, dann ist es vielleicht die Interaktion zwischen diesen beiden Faktoren. Zusätzlich zu den Eigenschaften der Führungsperson und der Situation, in der sie agiert, werden in der Interaktionstheorie auch die Bedürfnisse und Ziele der Geführten als wichtig angesehen.

Interaktion findet statt, wenn das Verhalten einer Person Änderungen im Verhalten einer anderen Person erzeugt. Diese Veränderung wiederum ist eine Reaktion, durch die die erste Person stimuliert wird (Bass, 1960). Der Führer stimuliert die Geführten und die wiederum den Führer. Dieser Zyklus setzt sich fort, und je häufiger die Interaktionen, desto effektiver kann die Gruppe ihr Ziel erreichen.

Nach der Interaktionstheorie birgt die Situation in gewissem Grad das Potential für eine Interaktion. Außerdem wird Führung in Relation zur Situation gesehen. Wie bei der Situationstheorie geht man auch hier zuerst davon aus, daß Führung sich aus einer Problemsituation ergibt. Dann wird durch das Ziel der Gruppe die Führung bestimmt; es handelt sich um einen Prozess gegenseitiger Stimulation, bei dem die Ziele der Gruppe und die Eigenschaften der Führungsperson die Rolle des Führers bestimmen (Gibb, 1947).

Die Interaktionstheorie versucht auch zu zeigen, daß eine Person eher aufgrund ihrer Eigenschaften von den Geführten für die Führungsrolle gewählt wird. Dadurch wird die frühere Annahme der Eigenschafts-Theorie unterstützt. Die Interaktionstheorie ist also eine Kombination der Situations- und der Eigenschafts-Theorie und macht deutlich, daß Führung durch ein System von gegenseitigen Beziehungen (Interrelationen) entsteht.

Der positive Aspekt dieser Theorie besteht darin, daß sowohl die Eigenschafts- als auch die Situationstheorie verwendbar wurden, indem die Eigenschaften der Führungsperson zum Kontext der Gruppe und der Gruppenziele in Beziehung gesetzt wurden. Sie ist ein wichtiger Ansatz bei der Entwicklung einer Führungstheorie, denn eine Situation kann leichter verändert werden als eine Persönlichkeit. Die Interaktionstheorie unterstützt den Gedanken, daß jeder in einer entsprechenden Situation Führer werden kann.

Der einzige negative Aspekt der Interaktionstheorie liegt darin, daß sie keine Ergebnisse vorhersagt oder Handlungen vorschreibt, nach denen sich Führungspersonen in ihrer Rolle richten könnten.

4.3 Führungsstile

Der Führungsstil eines Vorgesetzten hängt von drei Kräften ab. Diese Kräfte bestimmen den Grad der Kontrolle, die eine Führungsperson im Umgang mit den Gruppenmitgliedern ausübt. Sie finden sich 1) im Führer, 2) innerhalb der Gruppenmitglieder und 3) in der Situation (Tannenbaum, Weschler, & Massarik, 1961).

Die inneren Kräfte der Führungsperson beinhalten ihr Wertesystem, den Grad des Vertrauens zu den Gruppenmitgliedern, den Grad der Zufriedenheit mit der Führungsrolle und das Gefühl der Sicherheit in unsicheren Situationen. Das Wertesystem der Führungsperson bestimmt, wie sehr sie sich an Personen oder Aufgaben orientiert. Diese Werte bieten auch ein Prioritätensystem oder einen Rahmen, der es dem Vorgesetzten gestattet, volle Verantwortung zu übernehmen oder diese auf die Gruppenmitglieder zu übertragen.

Das Vertrauen in die Gruppenmitglieder hängt davon ab, wieviel Zutrauen man im Laufe der Zeit zu den Gruppenmitgliedern gefaßt hat. Führungskräfte, die ihren Gruppenmitgliedern vertrauen, berücksichtigen das Wissen und die Kompetenz der Mitglieder bei der Lösung von Aufgaben oder Problemen, und sie sind eher gewillt, Entscheidungsprozesse mit der Gruppe gemeinsam zu bewältigen.

Einige Führungskräfte suchen aktiv die Kontrolle, während andere sich mit der Gesamtverantwortung unwohl fühlen. Der Vorgesetzte, der sich in der Gruppe und in seiner Führungsrolle wohlfühlt, kann, wenn nötig, Kontrolle ausüben und, wann immer möglich, die Verantwortung mit der Gruppe teilen. Die Ambiguitätstoleranz – die Fähigkeit, sich in unsicheren Situationen sicher zu fühlen – ist ebenfalls ein wichtiges Merkmal für den Führungsstil, den sich die Führungsperson aussucht (Tannenbaum et al., 1961).

Die Kräfte innerhalb der Gruppenmitglieder beeinflussen die Wahl des Führungsstils, den die Führungskraft ausübt, indem die Erwartungen der Mitglieder an den Vorgesetzten deutlich werden. Die Führungskraft erlaubt den Mitgliedern unter bestimmten Bedingungen mehr Freiheit, und weniger, wenn eben diese Bedingungen fehlen (Tannenbaum et al., 1961).

Das Vorhandensein der folgenden Bedingungen ermutigt die Führungsperson, Freiheit zu gewähren: Die Gruppenmitglieder 1) benötigen Unabhängigkeit, 2) sind bereit, Verantwortung zu übernehmen, 3) zeigen Ambiguitätstoleranz, 4) engagieren sich für ein gemeinsames Ziel, 5) sind an der Gruppenaufgabe interessiert, 6) haben die zur Erledigung der Gruppenaufgabe nötigen Fähigkeiten, und 7) erwarten die Mitwirkung an Entscheidungsprozessen (Tannenbaum et al., 1961). Fehlen diese Bedingungen, behält die Führungsperson normalerweise die vollständige Kontrolle. Bei Vorhandensein der o. g. Bedingungen kann der Vorgesetzte einen Teil der Kontrolle auf die Gruppenmitglieder übertragen. Dadurch werden die Erwartungen der Gruppenmitglieder erfüllt, und Kohäsion und Produktivität der Gruppe werden erhöht (Stogdill, 1974).

Der Freiheitsspielraum, der den Mitgliedern gewährt wird und die Kontrollmöglichkeiten, die die Führungskraft erhält, werden ebenfalls von Kräften innerhalb der Situation bestimmt. Die Traditionen und Werte der Organisation, in denen Führer und Mitglieder interagieren, sind ungeschriebene Richtlinien. Die Größe der Organisation und ihre Struktur bestimmen den Grad der Interaktion zwischen den Mitgliedern und der Führungsperson. Das Vertrauen, das die Mitglieder zueinander haben, und die Dauer der Bindungen beeinflussen ebenfalls die Kooperation innerhalb der Gruppe. Da die Zusammenarbeit wesentlich für die Effektivität der Gruppe ist, regt eine vorausgegangene gute Erfahrung mit der Gruppe zur Übernahme neuer Herausforderungen an (Tannenbaum et al., 1961).

Die Aufgabe oder das Problem, dem die Führungskraft gegenübersteht, bestimmt, ob sie in der Lage ist, Entscheidungen auf die Gruppe zu übertragen. Auch durch Zeitdruck wird der Vorgesetzte eingeschränkt. Eine Gruppe braucht länger als eine Person, um nach Analyse möglicher Lösungen zu einem Konsens zu kommen. Mit mehr Zeit kann mehr Einsatz (input) von der Gruppe gefordert werden. Diese Kräfte innerhalb einer Situation bestimmen die Flexibilität, mit der die Führungskraft die Kontrolle behält oder weitergibt (Tannenbaum et al., 1961).

Stil bezieht sich auf das Ausmaß der Kontrolle über die Untergebenen oder die ihnen eingeräumte Freiheit. Die drei anerkannten Führungsstile sind der *autokratische (autoritäre)*, der *demokratische* und der *laissez-faire-Stil*. Stil kann eine als Reihe von Möglichkeiten auf einem Kontinuum begriffen werden. Die maximale Kontrolle für die Führungskraft mit minimaler Freiheit für die Gruppenmitglieder ist der autokratische Führungsstil. Maximale Freiheit für die Gruppenmitglieder mit minimaler Kontrolle durch die Vorgesetzten kennzeichnet den laissez-faire-Stil. Zwischen beiden befindet sich der demokratische Führungsstil, bei dem der Grad von Kontrolle und Freiheit variiert (Tannenbaum et al., 1961).

Eine frühe Forschungsarbeit (Lewin, Lippitt, & White, 1939) in denen die drei verschiedenen Führungsstile miteinander verglichen wurden, beschrieb das Verhalten der Vorgesetzten bei jedem Führungsstil. Der *autokratische* Führer zeigte ein konsistentes Verhaltensmuster: zunächst bestimmte er die Verfahrensweisen für die Gruppenmitglieder und dann die Einzelheiten zur Zielerreichung. Die Methoden wurden nur Schritt für Schritt mitgeteilt; der Führende allein hatte den vollen Überblick. Die Führungsperson gab beides, sowohl die Handlungen als auch die Interaktionen, die zugelassen waren, genau an. Die Mitglieder erhielten ihr Feedback in Form von persönlichem Lob oder Kritik.

Die *demokratische* Führungsperson ermutigte die Gruppenmitglieder, ihre Verfahrensweisen selbst zu bestimmen. Der Vorgesetzte, der diesen Führungsstil einsetzte, gab den Mitgliedern einen Überblick über die Aufgabe und erklärte alle Schritte für die Erreichung des Zieles, bevor die Gruppe mit der Arbeit begann. Die Gruppenmitglieder erhielten auch die Freiheit, Handlungen und Interaktionen auszuwählen, die die Arbeit erleichtern konnten. Das Feedback über die Arbeit erfolgte auf eine sachliche und objektive Art.

Der Führer, der den *laissez-faire*-Stil anwandte, gab den Gruppenmitgliedern völlige Freiheit. Die Mittel für die Arbeit wurden bereitgestellt, aber die Teilnahme der Führungskraft beschränkte sich auf die Beantwortung von gestellten Fragen. Diese Führungsperson gab nur ein Feedback, wenn sie darum gebeten wurde.

Diese Forschungsarbeit und zahlreiche andere Untersuchungen führten zu folgenden Schlüssen: 1) Gruppenmitglieder mit autokratischen Führern wurden immer unterwürfiger und verlangten Aufmerksamkeit und Anerkennung vom Führer; 2) Mitglieder aus demokratisch geführten Gruppen zeigten weniger Spannungen und Feindseligkeiten (und hielten mehr zusammen) als autokratisch geführte Gruppen; und 3) demokratisch und autokratisch geführte Gruppen wiesen ungefähr die gleiche Produktivität auf, während im Vergleich dazu, die Gruppen mit der laissez-faire-Führung, geringere Produktivität, Zufriedenheit und Zusammenhalt zeigten (Stogdill, 1974).

4.3.1 Andere Führungsstile

Die drei oben besprochenen Führungsstile können weiter differenziert werden. Einige Autoren schlagen auf dem Kontinuum möglicher Verhaltensweisen noch Untergruppen vor. Der autokratische Stil wurde auch autoritär, restriktiv und direktiv genannt. Übereinstimmung herrscht darüber, daß der autokratische Führer eine Zentralstellung hat, die ihm ermöglicht, jegliche Information zu kontrollieren. Manche sehen den autokratischen Führer als *paternalistische* Figur mit der Einstellung „Vater weiß es am besten". Dieser Führungstyp steht mit den Mitgliedern der Gruppe in einem persönlichen Verhältnis und gibt den Mitgliedern, die ihre Weisungen erfüllen, Sicherheit und persönliche Vorzüge (Owens, 1976).

Autokratische Führer wurden auch Organisationsmenschen genannt, die Abstand zu den Mitgliedern haben und in einseitiger Kommunikation der Gruppe mitteilen, was diese zu tun hat. Sie können auch *Bürokraten* genannt werden, denn ihr Bemühen um die Aufrechterhaltung der Organisation übersteigt ihr Interesse für die individuellen Mitarbeiter (O'Donovan, 1975).

Eine andere Variation des autokratischen Stiles ist der *reife Autokrat.* Dieser möchte Kontrolle ausüben, aber die Gruppe soll gleichzeitig spüren, daß sie gebraucht wird. Häufig besitzt er eine gute Ausbildung und Überzeugungskraft, glaubt fest an seine Ideen und fordert manchmal auch zu Fragen auf (O'Donovan, 1975). Der reife Autokrat ist auch als *Diplomat* bekannt, der den Gruppenmitgliedern innerhalb strikter Grenzen Freiheiten erlaubt. Diese Führungsperson achtet zwar darauf, daß ihre Entscheidungen befolgt werden, aber sie läßt Mitwirkung zu, so daß die Gruppe glaubt, daß ihre Bedürfnisse erfüllt werden (Owens, 1976).

Der demokratische Stil wurde auch *partizipativ* und *egalitär* genannt. Im Mittelpunkt der Aktivitäten bei diesem Stil steht die Gruppe. Sowohl die Aufgabe der Gruppe als auch die einzelnen Mitglieder sind für den demokratischen Führer wichtig. Während Entscheidungsprozesse ablaufen, fungiert diese Führungsperson oft auch als Gruppenmitglied. Die Führungskraft könnte eine vorläufige Entscheidung treffen und sie mit der Gruppe ausprobieren oder das Problem darstellen, alle Informationen und Alternativen, die die Gruppe vorschlägt, anhören und danach die Entscheidung treffen. In beiden Fällen kann die Gruppe beteiligt sein, während die Führung noch die Kontrolle über das endgültige Ergebnis hat (Tannenbaum et al., 1961). Dies ist partizipativ, aber nicht egalitär.

Die *kooperative* demokratische Führungsperson erlaubt der Gruppe, Entscheidungen zu treffen, läßt sie kollegial und frei kommunizierend arbeiten und bezieht die verschiedenen Standpunkte mit ein. Auch dieser Stil ist partizipativ. Der *kollegiale* demokratische Vorgesetzte ist ein Verfechter des Egalitarismus. Während der kooperative Führer eine unterstützende, teamaufbauende Aufgabe übernimmt, legt der kollegiale den Schwerpunkt eher auf die Eigenverantwortlichkeit jedes Gruppenmitgliedes innerhalb der Organisationsstruktur. Die Partizipation wird nicht im gleichen Ausmaß betont, und die Führung wird tatsächlich gleichermaßen auf alle Mitglieder verteilt (Cribben, 1972).

Der laissez-faire-Stil wurde auch *permissiver* oder zügelloser Führungsstil genannt. Oft geht man davon aus, daß bei diesem Stil die Führungsperson jegliche Verantwortung abgibt und entweder in einer Gruppe fehlt oder darin nicht zu identifizieren ist. Die Gruppe erhält die volle Verantwortung, aber ohne irgendein strukturierendes Verhalten der Führungsperson ist sie wahrscheinlich nicht arbeitsfähig (Stevens, 1978).

Ein anderer Zugang ist es, die laissez-faire-Führungsperson als *Liberator* (Befreier) zu betrachten, der auf kollegiale Art die Ziele, Verfahrensweisen, Fristen, Budgets und andere wesentliche Parameter gemeinsam mit der Gruppe definiert. Danach läßt diese Führungsperson die Gruppe so lange selbständig arbeiten, bis sie ihn um Unterstützung bittet (Owens, 1976).

Der laissez-faire-Stil konzentriert sich mehr auf das Individuum als auf die Gruppe, den Führer oder die Aufgabe, und er ermöglicht eine offene Kommunikation zwischen den Gruppenmitgliedern. Die Gefahr bei diesem Führungsstil besteht darin, daß die Gruppe ihr Zusammengehörigkeitsgefühl verliert, was zu geringer Produktivität und zur Unzufriedenheit führt (Stogdill, 1974).

Es gibt keinen Führungsstil, der für jede Situation, in die eine Führungskraft kommt, angemessen ist. Die Führungsperson muß den Stil auswählen, der am ehesten den Bedürfnissen der Gruppenmitglieder und den Zielen der Organisation entspricht und auch noch die eigenen Bedürfnisse befriedigt (Carlisle, 1973).

In Abbildung 4.1 wird zusammenfassend die Bandbreite der Verhaltensweisen innerhalb der drei anerkannten Führungsstile dargestellt. Sicherlich gibt es noch weitere

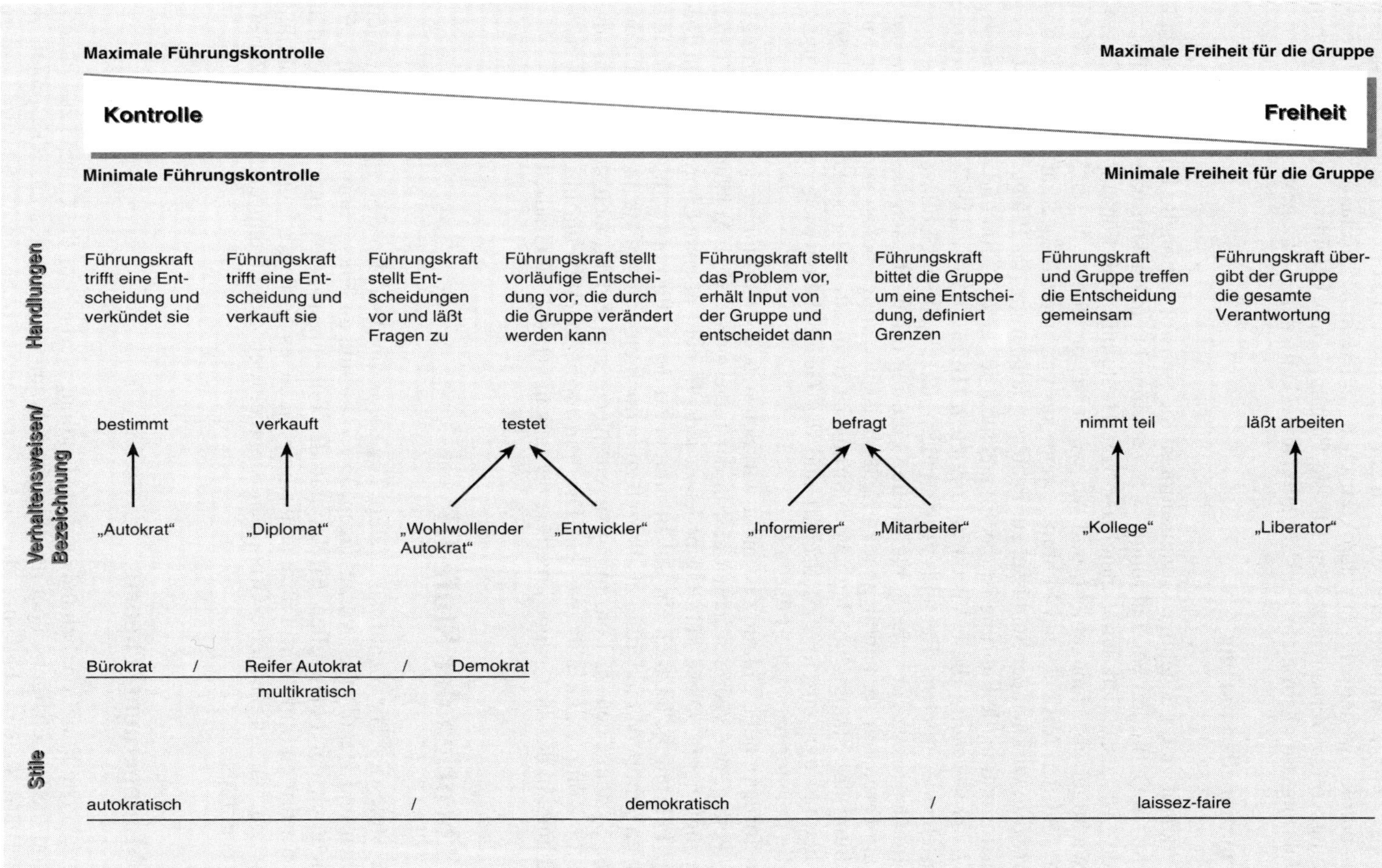

Abb. 4.1: **Kontinuum über Führungsstilvarianten** (bearbeitet und erweitert nach Tannenbaum, R. Weschler, I., & Massarik, F.: Leadership and organization: A behavioral science approach, New York: Harper & Row, 1966.)

Untergruppen, z. B. Kombinationen wie den „multikratischen Stil", der durch die Verbindung von bürokratischem, reifem autokratischen und demokratischem Stil eine Reihe von wirkungsvollen Verhaltensweisen für die Führungskraft bereithält, die erkannt hat, daß ein Führungsstil allein nicht jede Situation abdecken kann (O'Donovan, 1975).

Transformationelle Führung

Man hat erkannt, daß für heutige Organisationen die transformationelle Führung unerläßlich ist. Unsere Definition von Führung – wenn auch nicht als transformationelle Führung bezeichnet – ist tatsächlich damit gleichzusetzen. Heute hält man Führung für umfassender und wichtiger als Management, und wir waren schon immer dieser Meinung. Mehr noch, wir sind der Ansicht, daß Führung, wenn sie von allen Pflegekräften erlernt und praktiziert wird, wirklich der Schlüssel zur Professionalisierung des Pflegeberufes ist.

Transformationelle Führung ist das Engagement für eine Vision und die Befähigung anderer *(Empowerment)*, diese Vision zu erreichen (Burns, 1978). Das Ziel liegt darin, etwas Bestehendes in etwas Besseres zu verändern; dazu gehört, Geführte zu Führern zu machen. Im Gegensatz zur transformationellen Führung orientiert sich die *transaktionale* Führung am Erreichen der naheliegenden Ziele und – wie einige behaupten – an der Aufrechterhaltung des Status Quo. Jegliche Führung ist transaktional (Locke et al., 1991), aber die heutige dynamische Gesellschaft und das Gesundheitswesen benötigen mehr, nämlich die transformationelle Führung.

Transformationelle Führung ist nicht wirklich neu. Es gab immer schon Führungspersönlichkeiten, die Visionen hatten und in der Lage waren, ihre Anhänger zu höheren Zielen zu motivieren. Diese Führung bedeutet jedoch mehr als nur Charisma. Transformationelle Führung ist letztlich ein Stil zu führen. Zu den dafür notwendigen Fähigkeiten und Motiven gehört, Veränderung als Prozeß zu betrachten, sich auf Beziehungen zu konzentrieren, Systeme neu zu konzeptualisieren, Netze und Koalitionen aufzubauen und Toleranz für Komplexität aufzuweisen. Die transformationelle Führungsperson schafft die Umgebung, in der die Gruppe kreativ arbeiten kann (Porter-O'Grady, 1992).

4.4 Theorien der Stufe III

Die dritte Stufe des Theorieaufbaus liefert Theorien, die über den deskriptiven Bereich hinausgehen und Handlungen voraussagen. Die Handlungen einer Führungsperson werden hinsichtlich der potentiellen Effektivität der Führungsrolle vorausgesagt. Bei den Theorien der dritten Stufe wird Führung als zielgerichtetes Verhalten angesehen. Führung ist der Prozeß, eine organisierte Gruppe hinsichtlich der Zielsetzung und der Zielerreichung zu beeinflussen.

4.4.1 Management-Theorie

Planung, die erste Funktion, beinhaltet, den Handlungsverlauf für die Gruppe zu wählen. Dazu gehört die Entscheidung über das Was, Wie, Wann und Wer (Koontz, O'Donnell, & Weihrich, 1986). Planung bedeutet, die Ziele festzusetzen sowie die Mittel, um diese zu erreichen (Flippo & Munsinger, 1982). Durch *Organisation* wird eine Struktur geschaffen, die alle Mitglieder, Aufgaben und Ressourcen der Gruppe miteinander verbindet. Maximale Effizienz sollte sichergestellt sein (Hodgetts, 1986). Durch *Steuerung* oder Führung wird die Organisation zu Handlungen angeregt (Flippo & Munsinger, 1982). Im wesentlichen bedeutet dies, Menschen zu beeinflussen (Koontz et al., 1986). *Kontrolle* reguliert alle Aktivitäten in Übereinstimmung mit dem Plan (Flippo & Munsinger, 1982). Zur Kontrolle gehört das Messen des Erreichten (Koontz et al., 1986).

Viele Autoren spezifizieren die Handlungen des Managers mit unterschiedlichen Begriffen für diese vier Funktionen, aber der Rahmen bleibt der gleiche; unterschiedlich ist nur die Betonung (Flippo & Munsinger, 1982). So bezeichnen manche Autoren z. B. die Personalbesetzung als Funktion (Koontz et al., 1986), sie kann aber auch als Teil der Organisation betrachtet werden. Planung, Organisation, Steuerung und Kontrolle sind die vier Verhaltensweisen oder Funktionen, die dem Vorgesetzten eine Beeinflussung der Gruppe ermöglichen. Die Führungskraft, die nach der Management-Theorie arbeitet, will in erster Linie die Gruppe auf ein Ziel ausrichten.

4.4.2 Zaleznik's exekutive Funktionen

Die Führungsperson benötigt eine interpersonale Kompetenz, um in einer Struktur des organisierten menschlichen Verhaltens Einfluß ausüben zu können. Damit eine Führungskraft in der Lage ist, die Organisation aufrechtzuerhalten, Beziehungen innerhalb des Umfelds zu vermitteln und kreative Innovation zu fördern, wurden drei Verhaltensweisen definiert. Diese Verhaltensweisen oder *exekutive (ausführende) Funktionen* sind die homöostatische, mediative und proaktive (Zaleznik, 1966).

Die erste, die *homöostatische (stabilisierende)* Funktion, ist das auf Wahrung der inneren Stabilität der Organisation gerichtete Verhalten der Führungsperson (Zaleznik, 1966). Normalerweise muß die Führungskraft kaum intervenieren, um den Status Quo zu erhalten. Deshalb ist die homöostatische Funktion passiv.

Die zweite Funktion, die *mediative (vermittelnde),* ist aktiver als die erste. Die Führungskraft bemüht sich bewußt, das Verhalten und die Einstellung der Geführten zu ändern. Dieses Bestreben nach interner Veränderung entsteht üblicherweise als Reaktion auf Druck von der Umgebung (Zaleznik, 1966).

Die dritte Verhaltensweise ist keine Reaktion auf Druck von außen, sondern ist *proaktiv.* Proaktives Verhalten bewirkt Veränderung durch kreatives Einsetzen organisatorischer Ressourcen (Zaleznik, 1966).

Die Wahl der Funktion oder des Verhaltens wird bestimmt durch die Orientierung des Führers an Personen oder Aufgaben oder durch eine Kombination von beidem, was Zaleznik als Fusion bezeichnet. Die Persönlichkeit der Führungsperson trägt mit zur Entscheidung bei, welche der drei exekutiven Funktionen eingesetzt wird. Die Folge davon ist, daß die Führungskraft die Geführten dahingehend beeinflußt, die Organisation beizubehalten oder in irgendeiner Weise zu verändern.

Obwohl seine Theorie nicht überprüft worden war, hat Zaleznik die Wahl der Funktionen und die Handlungen für drei unterschiedlich orientierte Führungspersonen hypothetisch aufgestellt, wie in Tabelle 4.1 dargestellt. Zaleznik geht davon aus, daß die personenorientierte Führungskraft die homöostatische Funktion wählt und die proaktive ver-

Tab. 4.1: **Zalezniks Exekutive Funktionen und Handlungen der Führungskraft**

	Homöostatische Funktion	Mediative Funktion	Proaktive Funktion
Personenorientierte Führungskraft	Primärhandlung	Sekundärhandlung	vermiedene Handlung
Fusionsorientierte Führungskraft	Sekundärhandlung	Primärhandlung	vermiedene Handlung
Aufgabenorientierte Führungskraft	vermiedene Handlung	Sekundärhandlung	Primärhandlung

Aus A. Zaleznik: Human dilemmas of leadership, New York: Harper & Row, 1966. 1966 by Abraham Zaleznik. Abdruck mit Genehmigung von Harper & Row.

meidet. Die aufgabenorientierte Führungsperson wird aufgrund ihres Interesses an Ideen die proaktive Funktion wählen und die homöostatische meiden. Der fusionsorientierte Vorgesetzte schließlich wird die mediative Funktion übernehmen, aufgrund der damit verbundenen Aktivitäten die proaktive jedoch vermeiden (Zaleznik, 1966).

Die persönliche Orientierung der Führungskraft ist wichtig, denn sie wird von ihren persönlichen Zielen und Bedürfnissen geprägt. Deshalb ist die Motivation der Schlüssel zu Zalezniks Theorie. Die Motivation bildet den Kern jeder Theorie über die Beeinflussung von Menschen.

4.4.3 McGregor's Theorien X und Y

McGregor (1960) hat verschiedene Vorstellungen von Motivation zusammengefaßt. In seiner *Theorie X* beschreibt er die vergangene oder traditionelle Haltung gegenüber Steuerung und Kontrolle. Im Gegensatz dazu schlägt er in seiner *Theorie Y* eine Integration von individuellen Zielen in organisatorische Ziele vor. X und Y bilden keine Gegensätze; jede stellt eine eigene Philosophie dar. Beide, X und Y, können angewandt werden, und dies geschieht auch häufig. Theorie X ist die Basis für die Management-Theorie; Theorie Y ist die Basis für Management by Objectives (Führung durch Zielvereinbarung).

Die Grundgedanken für die Management-Theorie, nämlich die Theorie von Steuerung und Kontrolle, die McGregor Theorie X nennt, sind wie folgt: Menschen arbeiten nicht gern und versuchen, der Arbeit aus dem Weg zu gehen, wo sie können. Weil sie Arbeit nicht mögen und vermeiden, müssen sie gezwungen werden, an zielgerichteten Aktivitäten teilzunehmen. Menschen wollen sich vor Verantwortung drücken und werden deshalb lieber angeleitet, um sich sicher zu fühlen (McGregor, 1960).

In Theorie Y werden Menschen anders dargestellt, denn sie geht davon aus, daß Arbeit für Menschen so natürlich wie Spielen ist. Menschen lenken sich selbst und nehmen freiwillig an zielgerichteten Aktivitäten teil, solange sie mit den Zielen einverstanden sind. Das Engagement für die Ziele und die Verwirklichung der Zielerreichung ist an sich schon eine Belohnung, so daß Steuerung *(direction)* überflüssig ist. Alle Individuen haben die Fähigkeit zum Erfolg, und unter günstigen Bedingungen suchen sie Verantwortung und können kreativ Probleme lösen. Die Schaffung von Bedingungen, die jedem Individuum erlauben, seine Ziele zu verwirklichen, ist möglich (McGregor, 1960).

Management by Objectives (Führung durch Zielvereinbarung)

Durch eine Strategie, die als *management by objectives* (MBO) bekannt ist, fand Theorie Y praktische Anwendung. Obwohl einige MBO als reine Strategie für eine Führung durch Steuerung und Kontrolle interpretiert haben, liegt sein Zweck darin, Arbeitszufriedenheit zu steigern, indem Menschen sich selbst verwirklichen können, während ihre Arbeit auf organisatorische Ziele gerichtet wird (McGregor, 1960). MBO ersetzt die externe Kontrolle durch das Management durch interne oder Selbstkontrolle. Deshalb ist es ein Management der *Ziele* und nicht der *Kontrolle*.

Richtig eingesetzt, stellt MBO einen guten Ansatz dar, die Theorie Y umzusetzen. Es ist ein System, in dem die Ziele der Organisation, Wohlstand und Wachstum, sowie das Bedürfnis des Individuums, seinen Beitrag zur Gesellschaft zu leisten und sich als Person zu entwickeln, integriert werden (Humble, 1973).

MBO wurde beschrieben als der Prozeß, in dem auf zwei verschiedene Ebenen stehende Mitglieder einer Organisation gemeinsam Ziele identifizieren, Verantwortlichkeitsbereiche im Rahmen von Ergebnisvorgaben bestimmen und die identifizierten Ziele als Richtlinie nutzen, um den Beitrag eines jeden bewerten zu können (Odiorne, 1979). Dieser Prozeß besteht aus mehreren voneinander abhängigen Schritten.

Der erste Schritt besteht aus der gemeinsamen Formulierung der Ziele von Führungskraft und Gruppenmitgliedern. Diese Ziele sind klar, prägnant und meßbar. Der zweite Schritt ist die Entwicklung eines Plans, um die Ziele zu erreichen. Der Plan ist realisitisch und spezifiziert und verfügt über Möglichkeiten zur Messung der Durchführung und Leistung hinsichtlich bestimmter Zielvorgaben. Im letzten Schritt werden notwendige Korrekturen angebracht, damit das Ziel erreicht werden kann. Schlüsselelemente in diesem Prozeß sind „Zielsetzung“, „Handlungsplan“, „Selbstkontrolle“ und „periodische Prozeßprüfung“ (Raia, 1974).

MBO beginnt auf der höchsten Stufe der Organisation und ist am erfolgreichsten, wenn es auf allen Ebenen eingesetzt wird. Teamarbeit wird durch MBO gestärkt. Mit anderen zusammenzuarbeiten, anstatt mit ihnen zu konkurrieren, erhöht die Zufriedenheit und die Produktivität. Die Menschen liegen zum Erreichen ihrer Ziele nur im Wettstreit mit sich selbst.

Es gibt viele Vorteile für das Individuum und die Organisation, wenn MBO sinnvoll eingesetzt wird. Jeder Arbeitnehmer handelt eigenverantwortlich und ist bei der Festlegung seiner Handlungen nicht von übergeordneten Stellen abhängig. Der Arbeitnehmer sucht selbst spezifische Ziele im Rahmen der Gesamtziele der Organisation aus, so daß sie kongruent sind. Durch unabhängige Arbeit kann das Individuum mehr erreichen und ist häufig zufriedener (Cain & Luchsinger, 1978).

4.4.4 Theorie Z

Ouchi (1981) entwickelte die Theorie Z als Gegensatz zu McGregors Theorie X und Theorie Y. Die Elemente der Theorie Z basieren auf japanischen Management-Traditionen und beinhalten gemeinsame Entscheidungen, langfristige Beschäftigung, langsamere

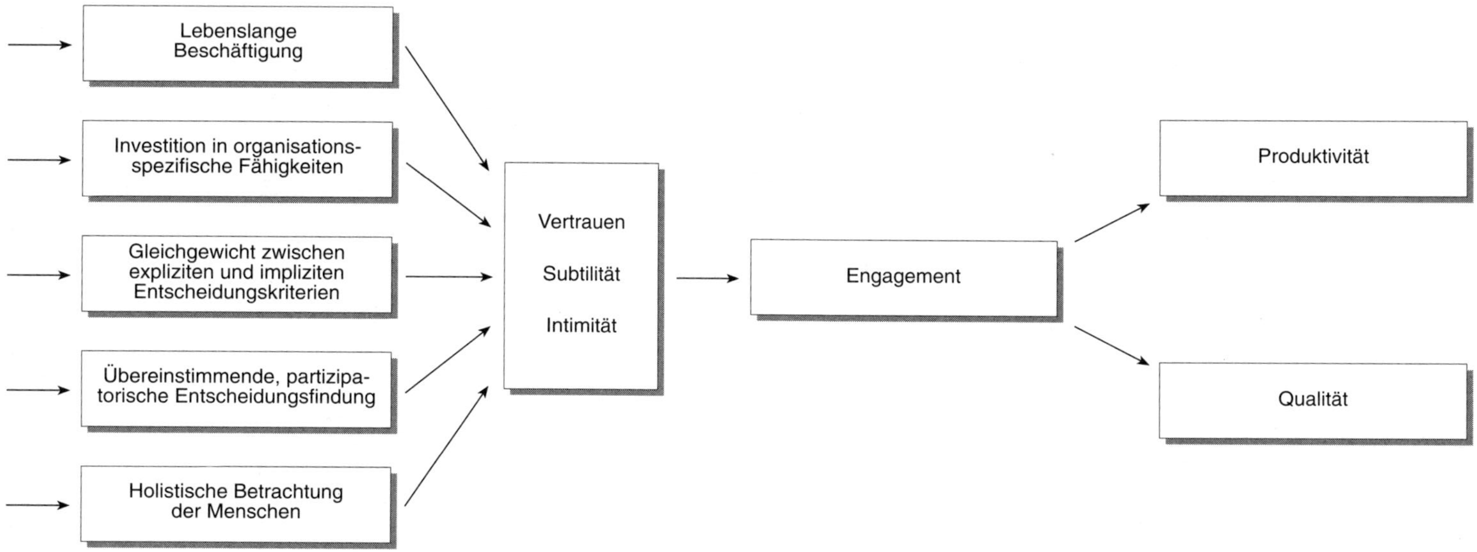

Abb. 4.2: **Beziehungen zwischen den Grundprinzipien der Theorie Z** (Abdruck aus Health Care Management Review, 7[4]:9, 1982, mit Genehmigung von Aspen Publishers, Inc.)

Beförderung, indirekte Überwachung und ganzheitliches *(holistisches)* Bemühen um die Arbeitnehmer (Ouchi, 1981). In Organisationen, die nach der Theorie Z geführt werden, wird eine Umgebung geschaffen, in der alle Mitglieder erkennen, daß die Ziele der Organisation am besten erfüllt werden durch die Erfüllung der Bedürfnisse und Ziele der Mitglieder. Die zentrale Prämisse der Theorie Z ist, daß engagierte Arbeitnehmer der Schlüssel für bessere Qualität und Produktivität sind. Die Beziehungen der Grundprinzipien von Theorie Z werden in Abbildung 4.2 gezeigt.

Theorie Z betont das Engagement für gemeinsame Ziele – die der Individuen und die des Unternehmens. Dieses Merkmal ist der zentralen Bedeutung der Ziele beim MBO ähnlich. Das Element, das die Theorie Z hauptsächlich von anderen Formen der partizipativen Führung unterscheidet, ist die Betonung der langfristigen und vertrauensvollen Beziehung zwischen dem Individuum und der Organisation, die den Wert der Personalentwicklungsbemühungen erhöht (Adair & Nygard, 1982). Die Konzepte des Mentors (Ratgebers, Helfers), der Evaluation und der Qualitätskontrolle durch „Qualitätszirkel" sind weitere wichtige Aspekte der Theorie Z.

Ein Nachteil, wenn die Theorie Z als Managementstil gewählt wird, ist, daß zum Treffen gemeinsamer Entscheidungen viel Zeit benötigt wird. Der Vorteil bei diesem Zeitaufwand, liegt im Engagement des Einzelnen und seiner Zufriedenheit mit Veränderungen, die sich aus der Beteiligung an Entscheidungen ergeben.

4.4.5 Total-Quality-Management

Das Total Quality Management (TQM) wurde von Deming (1986) in Japan entwickelt und ist heute anerkanntermaßen ein wichtiger Bestandteil des japanischen Managements. TQM basiert auf Annahmen der Theorie Y, daß Menschen für Anerkennung arbeiten und beinhaltet ebenfalls die Betonung einer Verbesserung durch den Einsatz von Qualitätszirkeln aus der Theorie Z.

Der Schwerpunkt des TQM liegt auf dem System und dem Prozeß; jedes Individuum muß beteiligt sein und ist für Qualität verantwortlich, aber das Hauptziel ist die ständige Verbesserung. Dadurch soll Zusammenarbeit statt Konkurrenz bei den Mitarbeitern in einem System gefördert werden. Veränderung basiert auf Bedürfnissen der „Kunden" und nicht auf den Wertvorstellungen der Lieferanten. In einem Krankenhaus sind Patienten, Familien und auch alle anderen „Nutzer" (z. B. andere Berufstätige) die Kunden einer bestimmten Abteilung. In diesem Sinn geht TQM über MBO hinaus, denn hier geht es um die Wünsche und Bedürfnisse der Kunden und nicht nur um das Erreichen der Ziele des Managements.

TQM wird für den Managementstil der Zukunft gehalten (Schmidt & Finnigan, 1992), als Gegensatz zu einem eher autokratischen oder bürokratischen Stil. TQM fördert den Einfluß (Empowerment) der Kunden, indem Partnerschaften entwickelt und Kunden nach iher Zufriedenheit mit der Dienstleistung oder dem Produkt einer Organisation befragt werden.

TQM beruht auf partizipativer Entscheidungsfindung, basierend auf Daten. Die Messung der Qualität erfolgt ebenfalls kontinuierlich und in der gesamten Organisation, so daß die Information von jedem Bereich zur Qualitätsverbesserung verwendet werden kann.

Einige Autoren (z. B. Schmidt & Finnigan, 1992) sind der Meinung, daß TQM eine systemumfassende oder organisatorische Verpflichtung sein soll (deshalb „total"), das am besten mit einem klar definierten Umstellungsplan funktioniert, der im gesamten organisatorischen System durchgeführt wird. Dabei sollte das Personal auf jeder Ebene so geschult werden, daß es Mitarbeiter der nächsten Ebene ausbilden kann. Arikian (1991) geht jedoch davon aus, daß auch eine Pflegeabteilung allein TQM anwenden kann.

4.4.6 Consideration und Initiating structure

Um festzustellen, welche Faktoren oder welches Führungsverhalten einen positiven Einfluß auf die Zufriedenheit und die Produktivität der Gruppe haben kann, wurden viele Untersuchungen durchgeführt. Zwei für wichtig befundene Verhaltensweisen, sind als „consideration" (Rücksichtnahme – Mitarbeiterorientiert) und „initiating structure" (Planungsinitiative – leistungsorientiert) bekannt geworden (Fleishman, 1973). *Consideration* ist die Verhaltensweise einer Führungsperson, die sich besonders um das Individuum kümmert. Dazu gehören Vertrauen, Respekt, Wärme und Harmonie sowie Unterstützung der Kommunikation (Fleishman & Harris, 1962).

Initiating structure ist die Verhaltensweise einer Führungskraft, die sich besonders für die Arbeit oder die Ziele der Organisation einsetzt. Dies beinhaltet die Definition von Rollen, die Übertragung von Aufgaben und die offene Planung und Förderung der Produktion. (Fleishman & Harris, 1962).

Forschungsergebnisse haben gezeigt, daß Gruppenproduktivität eher mit der *initiating structure* einhergeht, während die Zufriedenheit der Gruppenmitglieder eher von *consideration* abhängt. Sicherheit finden die Gruppenmitglieder jedoch, wenn sie wissen, was man von ihnen erwartet. Die Kohäsion der Gruppe hängt sowohl von der *consideration* als auch von der *initiating structure* ab. Am erfolgreichsten waren die Führungspersonen, die beide Verhaltensweisen einsetzten (Stogdill, 1974).

Die Messungen von *consideration* und *initiating structure* ergaben nicht immer gute Vorhersagen, und einige bezweifeln die Validität (Gültigkeit) dieser Verhaltensweisen als Prediktor (Vorhersagekriterium) für effektive Führung (Korman, 1966). Die Widersprüchlichkeiten in den Studien zu *consideration* und *initiating structure* lassen vermuten, daß einige Aspekte der Situation das Verhältnis von Führer und Geführten behindert oder modifiziert haben dürften.

4.4.7 Weg-Ziel-Theorie

Die *Weg-Ziel-Theorie (path-goal theory)* versuchte, das fehlende Situationselement zu erfassen, indem sie die Auswirkungen des Führungsverhaltens auf die Gruppenmitglieder untersuchte (Evans, 1970). Sie spezifiziert auch Bedingungen, unter denen das Verhalten der Führungskraft die Zufriedenheit der Geführten beeinflußt (House & Dessler, 1974). Der Grad, in dem der Vorgesetzte *consideration* zeigt, bestimmt die Wahrnehmung der Mitglieder von der möglichen Belohnung, während der Grad seines *initiating structure*-Verhaltens, die Vorstellungen der Mitglieder von ihrem Weg oder ihrem Verhalten, das sie zu ihrem Ziel führt, prägt. (Stogdill, 1974).

Nach der Weg-Ziele-Theorie wählt die Führungsperson die *initiating structure*, um den Mitgliedern zu zeigen, wie ihre Handlungen zum Erreichen des Zieles und zur Belohnung führen. Durch *consideration* erleichtert die Führungskraft den Weg zum Ziel, indem sie den Mitgliedern hilft, Hindernisse zu beseitigen (Davis & Newstrom 1989). Durch die Verhaltensweisen *consideration* und *initiating structure* werden Motivation und Zufriedenheit der Mitglieder in dem Ausmaß gesteigert, wie diese Verhaltensweisen den Weg zum Ziel verdeutlichen (Evans, 1970).

4.4.8 Fiedlers Kontingenzmodell und kognitive Ressourcentheorie

Indem er ähnliche Variablen verwendete, um ein Modell für Führungseffektivität zu erhalten, entwickelte Fiedler (1967) das *Kontingenzmodell* oder die Kontingenz-Theorie. Bei diesem Modell wird die Führungseffektivität anhand der Gruppenproduktivität gemessen. Hier hat die Führungsperson die Hauptverantwortung für die Erledigung der Gruppenaufgabe. Diese Art von Führungskraft kann ernannt, gewählt oder lediglich aus der Gruppe hervorgegangen sein (Fiedler, 1967). Führung wird definiert als:

> „...eine interpersonale Beziehung, in der Macht und Einfluß ungleich verteilt sind, so daß eine Person in der Lage ist, die Handlungen und Verhaltensweisen anderer zu lenken und zu kontrollieren, und zwar in stärkerem Maße, als diese sie beeinflussen können“ (Fiedler, 1967).

Da Führung eine Beziehung ist, die auf Macht und Einfluß beruht, werden Situationen nach dem Umfang der Macht klassifiziert, über die die Führungsperson verfügt. Das Ausmaß von Macht und Einfluß hängt von drei Variablen ab, die gemeinsam eine günstige oder ungünstige Situation für den Vorgesetzten erzeugen.

Die erste Variable ist die Führer-Mitarbeiter-Beziehung. Die Annahme, daß die Beziehung zwischen Führungskraft und Gruppenmitgliedern die wichtigste Variable für die Macht und den Einfluß der Führungsperson darstellt, wird von der Literatur unterstützt (Fiedler & Chemers, 1974). Der Grad der Akzeptanz des Führenden durch die Geführten bestimmt, ob die Führer-Mitarbeiter-Beziehung als gut oder schlecht zu klassifizieren ist.

Die Aufgabenstruktur ist die zweite Variable für die Schaffung einer günstigen Situation. Eine routinemäßige, voraussehbare Aufgabe gilt als strukturiert, während Aufgaben, die die Analyse einer Vielzahl von Möglichkeiten erfordern, als unstrukturiert gelten.

Die dritte Variable, die Positionsmacht, bezieht sich auf die Stellung der Führungsperson innerhalb der Organisation und auf die Autorität, die ihr deshalb verliehen wurde, weil sie eine Führungskraft ist. Die Positionsmacht kann stark oder schwach sein; sie reflektiert nicht die Stärke der Führungspersönlichkeit, sondern bemißt deren Status innerhalb der Organisation.

Nach Fiedler erzeugen diese drei Variablen (Faktoren) acht verschiedene Führungssituationen, die von „sehr günstig“ bis „sehr ungünstig“ reichen. Jede mögliche Situation wird numeriert und Zelle genannt. Zelle 1 ist die günstigste, die ungünstigste Situation ist Zelle 8.

Ursprünglich sagte Fiedler folgendes voraus: Die Zellen 1, 2, 3 und 8 sind die sehr günstigen und sehr ungünstigen Situationen; deshalb ist ein aufgabenorientiertes, kontrol-

Tab. 4.2: **Fiedlers Kontingenztabelle** (1967)

Zelle	Führungskraft-Mitarbeiter-Beziehung	Struktur	Positionsmacht	Situationsbewertung	bevorzugtes Verhalten
1	gut	strukturiert	stark	sehr günstig	kontrollierend
2	gut	strukturiert	schwach	sehr günstig	kontrollierend
3	gut	unstrukturiert	stark	sehr günstig	kontrollierend
4	gut	unstrukturiert	schwach	mittel	permissiv
5	schlecht	strukturiert	stark	mittel	permissiv
6	schlecht	strukturiert	schwach	mittel	permissiv
7	schlecht	unstrukturiert	stark	mittel	permissiv
8	schlecht	unstrukturiert	schwach	sehr ungünstig	kontrollierend

Aus F. E. Fiedler: A theory of leadership effectiveness. New York: McGraw-Hill, 1967. Abdruck mit Genehmigung.

lierendes Verhalten effektiver für den Führer. Die Zellen 4, 5, 6 und 7 sind mittlere Situationen; deshalb ist ein permissiver, beziehungsorientierter Ansatz effektiver für die Führungsperson (Fiedler, 1967). Diese Situationen sind in Tabelle 4.2 dargestellt.

Später fand Fiedler, daß nur zwei der acht Zellen (4 und 5) eine mittlere oder gemäßigte Situation darstellten, die nach einem permissiven oder beziehungsorientierten Ansatz verlangte. Nun sagt er, daß die Zellen 1, 2, 3 und 8 einen eher kontrollierenden oder aufgabenorientierten Ansatz verlangen, und daß es kaum Unterschiede beim permissiven oder kontrollierenden Verhalten in den Zellen 6 und 7 gibt, die er nun als ungünstig für die Führungsperson klassifiziert (Fiedler, 1973). Diese Situationen werden in Tabelle 4.3 aufgezeigt. Die Validität des Kontingenzmodelles wird von der Forschung unterstützt. Obwohl nur drei Variablen analysiert werden, um festzustellen, wie günstig eine Situation ist, gelten diese als ausreichend, um die wichtigsten Faktoren der Situation zu erfassen (Chemers & Rice, 1974).

Tab. 4.3: **Fiedlers Kontingenztabelle** (1973)

Zelle	Führungskraft-Mitarbeiter-Beziehung	Struktur	Positionsmacht	Situationsbewertung	bevorzugtes Verhalten
1	gut	strukturiert	stark	günstig	kontrollierend
2	gut	strukturiert	schwach	günstig	kontrollierend
3	gut	unstrukturiert	stark	günstig	kontrollierend
4	gut	unstrukturiert	schwach	mittel	permissiv
5	schlecht	strukturiert	stark	mittel	permissiv
6	schlecht	strukturiert	schwach	ungünstig	
7	schlecht	unstrukturiert	stark	ungünstig	
8	schlecht	unstrukturiert	schwach	ungünstig	kontrollierend

Aus F. E. Fiedler: the trouble with leadership training is that it doesn't train leaders, *Psychology Today*, 1973, 6(9), 23 – 30, 92.

Obwohl Fiedlers Modell prädiktiv (vorhersagend) ist und auf Forschung beruht, können nur zwei Schlußfolgerungen spezifiziert werden. Diese sind: 1) aufgabenorientierte Führungspersonen leisten wohl am meisten in Gruppen, bei denen die Situation entweder sehr günstig oder sehr ungünstig ist; 2) beziehungsorientierte Führungspersonen leisten wohl am meisten in gemäßigten oder mittleren Situationen. Der gegenüberliegende Bereich wird nicht bewertet. Mit anderen Worten, bei einem stark aufgabenorientierten Führer ist die Beziehungsorientierung nicht bekannt; sie kann hoch oder niedrig sein. Tatsächlich ist jede Kombination der beiden Orientierungen möglich.

Wenn auch Forschungsergebnisse die Variablen des Kontingenzmodells als Prädiktoren (Vorhersagekriterien) für Führungseffektivität bestätigten, wurde es kritisiert, weil

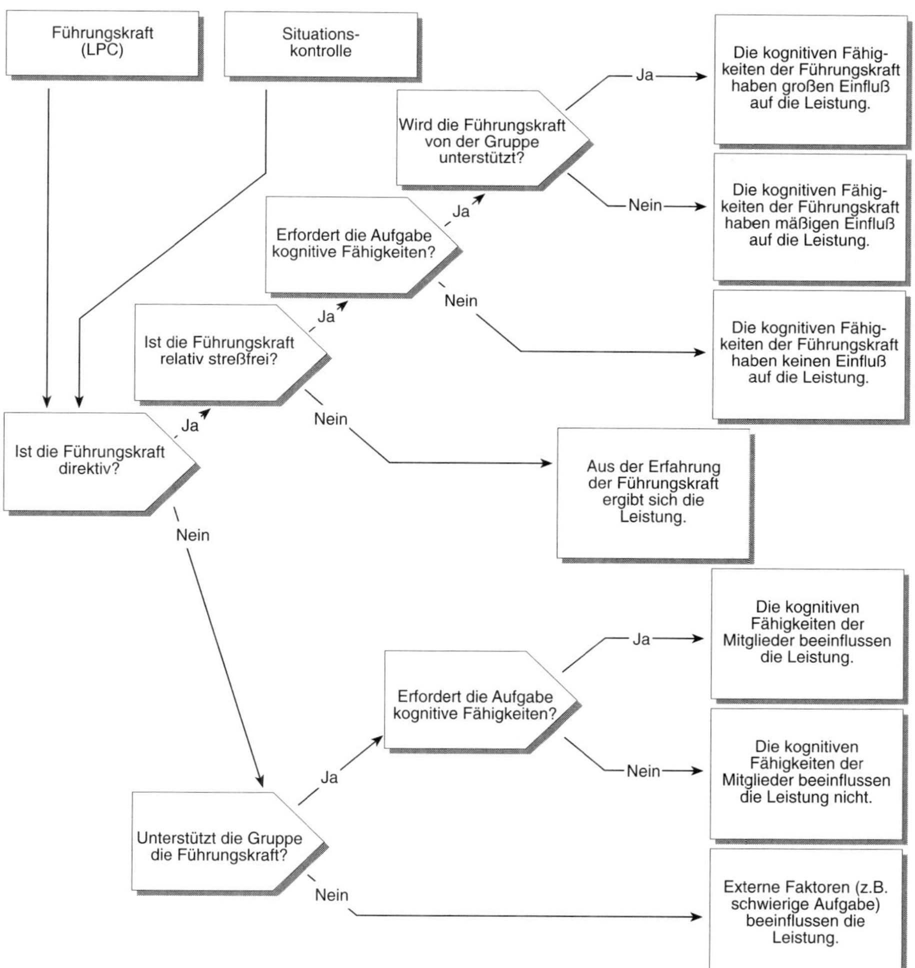

Abb. 4.3: **Schematische Darstellung von Fiedlers kognitiver Ressourcentheorie** (Abdruck aus Fiedler, F. E., & Garcia, J. E.: New approaches to effective leadership: Cognitive resources and organizational performance, New York: Wiley & Sons, 1987. Abdruck mit Genehmigung.)

mit ihm nicht die zugrundeliegenden Prozesse erklärt werden können, die zu einer effektiven Leistung der Führungskraft führen. Mit Hilfe der *kognitiven Ressourcentheorie* versucht Fiedler Unzulänglichkeiten des Kontingenzmodells auszugleichen (Fiedler & Garcia, 1987). Kognitive Ressourcen sind die intellektuellen Fähigkeiten, die technologischen Kompetenzen und das für die Arbeit notwendige Wissen, das eine Führungskraft besitzt. Diese Ressourcen können durch Ausbildung und Erfahrung innerhalb der Organisation entwickelt werden.

In Abbildung 4.3 wird eine schematische Darstellung von Fiedlers aktueller Vorstellung von Führung gezeigt. Das Verhalten der Führungskraft ergibt sich sowohl aus der Situation als auch der eigenen Persönlichkeit, die anhand eines Fragebogens, der *Least Preferred Co-Worker (LPC) Scale* ermittelt wird (Fiedler & Garcia, 1987). [Hierbei erhält die Führungskraft einen Wert, der sich danach richtet, wie sie den Mitarbeiter beschreibt, mit dem sie am wenigsten gern zusammenarbeitet. Anm. d. Übers.] Die kognitive Ressourcentheorie richtet auch mehr die Aufmerksamkeit auf die Rolle, die die Geführten bei der Erfüllung der Aufgabe spielen, was häufig das Ergebnis der Führungseffektivität ist. Die wichtigsten Ergebnisse bei Fiedlers neuester Führungstheorie zeigen, daß die Situation die wichtigste Variable darstellt; sowohl die Fähigkeiten der Führungsperson als auch die der Geführten tragen nur unter bestimmten Bedingungen zu einer positiven Gruppenleistung bei (Fiedler & Garcia, 1987).

4.4.9 Dreidimensionales Modell der Führungseffektivität (Situative Führungstheorie)

Basierend auf der Analyse von Fiedlers Theorie und den Theorien zu *consideration und initiating structure*, haben Hersey und Blanchard eine weitere Betrachtung von Führung vorgeschlagen. Sie sind der Meinung, daß kein Führungsverhalten oder Führungsstil in jeder Situation effektiv sein kann. Die inneren Kräfte der Führungsperson, der Gruppenmitglieder und der Situation bestimmen den ausgeübten Führungsstil. Eine günstige Situation beeinflußt die Effektivität des Führungsverhaltens. Werden diese Faktoren kombiniert, dann entsteht eine neue Führungstheorie: das *dreidimensionale Modell der Führungseffektivität* [im deutschen Sprachraum bekannt unter dem Namen *‚Situative Führungstheorie'* oder *Situative Reifegrad-Theorie*. Anm. d. Übers.].

Diese Theorie versucht, das Verhalten der Führungskraft mit Situationsdimensionen zu integrieren. Sie definiert Führungsstil als das Verhaltensmuster, das eine Führungskraft zeigt, wenn sie die Handlungen von anderen, so, wie dies von denen wahrgenommen wird, zu beeinflussen versucht, (Hersey & Blanchard, 1988). Das Modell umfaßt vier grundlegende Führungsstile, die in einem Quadrantensystem dargestellt werden. Die vier Stilrichtungen sind Kombinationen von beziehungsorientiertem und aufgabenorientiertem Verhalten (siehe Abbildung 4.4).

Hersey und Blanchard definieren aufgabenorientiertes Verhalten als die Organisation und Definition der Rollen der Mitglieder sowie die Steuerung der Handlungen. Aufgabenorientiertes Verhalten ist eindeutig produktionsorientiert. Das beziehungsorientierte Verhalten ist auf den Menschen gerichtet und besteht im Erleichtern, Unterstützen und Aufrechterhalten von persönlichen Beziehungen durch offene Kommunikation (Hersey & Blanchard, 1988).

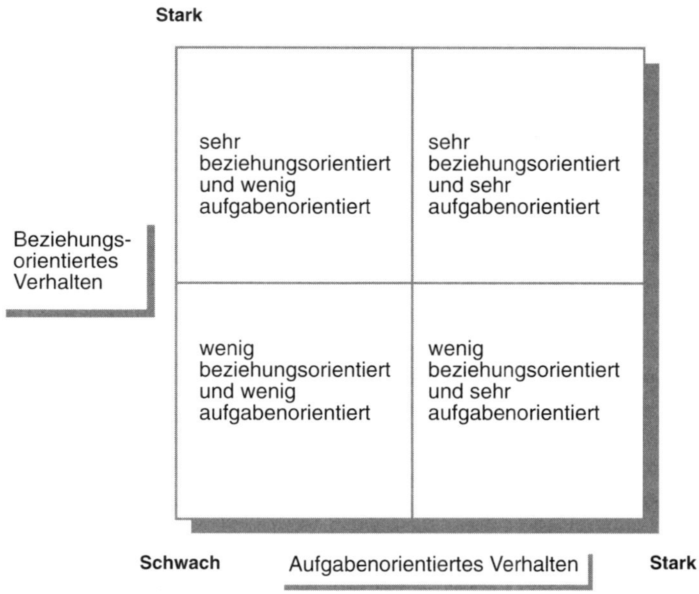

Abb. 4.4: **Die vier Führungsstile, die beim dreidimensionalen Führungsmodell verwendet werden.** (Aus: Hersey, P./Blanchard, K. H.: Management of organizational behavior: Utilizing human resources, [ed. 3], 1977. Bearbeitet mit Genehmigung von Prentice-Hall, Englewood Cliffs, NJ.)

Zusätzlich zu den Verhaltensdimensionen der Aufgaben- und Beziehungsorientierung (früher definiert als *initiating structure* und *consideration*) wird jetzt die Dimension der Effektivität einbezogen. Die Effektivität hängt von der Angemessenheit der Situation ab und wird anhand eines Kontinuums, das von effektiv bis uneffektiv reicht, dargestellt. Die vier Führungsstile können effektiv oder uneffektiv sein, je nachdem wie geeignet die Handlungsweise für die Situation aus der Sicht der Mitarbeiter ist. Die Beziehung zwischen der Dimension des Verhaltens und der Effektivität wird in Abbildung 4.5 veranschaulicht.

So könnte z. B. ein Verhalten, das wenig beziehungs- und wenig aufgabenorientiert ist, von den Mitgliedern als angemessen angesehen werden, wenn die zu erledigenden Aufgaben an sie delegiert sind. Das gleiche Verhalten könnte aber auch so ausgelegt werden, daß die Führungsperson die gesamte Verantwortung für die Aufgabe an die Mitarbeiter weitergibt, weil sie Verantwortung meidet. So kann jede Handlung als effektiv oder uneffektiv betrachtet werden, je nachdem, wie dies von den Gruppenmitgliedern wahrgenommen wird.

Um einen Führungsstil zu messen, haben Hersey und Blanchard ein Instrument entwickelt, das *Leader Effektiveness and Adaptability Description* oder *LEAD* (Beschreibung der Effektivität und Anpassungsfähigkeit der Führungsperson) genannt wird. Es gibt zwei Formen des Fragebogens: *LEAD-self* und *LEAD-other.** Mit diesen Meßinstru-

* Das LEAD-Formular mit Anweisung für die Berechnung findet sich bei P. Hersey, K. H. Blanchard und E. L. LaMonica. (1976). A look at your supervisory style, *Supervisor Nurse, 7*(6), 27–40. Es kann angefordert werden beim Center for Leadership Studies, Escondido, CA.

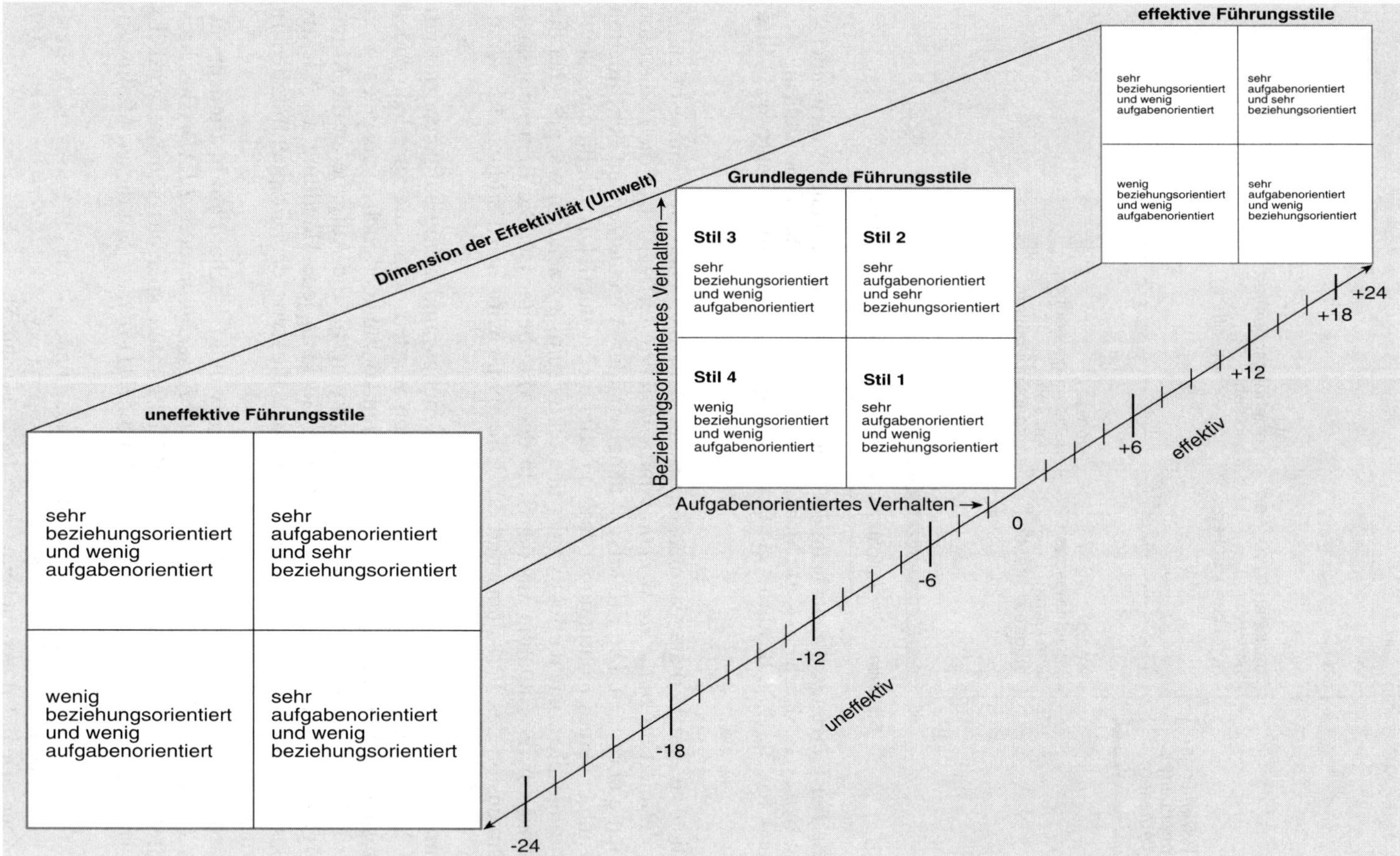

Abb. 4.5: **Dreidimensionales Führungsmodell: Beziehung zwischen Dimension des Verhaltens und der Effektivität** (Hersey, P. and Blanchard, K. H.: Management of organizational behavior: Utilizing human resources, [ed. 3], Englewood Cliffs, NJ, Prentice-Hall, 1977. Mit Genehmigung von Dr. Joseph W. Keilty, Center for Leadership Studies, Escondido, CA.)

menten werden der Stil, Stil-Spielraum oder Flexibilität sowie Anpassungsfähigkeit oder Effektivität des Stils bemessen. Nach Ausfüllen des *LEAD-self* wird festgestellt, wie die Führungskraft ihren eigenen Stil wahrnimmt. Der *LEAD-other*, der von den Gruppenmitgliedern ausgefüllt wird, zeigt deren Wahrnehmung vom Stil der Führungsperson. Durch einfache Berechnungen mit Hilfe des gleichen Meßinstruments können auch Spielraum und Anpassungsfähigkeit gemessen werden. Diese sind deshalb wichtig, weil eine Führungskraft um so eher in jeder Situation effektiv ist, je mehr Flexibilität sie sich selbst zugesteht.

Selbst ohne die LEAD-Instrumente sind einige Voraussagen möglich. Wenn man zusätzlich zu ihrer Fähigkeit und Kompetenz den Willen und die Motivation der Mitglieder in bezug auf eine bestimmte Aufgabe betrachtet, erhält man ein Indiz für ihre Bereitschaft. Dieser Reifefaktor gilt sowohl für die psychologische als auch für die Arbeits-Reife.

Es gibt vier Klassifizierungen: 1) das Mitglied ist weder gewillt noch in der Lage, die Verantwortung zu übernehmen; 2) das Mitglied ist bereit, aber nicht in der Lage, die Verantwortung zu übernehmen; 3) das Mitglied ist nicht bereit, aber in der Lage, die Verantwortung zu übernehmen und 4) das Mitglied ist beides, bereit und in der Lage, die Verantwortung zu übernehmen (Hersey & Blanchard, 1988).

Nach der Entscheidung, welcher Reifegrad bei den Mitgliedern vorhanden ist, kann der angemessene Führungsstil gewählt werden. Hersey und Blanchard haben durch Forschung herausgefunden, daß zwischen den Quadranten eine kurvilineare Beziehung besteht und haben jedem Teilstück der Kurve einen bestimmten Stil zugewiesen. Der sehr aufgaben- und wenig personenbezogene Stil (Quadrant S1) wird *„telling“* (lenkend) genannt, der sehr aufgaben- und sehr personenbezogene (S2) *„selling“* (verkaufend), der wenig aufgaben- und sehr personenbezogene (S3) Stil heißt *„participating“* (beteiligend) und der wenig aufgaben- und wenig personenbezogene (S4) *„delegating“* (delegierend) (Hersey & Blanchard, 1988).

Gruppenmitglieder mit dem niedrigsten Reifegrad können mit Hilfe des *„telling“*-Stils gut geführt werden. Mitglieder, die einen geringen Bereitschaftsgrad zeigen, reagieren besser auf den *„selling“*-Stil. Für Mitglieder der dritten Stufe ist der *„participating“*-Stil der beste, und das *„delegating“* bzw. das Gewähren eines Maximums an Freiheit ist am sinnvollsten für Mitglieder mit dem höchsten Reifegrad. Das Verhältnis zwischen Stil und Reifegrad (Hersey & Blanchard, 1988) wird in Abbildung 4.6 dargestellt.

Andere Vorhersagen dieses Modells, das Führungskräften dazu verhelfen soll, noch effektiver zu werden, sind: 1) wenn die Leistung der Gruppe steigt, sollte sich der Führungsstil auf der kurvilinearen Linie nach links verlagern (siehe Abbildung 4.6), und 2) wenn die Leistung nachläßt, sollte sich die Führungsperson nach rechts orientieren. Diese Vorhersagen basieren auf der Bereitschaft der Gruppe, die in ihrer gegenwärtigen Leistung zum Ausdruck kommt (Hersey & Blanchard, 1988).

Hinsichtlich der Kontrolle der Führungsperson und der Mitglieder können die vier Quadranten mit dem Kontinuum der Führungsstile (siehe Abbildung 4.1) verglichen werden. Im Quadranten mit der höchsten Aufgaben- und der niedrigsten Personenorientierung hat die Führungsperson die stärkste Kontrolle, in dem Quadranten mit geringer Aufgaben- und geringer Personenorientierung hat die Führungskraft die geringste Kontrolle (Hersey & Blanchard, 1988). In Abbildung 4.7 wird dies veranschaulicht.

Zusammenfassend kann gesagt werden, daß die Führungskraft aus verschiedenen Führungsstilen einen ihr angemessenen auswählen kann. Durch Analyse der situativen

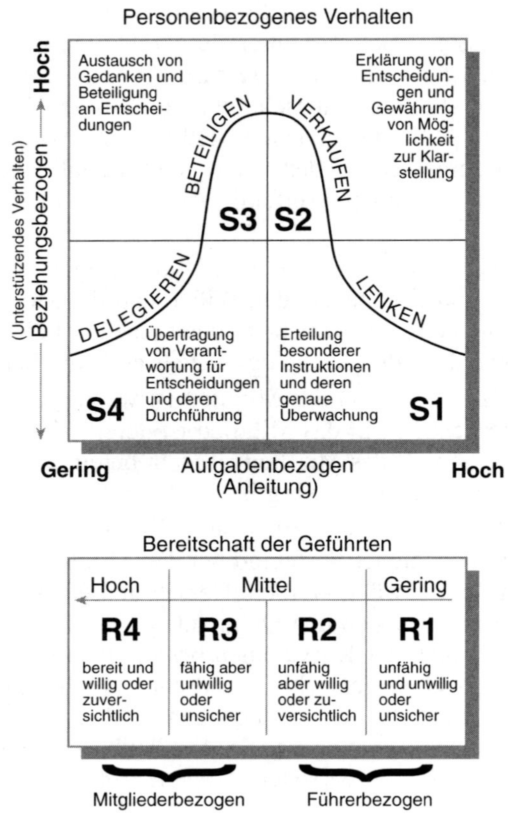

Abb. 4.6: **Das situative Reifegradmodell** (Von Hersey, P., und Blanchard, K. H.: Management of organizational behavior: Utilizing human resources, [ed. 5], Englewood Cliffs, NJ, : Prentice-Hall, 1988. Copyrighted Materials from Leadership Studies, Inc. Alle Rechte vorbehalten. Abdruck mit Genehmigung.)

Variablen einschließlich Führungsperson, Gruppenmitgliedern und Umgebung (Situation) kann ein effektiver Führungsstil vorhergesagt werden.

4.4.10 Das Managerial Grid*

Blake und Mouton (1985) schufen das *Managerial Grid* (Verhaltensgitter), von dem sie glauben, daß es die Interdependenz ihrer zwei Dimensionen darstellt: Menschen und Produktion (Personen und Aufgaben). Der Ansatz ist zweidimensional, aber anstelle von vier Quadranten wurden fünf Führungsstile identifiziert, die numerischen Koordinaten im Grid (Gitter) entsprechen.

* Grid ist ein eingetragenes Warenzeichen für Scientific Methods, Inc., P. O. Box 195, Austin, TX 78767.

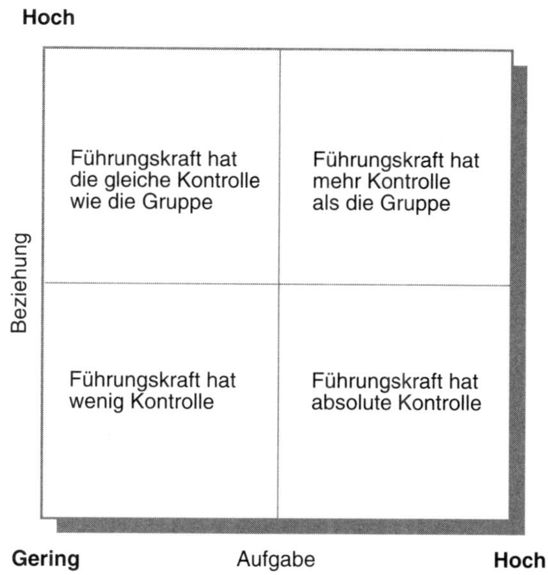

Abb. 4.7: **Macht von Führungskraft und Gruppe im dreidimensionalen Führungsmodell** (Hersey, P., Blanchard, K. H.: Management of organizational behavior: Utilizing human resources, [ed. 3], 1977. Übernommen mit Genehmigung von Prentice-Hall, Englewood Cliffs, NJ.)

Das Managerial Grid ist ein Satz von Richtlinien, die auf der Annahme der Autoren beruhen, daß Führung erlernbar ist, und, obwohl es sich um einen komplexen Prozeß handelt, auf bestimmte Elemente reduziert werden kann (Blake & Mouton, 1985). Zu diesen Elementen gehören Initiative, Nachfrage, Förderung, Konfliktlösung, Entscheidungsfindung und Kritik. Zu jedem Element gehören sechs Beschreibungen, die nach Einordnung in das eigene typische Verhalten zur Identifikation des dominanten Stils und dessen Position im Gitter führen.

In Abbildung 4.8 ist das Managerial Grid mit einer Erläuterung für jeden der fünf wichtigsten Führungsstile dargestellt. Abbildung 4.9 zeigt das Managerial Grid für Pflegekräfte (Blake, Mouton, & Tapper, 1981).

Der Hauptunterschied zwischen dem Grid und dem Quadranten-Modell (situativen Reifegradmodell) von Hersey und Blanchard (1988) besteht in dem Glauben, daß man einen einzig besten Führungsstil erlernen kann, und zwar unabhängig von der Situation. Der Vorteil des *Managerial-Grid* liegt darin, daß die Führungskraft lernen kann, sowohl mitarbeiter- als auch aufgabenorientiert zu führen. Das Training umfaßt sechs Phasen, zu denen der Teamaufbau und die Beachtung der organisatorischen Ziele gehören. Der Nachteil des Grids ist, daß eine Analyse der Situation zur Bestimmung des Führungsverhaltens wegfällt. Obwohl das Modell einfach anzuwenden ist, ergibt sich aus dem empirischen Beweis der Kontingenztheoretiker wie z. B. Fiedler, daß es keinen eindeutig besten Führungsstil für jede Situation gibt.

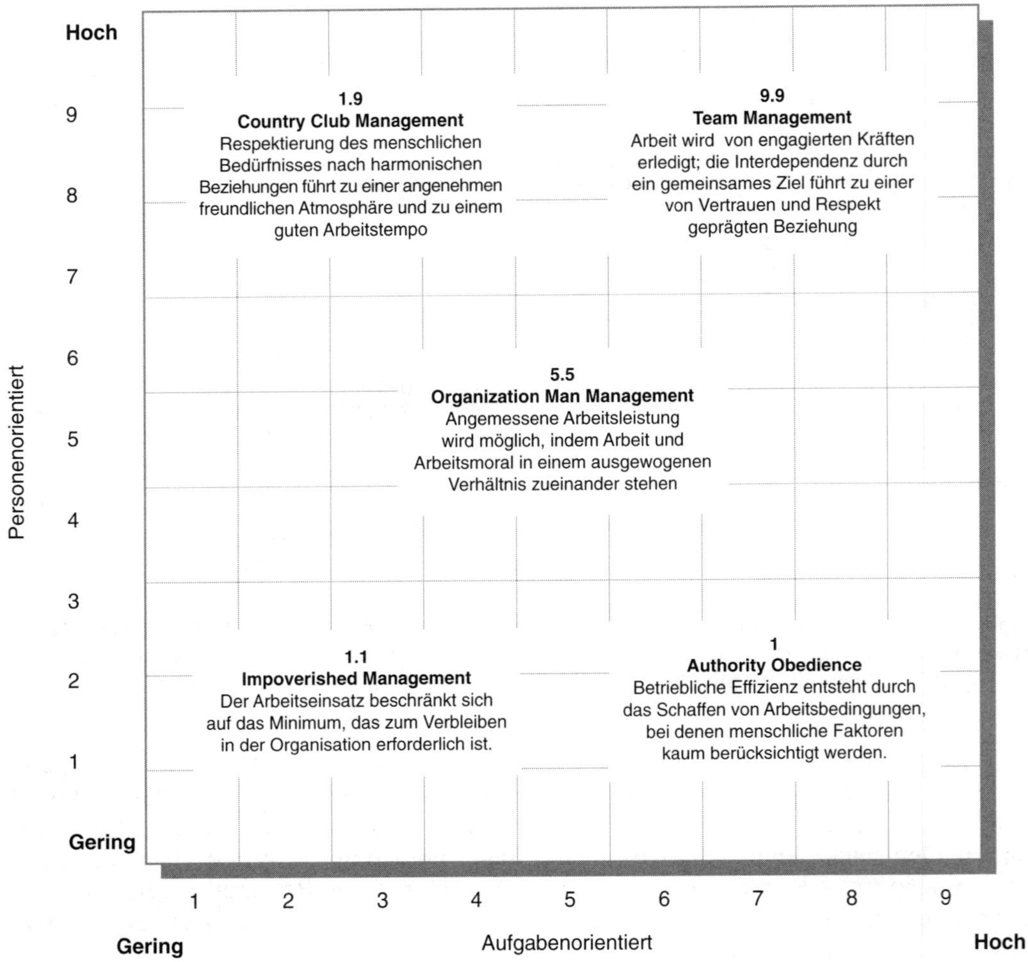

Abb. 4.8: **Das Managerial Grid®**

9,1 In der unteren rechten Ecke des Gitters ist höchste Aufgabenorientierung (9) mit geringster Personenorientierung (1) kombiniert. Ein Manager, der unter diesen Voraussetzungen führt, konzentriert sich auf maximale Produktion durch die Ausübung von Macht und Autorität und kontrolliert die Mitarbeiter, indem er ihnen diktiert, was sie zu tun haben und wie sie es tun sollen.

1,9 Der 1,9-orientierte Führungsstil findet sich in der oberen linken Ecke des Gitters. Hier kümmert man sich sehr wenig um die Produktion (1) und sehr intensiv um die Menschen (9). Ein gutes Arbeitsklima zwischen Kollegen und Mitarbeitern ist sehr wichtig, selbst wenn die Erfüllung der Aufgabe darunter leidet.

1,1 Geringes Interesse an Produktion und Personen zeigt sich im Punkt 1,1 in der unteren linken Ecke. Diese Führungskraft erledigt nur das Nötigste, was erwartet wird, um in der Organisation bleiben zu können.

5,5 In der Mitte des Gitters findet sich die 5,5-Position. Hier wählt man den „goldenen Mittelweg" oder die Voraussetzungen, die sich mit dem Status Quo in Einklang bringen lassen.

9,9 In der oberen rechten Hälfte des Gitters umfaßt der Führungsstil Produktion und Bemühen um Personen. Es handelt sich um einen ziel- und teamorientierten Ansatz, der durch Partizipation, Einbindung, Engagement und Konfliktlösung aller Beteiligten optimale Resultate erreichen möchte.

(Aus Blake, R. R./Mouton J. S.: *The Managerial Grid III: The key to leadership excellence.* Houston: 1985, Gulf Publishing Co. Mit Genehmigung.)

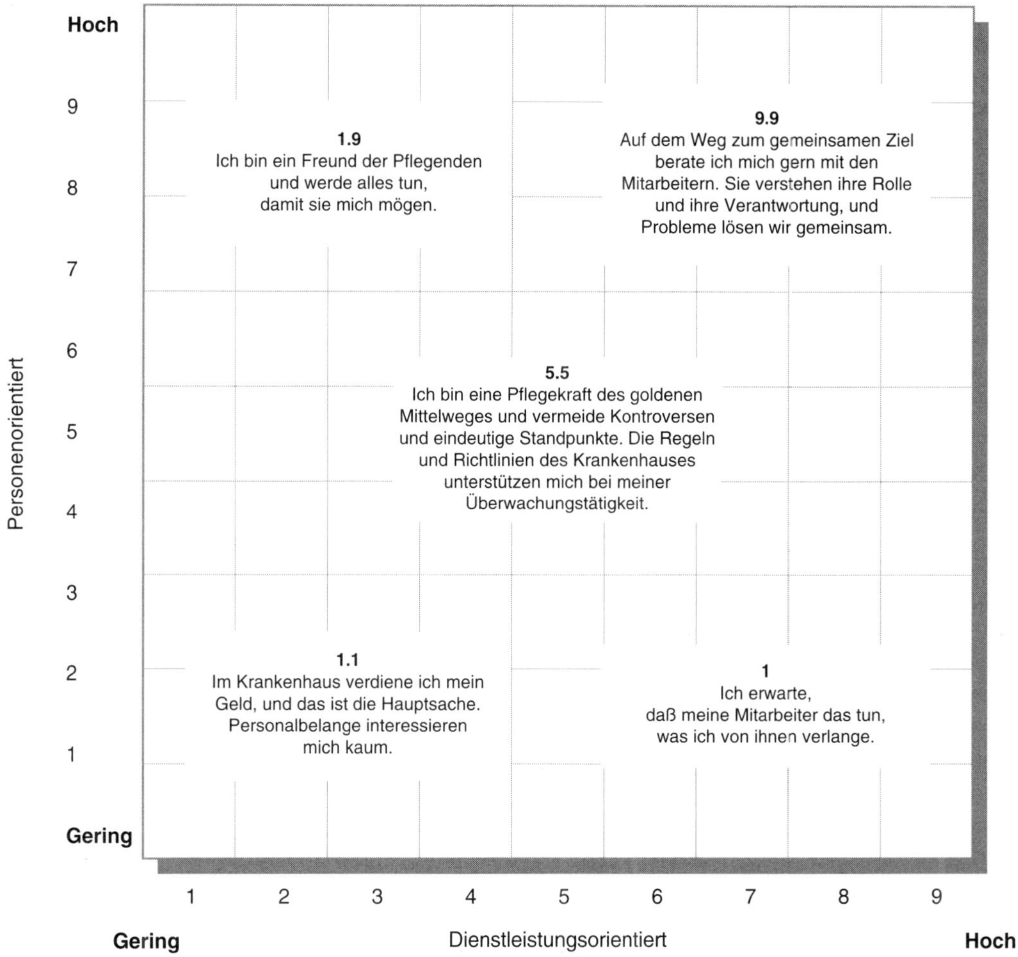

Abb. 4.9: **Das Nurse Administrator Grid®** (Aus: Blake RR, Mouton JS, und Tapper M: Grid approaches for managerial leadership in nursing. St. Louis: Mosby, 1981.)

4.5 Zusammenfassung

Verschiedene Führungstheorien wurden entwickelt, die für die leitende Pflegekraft von Nutzen sein können. Die Theorien der ersten Stufe beantworten die Frage: „Wer ist eine Führungskraft?" Die der zweiten Stufe erklären, was die Führungsperson tut oder tun kann. Die Theorien der dritten Stufe zeigen die Konsequenzen oder mögliche Ergebnisse eines ausgewählten Führungsverhaltens. Eine Theorie der vierten Stufe würde zeigen, wie eine Situation strukturiert sein muß, um maximale Führungseffektivität zu erzielen. In Kapitel 5 wird der Rahmen vorgestellt, den eine Führungskraft benutzen kann, um eine situationserzeugende Theorie der vierten Stufe zu entwickeln und anzuwenden.

Aufgaben

1. Suchen Sie Literatur, um eine aktuelle Forschungsarbeit zu finden, die eine der Führungstheorien, die in diesem Kapitel vorgestellt werden, bewertet.
2. Besorgen Sie sich eines oder mehrere der hier genannten Führungsmeßinstrumente und bewerten Sie sich selbst als Führungsperson.
3. Diskutieren Sie das Für und Wider der Verwendung von Unternehmenstheorien für die Pflege.

Literatur

Adair, M. N. & Nygard, N. K. (1982). Theory Z management: Can it work for nursing? *Nursing and Health Care, 3*, 489–491.

Arikian, V. L. (1991) Total quality management: Applications to nursing service. *Journal of Nursing Administration, 21*(6), 46–50.

Bass, B. M. (1960). *Leadership, psychology, and organizational behavior.* New York: Harper.

Blake, R. R. & Mouton, J. S. (1985). *The managerial grid III.* Houston: Gulf.

Blake, R. R., Mouton, J. S. & Tapper, M. (1981). *Grid approaches for managerial leadership in nursing*. St. Louis: Mosby.

Brown, J. F. (1936). *Psychology and the social order.* New York: McGraw-Hill.

Burns, J. M. (1978). *Leadership.* New York: Harper & Row.

Cain, C. & Luchsinger, V. (1978). Management by objectives: Application to nursing, *Journal of Nursing Administration, 8*(1), 35–38.

Carlisle, H. M. (1973). *Situational management: A contingency approach to leadership.* New York: AMACOM.

Chemers, M. M. & Rice, R. W. (1974). A theoretical and empirical examination of Fiedler's contingency model of leadership effectiveness. In J. G. Hunt & L. L. Larson *(Eds.). Contingency approaches to leadership* (S. 91–123). Carbondale, IL: Southern Illinois University Press.

Cribben, J. J. (1972). *Effective managerial leadership.* New York: American Management Association.

Davis, K. & Newstrom, J. W. (1989). *Human behavior at work: Organizational behavior (8th ed.).* New York: McGraw-Hill.

Deming, W. E. (1986). *Out of the crisis.* Cambridge, MA: Massachusetts Institute of Technology, Center for Advanced Engineering Study.

Dickoff, J. & James, P. (1975). Theory development in nursing. In P. J. Verhonick *(Ed.). Nursing Research 1* (S. 45–94). Boston: Little, Brown.

Evans, M. G. (1970). The effects of supervisory behavior on the path-goal relationship. *Organizational Behavior and Human Performance,* 5, 277–298.

Fiedler, F. E. (1967). *A theory of leadership effectiveness*. New York: McGraw-Hill.

Fiedler, F. E. (1973). The trouble with leadership training is that it doesn't train leaders. *Psychology Today, 6*(9), 23–30, 92.

Fiedler, F. E. & Chemers, M. M. (1974). *Leadership and effective management*. Glenview, Scott, Foresman.

Fiedler, F. E. & Garcia, J. E. (1987). New approaches to effective leadership: *Cognitive resources and organizational performance.* New York: John Wiley & Sons.

Fleishman, E. A. (1973). Twenty years of consideration and structure. In E. A. Fleishman & J. G. Hunt *(Eds.). Current developments in the study of leadership* (S. 1–40). Carbondale, IL: Southern Illinois University Press.

Fleishman, E. A. & Harris, E. F. (1962). Patterns of leadership behavior related to employee grievances and turnover. *Personnel Psychology, 15*, 43–56.

Flippo, E. B. & Munsinger, G. M. (1982). *Management (5th ed.).* Boston: Allyn & Bacon.

Gibb, C. A. (1947). The principles and traits of leadership. *Journal of Abnormal and Social Psychology*, 42, 267–284.

Hersey, P. & Blanchard, K. H. (1988). *Management of organizational behavior: Utilizing human resources (5th ed.).* Englewood Cliffs, N. J.: Prentice-Hall.

Hodgetts, R. M. (1986). *Management: Theory, process, and practice (4th ed.).* Orlando: Academic Press.

House, R. J. & Dessler, G. (1974). The path-goal theory of leadership: Some *post hoc* and *a priori* tests. In J. G. Hunt & L. L. Larson *(Eds.), Contingency approaches to leadership* (S. 29–55). Carbondale, IL: Southern Illinois University Press.

Humble, J. W. (1973). *How to manage by objectives.* New York: AMACOM.

Koontz, H., O'Donnell, C. & Weihrich, H. (1986). *Essentials of management (4th ed.)* New York: McGraw-Hill.

Korman, A. K. (1966). „Consideration," „initiating structure," and organizational criteria – A review. *Personnel Psychology, 19,* 349–361.

Lewin, K., Lippitt, R. & White, R. K. (1939). Patterns of aggressive behavior in experimentally created „social climates." *Journal of Social Psychology, 10*, 271–299.

Locke, E. A., Kirkpatrick, S., Wheeler, J. K., Schneider, J., Niles, K., Goldstein, H., Welsh, K. & Chah D., (1991). *The essence of leadership: The four keys to leading successfully.* New York: Lexington Books.

McGregor, D. (1960). *The human side of enterprise.* New York: McGraw-Hill.

Odiorne, G. S. (1979). *MBO II: A system of managerial leadership for the 80s.* Belmont, CA: Fearon.

O'Donovan, T. R. (1975). Leadership dynamics. *Journal of Nursing Administration, 5*(7), 32–35.

Ouchi, W. G. (1981). *How American business can meet the Japanese challenge.* Reading, MA:Addison-Wesley.

Owens, J. (1976). The uses of leadership theory. In H. G. Hicks & J.D. Powell *(Eds.), Management, organizations, and human resources (2nd ed.)* (S. 226–234). New York: McGraw-Hill.

Porter-O'Grady, T. (1992). Transformational leadership in an age of chaos. *Nursing Administration Quarterly, 17*(1), 17–24.

Raia, A. P. (1974). *Managing by objectives.* Glenview, IL: Scott, Foresman.

Schmidt, W. H. & Finnigan, J. P. (1992). *The race without a finish line: America's quest for total quality.* San Francisco: Jossey-Bass.

Shortell, S. M. (1982). Theory Z: Implications and relevance for health care management. *Health Care Management Review, 7*, 7–21.

Stevens, W. F. (1978). *Management and leadership in nursing.* New York: McGraw-Hill.

Stogdill, R. N. (1974). *Handbook of leadership: A survey of theory and research.* New York: Free Press.

Tannenbaum, R., Weschler, I. R. & Massarik, F. (1961). *Leadership and organization: A behavioral science approach.* New York: McGraw-Hill.

Zaleznik, A. (1966). *Human dilemmas of leadership.* New York: Harper & Row.

Weiterführende Literatur

Barnard, C. I. (1938). *The functions of the executive.* Cambridge, MA: Harvard University Press.

Bass, L. S. (1991). Motivation strategies: A new twist. *Nursing Management, 22*(2), 24 – 26.

Blake, R. R., Mouton, J. S. & McCanse, A. A. (1990). *Change by design.* Reading, MA: Addison-Wesley.

Bonaquist, P. A. (1986). What is leadership? *Nursing Success today, 3*(1), 9 – 13.

Boumans, N. P. G. & Landeweerd, J. A. (1993). Leadership in the nursing unit: Relationships with nurses' well-being. *Journal of Advanced Nursing, 18*(5), 767 – 775.

Boyd, M., Collins, L., Pipitone, J., Balk, E. & Kapustay, P. (1990). Theory Z as a framework for the application of a professional practice model in increasing nursing staff retention on oncology units. *Journal of Advanced Nursing, 15,* 1226 – 1229.

Cline, N. & Palau, D. (1982). Quality circles in the recovery room. *Nursing and Health Care, 3,* 494 – 496.

Drucker, P. F. (1974). *Management.* New York: Harper & Row.

Fiedler, F. E. (1987). When to lead, when to stand back. *Psychology Today, 21*(9), 26 – 27.

Fiedler, F. E. & Chemers, M. M. (1984). *Improving leadership effectiveness: The leader match concept (2nd ed.).* New York: John Wiley & Sons.

Flynn, R. (1987). The nurse manager and the art of Japanese management. *Nursing Management, 18*(10), 57 – 59.

Frieswick, G. (1990). Theory Z: What can it do for nursing? *Nursing Management, 21*(7), 104I – 104P.

Gouldner, A. W. *(Ed).* (1950). *Studies in leadership.* New York: Russell & Russell.

Guest, R. H., Hersey, P. & Blanchard, K. H. (1977). *Organizational change through effective leadership.* Englewood Cliffs, NJ: Prentice-Hall.

Hatfield, B. & Campbell, D. (1987). Quality circles: Tapping people power. *Nursing Management, 18*(5), 94.

Hemphill, J. K. (1949). *Situational factors in leadership.* Columbus: The Ohio State University.

Hersey, P., Blanchard, K. H. & La Monica, E. (1976a). A look at your supervisory style. *Supervisor Nurse, 7*(6), 27 – 40.

Hersey, P., Blanchard, K. H. & La Monica, E. (1976b). A situational approach to supervision: Leadership theory and the supervising nurse. *Supervisor Nurse, 7*(5), 17 – 22.

Hersey, P. & Duldt, B. W. (1989). *Situational leadership in nursing.* Norwalk, CT: Appleton & Lange.

House, R. J. (1973). A path-goal theory of leader effectiveness. In E. A. Fleishman & J. G. Hunt *(Eds.). Current developments in the study of leadership* (S. 141 – 177). Carbondale, IL: Southern Illinois University Press.

Johnson, K. R. & D'Argenio, C. (1991). Management training effects on nurse manager leadership behavior. *Nursing Economic$, 9*(4), 249 – 254.

Koerner, J. G. & Bunkers, S. S. (1992). Transformational leadership: The power of symbol. *Nursing Administration Quarterly, 17*(1), 1 – 9.

Lewin, K. (1951). *Field theory in social science.* New York: Harper.

Maguire, C. M. (1987). Management by objectives: Applications for OR nursing. *AORN Journal,* 45, 752 – 760.

McDaniel, C. & Wold, G. A. (1992). Transformational leadership in nursing service. *Journal of Nursing Administration, 22*(2), 60 – 65.

McLaughlin, C. P. & Kaluzny, A. D. (1990). Total quality management in health: Making it work. *Health Care Management Review, 15*(3), 7 – 14.

Porter-Stubbs, L. J. & Wodniak, C. L. (1984). Z-theory nursing. *Nursing Success Today, 1*(4), 27 – 38.

Putnam, L. & Heinen, J. S. (1985). Women in management: The fallacy of the trait approach. In B. A. Stead *(Ed.), Women in management (2nd ed.)* (S. 322 – 332). Englewood Cliffs, NJ: Prentice-Hall.

Reed, J. F. (1992). Situational leadership. *Nursing Management. 23*(1), 63 – 64.

Sovie, M. D. (1992). Care and service teams: A new imperative. *Nursing Economic , 10*(2), 94 – 100.

Stout-Shaffer, S. & Larrabee, J. (1992). Everyone can be a visionary leader. *Nursing Management, 23*(12), 54 – 58.

Strader, M. K. (1987). Adapting theory Z to nursing management. *Nursing Management, 18*(4), 61 – 64.

Tinello-Buddle, N. (1986). Quality circles: A management strategy that works. *Nursing Success Today, 3*(4), 9 – 11.

Uliss D. (1991). What leadership style best suits critical care nurses? *Nursing Management, 22*(6), 56D – 56M.

Vroom, V. H. & Jago, A. G. (1988). *The new leadership: Managing participation in organizations.* Englewood Cliffs, NJ: Prentice-Hall.

5 Komponenten der Führung in der Pflege

Lernziele

Nach Lektüre dieses Kapitels sollte die Leserin/der Leser folgende Lernziele erreicht haben:

- Benennung der drei Komponenten, die jede Führungssituation beeinflussen.
- Beschreibung der Führungsstrategien, die von Führungskräften in der Pflege verwendet werden.

Führung in der Pflege ist ein mehrdimensionaler Prozeß, der abhängt von der Beziehung zwischen der leitenden Pflegekraft und einer Gruppe, dem Umfeld oder der Organisation der Interaktion sowie der gewählten Führungstheorie. In den vorigen Kapiteln wurden diese drei Komponenten als eigenständige Gebiete behandelt. Das Ziel dieses Kapitels besteht darin, sie als Ganzes zu untersuchen, um der Führungskraft in der Pflege eine Orientierungshilfe zu geben.

Jede Führungskraft muß alle drei Komponenten berücksichtigen. Bei sämtlichen Führungssituationen gibt es Ähnlichkeiten, aber die Einzigartigkeit einer bestimmten Kombination der Komponenten darf nicht übersehen werden. In Abbildung 5.1 werden die drei Bereiche dargestellt. Jeder Kreis stellt „alle Möglichkeiten" dar, d. h., alle möglichen Kombinationen von Vorgesetzten und Gruppen, alle möglichen Umgebungen und alle möglichen Führungstheorien. Die Überschneidungen der Kreise symbolisieren die Kombination einer bestimmten Führungskraft und Gruppe in einem spezifischen Umfeld mit einer ausgewählten Theorie oder Theorien.

Allen Führungskräften in der Pflege steht eine Gruppe, ein Umfeld und eine Auswahl an Führungstheorien zur Verfügung. Durch eine Analyse der Beziehung dieser drei Komponenten untereinander kann die führende Pflegekraft die Verhaltensweisen bestimmen, die es ihr ermöglichen, ihre Gruppe bei der Zielfindung und Zielerreichung zu unterstützen. Mit anderen Worten, die Kombination der drei Komponenten bietet der Pfle-

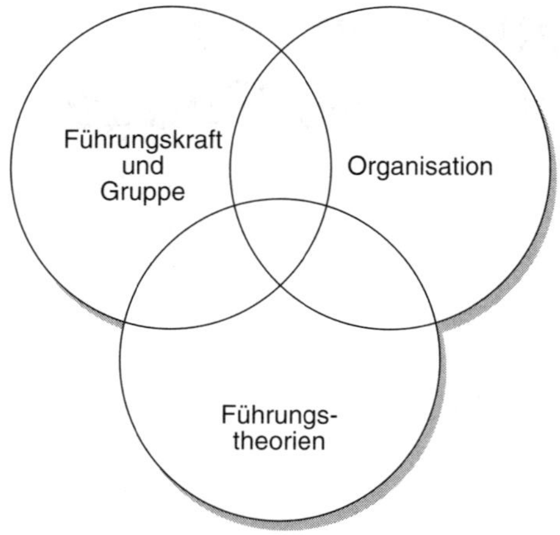

Abb. 5.1: **Komponenten der Führung in der Krankenpflege**

geführungskraft einen Rahmen, mit dessen Hilfe sie ihre eigene Führungstheorie entwickeln kann.

5.1 Die Führungskraft und die Gruppe

Führung in der Pflege wird als multidimensionaler Prozeß definiert, da die erworbenen und angeborenen Charakteristika der Führungsperson mit der situativen, interaktionalen und zielgerichteten Dimension der ersten drei Stufen der Führungstheorie kombiniert werden. Die erworbenen Eigenschaften der führenden Pflegekraft wurden in Kapitel 2 genannt: Selbstbewußtsein, Selbstsicherheit, Verantwortlichkeit und Engagement. Die Entwicklung dieser Charakteristika oder Eigenschaften ist ein steter Prozeß, durch den sich die Pflegekraft in leitender Position ihre Rolle als Führungsperson bewußt machen kann.

Eine weitere wichtige Frage ist die Zusammensetzung der Gruppe. Führungskräfte in der Pflege haben es mit zwei verschiedenen Arten von Menschen zu tun, die sie führen: Klienten des Gesundheitswesens (die, die Pflege suchen) und anderen Mitgliedern des Pflegeteams (die, die Pflege gewähren).

Für die Führungskraft, die mit der Gruppe interagiert, ist es wichtig, diese einzelnen Menschen als Personen beurteilen zu können. Die Führungskraft ist verantwortlich für die Koordination sämtlicher Gruppenaktivitäten, so daß die Bedürfnisse einer jeden von ihr geführten Person erfüllt werden.

Die Interaktion zwischen der leitenden Pflegekraft und einem speziellen Klienten ist ein besonderes Verhältnis, das oft als *therapeutische Beziehung* bezeichnet wird. In einer solchen Beziehung spielen sich spezifische Aktivitäten ab. Häufig befindet sich der pflegesuchende Klient innerhalb der Gesundheitsorganisation in einer abhängigen Situation. Die leitende Pflegekraft versucht, seine Unabhängigkeit wiederherzustellen, indem sie sich mit ihm in einer abhängigen Verbindung so lange beschäftigt, bis er so weit ist, wieder selbständig und eigenverantwortlich handeln zu können.

Auch die Interaktion zwischen der Pflege-Führungskraft und anderen Mitgliedern der Gesundheitseinrichtung findet in einer spezifischen Beziehung statt, idealerweise in einer kooperativen Beziehung. Alle, die pflegen, arbeiten an einem gemeinsamen Ziel: der Gesundheit ihrer Klienten. Und gemeinsam treffen die Mitglieder der Pflegeeinrichtung auf den Klienten. Die leitende Pflegekraft bemüht sich darum, diese Begegnung durch Kooperation und Konsultation mit allen Mitgliedern des Gesundheitsteams, die mit der Pflege dieses Klienten betraut sind, sinnvoll zu gestalten.

Im wesentlichen sorgt die Führungskraft für die Koordination der Kommunikation. Sie schafft eine Situation, in der therapeutische Beziehungen zu Klienten und kooperative Beziehungen zwischen den anderen Mitgliedern des Gesundheitsteams möglich sind. Durch die Koordination der Kommunikation unterstützt die leitende Pflegekraft die Mitglieder des Pflegeteams dabei, ihr Ziel zu erreichen, nämlich die Wiederherstellung der Unabhängigkeit der Klienten.

5.2 Die Organisation

Die Organisation ist das Umfeld der Rahmen für die Interaktion zwischen Führungskraft und Geführten. Philosophie, Richtlinien, Verfahren und Zielsetzung der Organisation bestimmen das Verhalten, das für Führer und Geführte innerhalb der Grenzen der Organisation möglich ist. Gesundheitseinrichtungen haben ein gemeinsames Ziel: Förderung, Aufrechterhaltung und Wiederherstellung der Gesundheit der Klienten.

Eine bestimmte Organisation kann „Klient" definieren als Einzelperson, als Familie, Nachbarschaft, Schule oder als Gemeinde. Aus der Definition der jeweiligen Organisation, wer Klient ist, ergeben sich die genauen Handlungsfolgen.

Einzelne Organisationen bemühen sich auch um einen spezifischen Aspekt der Pflege. So konzentriert sich ein Rehabilitationszentrum auf die Wiederherstellung der Gesundheit, und es bietet wenig Programme zur Gesundheitsförderung durch Prävention an. Das Gesundheitsamt könnte sich hauptsächlich um die Gesundheitsförderung bemühen, indem es Reihenuntersuchungen und Kurse zur Krankheitsprophylaxe durchführt. Leitende Pflegekräfte in einer speziellen Einrichtung planen Handlungen, die mit den Gesamtzielen der Organisation übereinstimmen.

Führung wurde weiter oben als ein Prozeß definiert, mit dem eine Gruppe zur Zielfindung und Zielerreichung veranlaßt wird. Diese Definition entspricht nicht nur der Definition der Führung in der Pflege, sondern sie ist auch eine wesentliche Komponente von Führung in der Pflege. Der Prozeß der Zielfindung wird deutlicher in der individuellen Beziehung zwischen Führungskraft und Geführten in einer bestimmten Organisation.

Entscheidungen über Ziele erfordern die Einbeziehung von beiden, Führungskraft und Geführten, ganz gleich, ob es sich um eine therapeutische, eine kooperative oder um beide Beziehungen handelt. Die Stärke des möglichen Engagements in solchen Beziehungen wird teilweise von den beteiligten Personen festgelegt. So beeinflußt zum Beispiel die Entwicklungsstufe des Klienten das Ausmaß, mit anderen Personen in Beziehung zu treten und unabhängig sein zu können. Ebenso beeinflußt die persönliche Philosophie der Führungskraft ihre Beziehungen zu anderen Menschen.

Die Art der Organisation ist ebenfalls von Bedeutung. In zentralistischen (hohen) Organisationen gibt es weniger Möglichkeiten zur Kommunikation und gegenseitiger Beratung. Eine dezentrale (flache) Organisation fördert Kommunikation und Absprachen. Da Geführte/Mitarbeiter sich normalerweise zufriedener fühlen, wenn sie häufig um Rat gefragt werden, muß sich die Führungskraft in einer zentralistischen Organisation mehr bemühen, eine Umgebung zu schaffen, in der Dialoge stattfinden können.

5.3 Führungstheorien

Bei der Auswahl einer oder mehrerer Führungstheorien, die sie anwenden will, muß die Führungskraft die Ziele der betreffenden Gesundheitseinrichtung kritisch analysieren. Um die Effektivität der Führungstheorien beurteilen zu können, wurden in einer Vielzahl von Organisationen mit unterschiedlichen Zielen – und nicht nur in Einrichtungen des Gesundheitswesens – Untersuchungen durchgeführt.

Da leitende Pflegekräfte Führungstheorien in Gesundheitseinrichtungen praktisch anwenden, sollten Studien durchgeführt werden, um die Wirksamkeit dieser Theorien zu ermitteln. Es ist für die Entwicklung der Pflegetheorie sicher nützlich, festzustellen, welche Theorie oder Theorien die Ziele der Pflegeeinrichtungen fördern.

In Kapitel 4 wurden verschiedene Führungstheorien und Führungsstile dargestellt, die für die Führungskraft in der Pflege von Nutzen sein können. Die Theorien der ersten Stufe können nur sehr eingeschränkt auf die Pflege übertragen werden, aber sie könnten in Verbindung mit anderen Theorien eingesetzt werden. Eine leitende Pflegekraft, die sich eine bestimmte Rolle aussucht und dann versucht, dieser Rolle zu entsprechen, könnte die Eigenschafts-Theorie nutzen. Die Führungskraft, die bei einem Autounfall als Pflegekraft aktiv wird, könnte zur situativen Führungskraft werden, da sie dort und zu diesem Zeitpunkt vielleicht die einzig kompetente Person ist.

Bei der „Case-Methode" und beim „Primary Nursing" steht die Führungskraft fast immer in direktem Kontakt zu den Klienten. Wenn sie ihre Klienten als Geführte betrachtet, könnte sie die Interaktionstheorie, Fiedlers Kontingenzmodell oder das dreidimensionale Modell der Führungseffektivität anwenden.

Falls die Pflege-Führungskraft Fiedlers Kontingenzmodell einsetzt, bewertet sie zuerst die Qualität ihrer Beziehung zum Klienten. Dann stellt sie fest, wieviel Macht sie in dieser Situation hat. Als nächstes berücksichtigt sie die Aufgabe, die der Klient schaffen soll. Nach Beendigung dieser Analyse kann sie feststellen, wieviel Anleitung oder Freiheit sie diesem Klienten gewähren muß. Dabei kann sie die Tabelle 4.3 zu Hilfe nehmen.

Wenn die Pflege-Führungskraft das dreidimensionale Modell der Führungseffektivität anwenden möchte, muß sie zuerst die Reife ihres Klienten analysieren. Reife in diesem Modell bezieht sich auf die Bereitschaft des Klienten, eine Aufgabe zu übernehmen und die Fähigkeit, diese erfolgreich durchzuführen. Der Grad der Reife des Klienten bestimmt das Verhalten der Pflegekraft, wie in Abbildung 4.4 dargestellt wird.

Die Pflege-Führungskraft, die die Leitung eines Teams übernommen hat, könnte die Management-Theorie anwenden, denn zu ihrer Führungsrolle gehört die Anleitung von Teammitgliedern. Die Teamleitung ist für die Planung und Organisation der Teamarbeit verantwortlich. Die in Kapitel 6 vorgestellte Organisationsstrategie ist für Pflegekräfte, die Teamleiter sind, nützlich.

In einem Umfeld, in dem nach der funktionalen Organisationsmethode gearbeitet wird, ist die Management-Theorie ebenfalls sinnvoll. In dieser Situation ist die leitende Pflegekraft oft die einzige examinierte Kraft, die für die Pflege mehrerer Klienten verantwortlich ist. Deshalb muß sie die Situation so strukturieren, daß alle wesentlichen Aufgaben effizient und effektiv erledigt werden. Organisation ist eine wichtige Strategie bei der funktionellen Methode.

Sollte die Pflege-Führungskraft die Theorien von Zaleznik oder McGregor nutzen wollen, muß sie ihre eigene Philosophie überprüfen, um festzustellen, ob ihre Vorstellungen mit denen dieser Theorien übereinstimmen. „Management by objectives" (MBO) liegt normalerweise nicht in der Entscheidung von einzelnen leitenden Pflegekräften. Diese Methode wird im allgemeinen von Führungskräften in Organisationen ausgeübt, die nach dem MBO-Plan arbeiten.

Obwohl jede Führungstheorie in jeder Umgebung angewendet werden kann, erklärt keine der bestehenden Theorien genau, wie eine Führungskraft die Gesundheit von Klienten fördern, aufrechterhalten und wiederherstellen kann oder wie sie sich in einer therapeutischen Beziehung verhält. Die Theorien schaffen jedoch einen Rahmen für den Umgang mit anderen Mitgliedern im Gesundheitswesen. Die leitende Pflegekraft muß die Verhaltensweisen herausfinden, die die Gesundheit fördern, aufrechterhalten und wiederherstellen.

5.4 Führungsstrategien in der Pflege

Der Pflegeprozeß ist die von leitenden Pflegekräften am häufigsten eingesetzte Strategie, um Ziele zu setzen und zu erreichen. Durch zusätzliche Strategien können die Führungskräfte eine Gruppe zu Zielsetzung und Zielerreichung hin bewegen. Diese Strategien, die in den nachfolgenden Kapiteln behandelt werden, sind Organisation, Lehren-Lernen, Entscheidungsfindung, Veränderung, Konfliktmanagement und Evaluation.

Sie sind nützliche Prozesse, die die Effektivität der Pflegeleitung als Führungskraft verstärken können. Da sie Verhaltensweisen anregen, mit denen eine Gruppe zur Erreichung eines Zieles bewegt werden kann, sind diese Strategien selbst Teil einer Führungstheorie in der Pflege.

5.5 Zusammenfassung

Wenn eine einzelne leitende Pflegekraft die Eigenschaften der Gruppenmitglieder identifiziert, die Organisation und deren Ziele untersucht und danach eine Führungstheorie auswählt, stellt sie ihre eigene Führungstheorie auf. Die Verwendung verschiedener Strategien der Führung verstärkt die Rolle der Pflegekraft als Führungskraft.

Aufgaben

1. Beschreiben Sie die idealen Arbeitsbedingungen für sich als leitende Pflegekraft.
2. Wählen Sie eine Führungstheorie aus und beschreiben Sie, wie sie diese in Ihrer idealen Pflegeumgebung umsetzen würden.
3. Wählen Sie eine Führungstheorie aus und verwenden Sie sie in Ihrer Praxis als Führungskraft. Nützt sie Ihnen? Warum oder warum nicht?
4. Beschreiben Sie die Verbindung zwischen Personal, dem Pflegesystem und den Klienten innerhalb einer bestimmten Pflegeeinrichtung. Welche Strategien kann eine führende Pflegekraft in dieser Umgebung einsetzen?

Literatur

Bailey, J. T., & Claus, K. E. (1978). Preparing nurse leaders for the world of tomorrow. *Nursing Leadership, 1*(1), 19 – 28.

Calkin, J. D. (1980). Using management literature to enhance new leadership roles. *Journal of Nursing Administration, 10*(4), 24 – 30.

Chater, S. S. (1975). A conceptual framwork for curriculum development. *Nursing Outlook, 23*, 428 – 433.

Diamond, H. (1979). Patterns of leadership, *Image, 11*, 42 – 44.

Fuller, S. (1979). Humanistic leadership in a pragmatic age. *Nursing Outlook, 27*, 770 – 773.

McCloskey, J. C. & Molen, M. T. (1987). Leadership in nursing. *Annual Review of Nursing Research, 5*, 177 – 202.

McNally, J. M. (1979). Leadership – The needed component. *Nursing Leadership, 2*(3), 6 – 12.

McNally, J. M. (1986). Live as on a mountain – Leadership, the great potential. *Journal of Professional Nursing, 2*, 380 – 389.

6 Die Führungskraft in der Pflege und der Organisationsprozeß

Lernziele

Nach der Lektüre dieses Kapitels sollte die Leserin/der Leser folgende Lernziele erreicht haben:

- Auflistung der verschiedenen Stufen im Organisationsprozeß.
- Diskussion der Faktoren, die das Setzen von Prioritäten in der klinischen Praxis beeinflussen.
- Erklärung der Bedeutung von Delegation für leitende Pflegekräfte.
- Beschreibung des Prozesses der Mittelverteilung und des Ressourcenmanagements.
- Diskussion von Fragen, die sich auf Ressourcenmanagement beziehen.

Organisation ist ein Prozeß, der von der leitenden Pflegekraft als Teil des Führungsprozesses betrieben wird. Organisation kann als Arrangement verschiedener Teilbereiche zu einem funktionierenden Ganzen definiert werden. Ihr Zweck ist die Koordination von Aktivitäten zur Erreichung eines Zieles. Deshalb stellt Organisation kein eigenständiges Ziel dar, sondern ist lediglich Mittel zum Zweck.

Häufig werden die Begriffe „Planung“ und „Organisation“ synonym verwendet. Zum Beispiel gilt Organisation nicht als ein Schritt im Pflegeprozeß; Planung ist jedoch der zweite Schritt. Im Management-Prozeß (d. h., bei der Management-Führungstheorie) ist Planung der erste, Organisation der zweite Schritt.

Mit Planung wird im Management-Prozeß festgelegt, was erreicht werden soll, und durch Organisation wird entschieden, wie dies zu geschehen hat. Trotzdem beschreiben die meisten Autoren beide Prozesse häufig als sich überschneidend.

Beim Pflegeprozeß gehört zur Planung das Beschreiben von Zielen, Setzen von Prioritäten und Festlegen von Aktivitäten zur Zielerreichung (Yura & Walsh, 1988). So kann Organisation als Teil der Planung angesehen werden, obwohl dies nicht ausdrücklich so genannt wird. Planung und damit Organisation können allgemein als Bestandteile sämtlicher Prozesse, einschließlich des Führungsprozesses, betrachtet werden. Deshalb können mit Planung und Organisation die Fragen nach dem Was, Warum, Wie, Wer, Wann und Wo im Hinblick auf bestimmte Aktivitäten beantwortet werden.

Der Organisationsprozeß wird von der effektiven Führungskraft in der Pflege bei jeder Gruppe, die sie führt, angewendet, unabhängig von deren Größe. Zum Beispiel wird er von einer Führungskraft benutzt, die, eingesetzt als Pflegedirektor, einen Pflegedienst in einem Krankenhaus, Pflegeheim, in einer Schule oder öffentlichen Gesundheitsbehörde einrichten will. Dies gilt ebenso für Führungskräfte, die als Stations- oder Teamleitungen Pflegepersonal mit der Pflege von Patienten beauftragen, oder als Primary Nurse oder als Pflegekraft, die ihre Patienten unmittelbar pflegen.

Der Organisationsprozeß läßt sich in sechs Schritte unterteilen:

1. Festlegung der Gesamtziele
2. Formulierung unterstützender Ziele, Richtlinien und Pläne
3. Identifikation und Klassifizierung von Aktivitäten, die zur Zielerreichung nötig sind
4. Zusammenstellung der Aktivitäten im Hinblick auf die verfügbaren humanen und materiellen Ressourcen und der bestmöglichen Art ihrer Nutzung unter den gegebenen Umständen
5. Delegation der zur Durchführung der Aktivitäten notwendigen Autorität auf die jeweiligen Gruppenleiter
6. Horizontale und vertikale Verknüpfung der Gruppen durch Autoritätsbeziehungen und Informationssysteme (Koontz, O'Donnell & Weihrich, 1986)

Schwerpunkt dieses Kapitels ist eine Erklärung dieser Schritte und ihre Anwendung auf die Pflege.

6.1 Festlegung der Ziele

Der erste Schritt im Organisationsprozeß ist die Festlegung der Gesamtziele. Ziele sind deutliche, genaue Vorgaben dessen, was erreicht werden soll. Sie liefern eine Anleitung für die Auswahl von Material und Methoden zur Erreichung des gewünschten Zieles. Auf das Verhalten bezogene Ziele können durch Beobachtung gemessen werden. Gesamtziele sind gewöhnlich weit gefaßt und geben eine allgemeine Vorstellung dessen, was erreicht werden soll.

Für sinnvolle Zielvorgaben wurden fünf Kriterien festgelegt (Jucius, Deitzer & Schlender, 1973). Erstens muß das Ziel *akzeptabel* sein für beide Seiten – Führer und Gruppe – die es erreichen wollen, sie müssen ihren Einsatz dafür als lohnend empfinden. Alle Gruppenmitglieder sollten das Ziel in Beziehung zum Zweck der Gruppe betrachten.

Zweitens muß das Ziel innerhalb eines vernünftigen Zeitraumes *erreichbar*, d. h. realistisch sein. Ist ein Ziel zwar akzeptabel, aber zu „hochfliegend", um es zügig zu bewältigen, dann sollte es in mehrere, eher kurzfristige Ziele unterteilt werden. „Quadriplegiker sind in der Lage, selbständig zu essen und zu trinken, bevor sie entlassen werden“ ist ein akzeptables Ziel, aber es dauert eine beträchtliche Zeit, bis es erreicht wird. Besser wäre es, mehrere kleinere Zielvorgaben zu machen, wie z. B.: „Quadriplegiker äußern den Wunsch, allein zu essen“, „Quadriplegiker verwenden Hilfsmittel zum Essen“, und „Quadriplegiker essen mit Unterstützung von Hilfsmitteln selbständig.“

Drittens muß das Ziel *motivierend* sein, d. h. es muß so formuliert werden, daß die Gruppe es unbedingt erreichen will. Arbeitet die Führungskraft mit den Gruppenmitgliedern bei der Zielfestlegung zusammen, sollten die Vorschläge der Mitglieder mit einbezogen werden, damit sie sich als Teil des Gesamtzieles fühlen. Wenn die Mitglieder das Ziel beeinflussen können, wird es zu ihrem eigenen, und sie sind sehr motiviert, es zu erreichen.

Viertens muß das Ziel *einfach* sein, d. h., nur eine Verhaltensweise sollte klar beschrieben werden. Ein gutes Ziel ist so kurz wie möglich gehalten, seine Bedeutung ist jedoch eindeutig. Bei nachfolgendem Beispiel ist Ziel A zu komplex und wortreich und enthält mehr Informationen als nötig. Ziel B ist ein angemessenes Ziel, da es den gleichen Zweck einfach und genau beschreibt.

Ziel A: Frau Day geht sicher, mit Hilfe einer Pflegekraft, die die Infusion hält, in angemessenem Tempo zur Pflegestation, die 300 m von ihrem Zimmer entfernt liegt, und zwar dreimal in 24 Stunden zwischen 8.00 und 20.00 Uhr.

Ziel B: Frau Day geht dreimal täglich zur Pflegestation.

Zum Schluß muß das Ziel allen Personen, die daran beteiligt sind, *mitgeteilt* werden. Die Führungskraft, die Gruppe und deren Vorgesetzte sollten alle sowohl zu Beginn als auch über den gesamten Prozeß hinweg die Ziele kennen, auf die sie hinarbeiten.

6.2 Formulierung unterstützender Ziele

Im Organisationsprozeß gibt es keine deutliche Abgrenzung zwischen dem ersten und zweiten Schritt. Aus dem ursprünglichen von der Führungskraft formulierten Gesamtziel können speziellere Teilziele abgeleitet werden. Wie schon früher erwähnt, müssen gute Ziele leicht erreichbar sein, und deshalb werden genauere Ziele festgelegt. Alle Ziele müssen mit den Gesamtzielen der Organisation vereinbar sein.

Ein weiterer Bestandteil des zweiten Schrittes des Organisationsprozesses ist die Anerkennung bestehender Grundsätze oder Richtlinien, Verfahren und Regeln, die die Aufgabe und die Ziele beeinflussen. Unter Richtlinie wird hier eine Handlungsanweisung verstanden, die zu einer Standardentscheidung für wiederholt auftauchende Probleme ähnlicher Natur führt (Jucius et al., 1973). Richtlinien werden normalerweise von höchster Ebene formuliert und gelten für die gesamte Organisation. Richtlinien helfen, daß Aktivitäten den Bezug zum Gesamtziel der Organisation behalten. Zum Beispiel ist „Patienten sollen am Tag der Entlassung im Rollstuhl zur Tür gebracht werden“ eine Richtlinie, die das Gesamtziel „Patienten stürzen nicht im Krankenhaus“ unterstützt.

In den meisten Gesundheitseinrichtungen gibt es Verfahrenshandbücher. Verfahren beschreiben, wie eine bestimmte Aufgabe Schritt für Schritt erfüllt werden kann. Da die Verfahrensweisen in jeder Institution unterschiedlich sein können, muß die leitende Pflegekraft mit denen in ihrem Umfeld vertraut sein. Häufig bestimmen die von einer Einrichtung verwendeten Produkte einzelner Hersteller die eingesetzten Verfahren.

Zusätzlich zu den allgemeinen Richtlinien und Verfahrensweisen kann es in einer einzelnen Pflegeeinheit Regeln geben, die nur dort gültig sind. Eine Regel in einer Pflegeeinheit könnte lauten: „Jede Krankenschwester gibt ihren eigenen Patienten frisches Eiswasser", und in einer anderen Einheit: „Pflegehilfskräfte geben täglich um ca. 10.30 Uhr allen Patienten frisches Eiswasser."

Die leitende Pflegekraft muß die institutionellen Ziele, Richtlinien und Verfahren sowie die individuellen Pflegeregeln kennen, so daß die Ziele, die sie setzt, erfüllt werden können. Wenn eine Richtlinie besagt, daß nur eine examinierte Pflegekraft Patienten entlassen darf, dann kann es keine Zielvorgabe mit dem Inhalt geben, daß Pflegehilfskräfte oder freiwillige Kräfte Entlassungen vornehmen.

6.3 Identifikation und Klassifikation von Aktivitäten

Der nächste Schritt im Organisationsprozeß ist die Identifikation und Klassifikation der für das Erreichen der Ziele notwendigen Aktivitäten. Wenn die schriftlichen Zielvorgaben sehr detailliert sind, dann ergeben sich daraus leicht die erforderlichen Tätigkeiten.

Tätigkeiten, die eine „Primary Nurse" zur Pflege einer Gruppe von fünf Patienten durchführen muß, beinhalten z. B. Unterrichtung der Patienten, Verabreichung von Medikamenten und Behandlungen, Waschen der Patienten und Betten machen. Eine Gruppenleiterin mit 15 Patienten und drei Pflegekräften muß zusätzlich zu den o. g. Tätigkeiten noch in der Lage sein, eine Teambesprechung zu planen und zu leiten, Gruppenmitglieder zu beaufsichtigen und Patienten aufzunehmen.

Bestimmte Aktivitäten, wie die Vergabe der Mahlzeiten, werden täglich durchgeführt und ändern sich kaum. Andere, wie Behandlungen und Medikamentenvergabe, ändern sich jedoch ständig. Die leitende Pflegekraft muß daran denken, sowohl die unveränderlichen als auch die veränderlichen Aktivitäten zu erkennen.

Die Führungskraft in der Pflege bestimmt nicht nur, welche Tätigkeiten durchgeführt werden müssen, sondern auch, wann, wo, wie und warum sie zu tun sind. So werden manche Medikamente stündlich verabreicht, manche nach Bedarf und manche einmal pro Schicht. Es gibt Tätigkeiten, die einmal in 24 Stunden ausgeführt werden (z. B. Waschen) oder einmal im Monat (z. B. umfassende Bewertung von Patienten in der Rehabilitationsphase). Wenn eine vorzeitige Planung erforderlich ist (z. B. für Röntgen), ist die Planung selbst eine weiterere Tätigkeit für die leitende Pflegekraft.

Einige Aktivitäten werden im Zimmer des Patienten oder bei ihm zu Hause durchgeführt, andere in einer Klinik oder irgendwo anders. Bei einem notwendigen Transport muß auch dessen Organisation in die Tätigkeiten einbezogen werden.

Für die leitende Pflegekraft ist es wichtig zu wissen, *wie* Handlungen zu erfolgen haben. Wenn eine Patientin die Kolostomiespülung mit dem Gerät einer Firma durchführt und eine andere Patientin dafür das einer anderen verwendet, können diese geringen Unterschiede wichtig sein. Wenn ein besonderes Verfahren für einen bestimmten Patienten modifiziert oder angepaßt wurde, ist das „wie" von großer Bedeutung.

Die leitende Pflegekraft sollte auch wissen, *warum* bestimmte Handlungen erfolgen. Wenn für einen Patienten, der sich scheinbar normal von einer Operation erholt, eine stündliche Vitalzeichenkontrolle angeordnet wird, sollte die leitende Pflegekraft den Grund dafür kennen, da dies ihren Organisationsplan betreffen kann. Sie wird den Grund auch ihrer Gruppe erklären wollen. Außerdem könnte sie, wenn sie die ärztlichen Standardverfahren kennt, die Anordnung ändern, falls es keinen aktuellen Anlaß dafür gibt und es sich nur um eine alte Vorschrift handelt, die nie geändert wurde.

6.3.1 Setzen von Prioritäten

Sind alle Aktivitäten identifiziert, dann sollten sie klassifiziert werden (d. h. von der leitenden Pflegekraft nach Priorität eingeordnet werden). Die Klassifizierung anhand von Prioritäten erfordert das Treffen einer Wahl über die Wichtigkeit jeder Tätigkeit und die Reihenfolge, in der sie durchgeführt werden. *Setzen von Prioritäten* wird deshalb definiert als Bestimmung der relativen Wichtigkeit von zu erledigenden Aufgaben und Festsetzung einer bestimmten Reihenfolge für sie. Prioritäten werden für die Gesamtaufgabe gesetzt (z. B. Pflege von fünf Patienten) und ebenso für die Tätigkeiten, die mit der Pflege von jedem der fünf Patienten verbunden sind.

Die leitende Pflegekraft muß über eine Grundlage zum Weg der Festlegung der Prioritäten verfügen. Sie sollte sich aus ihrer Kenntnis der biologischen und der Verhaltenswissenschaften ergeben. Bei der Pflege wird die Bedeutung einer Handlung im Vergleich zu einer anderen häufig daraus bestimmt, wie lebensbedrohlich eine spezielle Situation für den Patienten ist.

Drei wichtige Elemente für das Setzen von Prioritäten sind Ernsthaftigkeit, Dringlichkeit und Wachstum (Robert, 1991). Die leitende Pflegekraft denkt zuerst über die Ernsthaftigkeit oder Wichtigkeit einer Aufgabe oder Tätigkeit nach. Dann können Dringlichkeit oder Zeitrahmen berücksichtigt werden, und schließlich bedenkt sie das potentielle Wachstum oder die Weiterentwicklung der Aktivität, falls nichts unternommen wird. Diese drei Elemente bilden die Grundlage für das Setzen von Prioritäten und die Richtschnur für die Handlungen der leitenden Pflegekraft.

Einsatz einer Theorie als Basis für das Setzen von Prioritäten

Zwei bekannte Theorien können einfach als Grundlage für das Setzen von Prioritäten verwendet werden. Die erste ist Maslows Theorie der Hierarchie der Bedürfnisse (1954). Nach dieser Theorie sind Bedürfnisse hierarchisch organisiert; Bedürfnisse unterer Ebenen müssen befriedigt sein, bevor die der höheren Ebenen berücksichtigt werden. Maslow setzte fünf Ebenen von Bedürfnissen fest, wie in Abbildung 6.1 gezeigt wird.

Die physiologischen Bedürfnisse – Hunger, Durst, Atmen, Schlafen, Aktivität und Ausscheidung – sind überlebenswichtig und dürften so als die wichtigsten oder die mit der höchsten Priorität angesehen werden. Sicherheitsbedürfnisse, die Unterkunft, Bekleidung und Schutz beinhalten, sind ebenfalls sehr wichtig für die Sicherheit und Entwicklung eines Individuums. Die Bedürfnisse der höheren Ebenen sind nicht unbedingt lebensnotwendig und werden daher nicht berücksichtigt, bis die der unteren Ebene erfüllt sind (Maslow, 1954). So ist es z. B. wichtiger, atmen zu können, als die Gründe für eine Depression zu behandeln.

Die leitende Pflegekraft, die diese Theorie als Grundlage für ihre Prioritäten verwendet, bemüht sich sehr um die physiologischen Bedürfnisse ihrer Klienten und gibt ihnen höchste Priorität. In Bezug auf ihre Tätigkeiten betont sie zunächst die zur Aufrechterhaltung der Lebensfunktionen, z. B. Hilfestellung beim Essen (Ernährungs- und Flüssigkeitsbedürfnisse) oder beim Stuhlgang (Ausscheidungsbedürfnisse).

Die zweite Priorität dieser leitenden Pflegekraft bilden die Sicherheitsbedürfnisse wie das Bedürfnis nach einer ordentlichen, vertrauten Umgebung. Sicherheitsbedürfnisse beziehen sich auf Schutz. Der Prävention vor Stürzen und vor Hautverletzungen wird sie eine mittlere bis hohe Priorität beimessen.

Liebes-, Wertschätzungs- und Selbstverwirklichungsbedürfnisse gelten als Bedürfnisse einer höheren Ebene und haben somit eine niedrigere Priorität als physiologische oder Sicherheitsbedürfnisse. Bedürfnisse nach Liebe umfassen persönliche Beziehungen und soziale Kontakte (zu einer Gruppe zu gehören). Wertschätzungsbedürfnisse umfassen die Bedürfnisse einer Person nach Selbstachtung und Aufmerksamkeit. Selbstverwirklichung bedeutet, das jemand das tut, wofür er/sie am besten geeignet ist. Die leitende Pflegekraft vernachlässigt diese Bedürfnisse der höheren Ebenen nicht, aber es wird ihnen eine niedrigere Priorität gegeben, bis die anderen Bedürfnisse befriedigt sind.

Sind die Bedürfnisse der unteren Ebenen befriedigt, kümmert sich die leitende Pflegekraft mehr um die Bedürfnisse nach Liebe, Wertschätzung und/oder Selbstverwirklichung und gibt ihnen eine hohe Priorität. So wird z. B. eine Unterrichtsschwester gebeten, mit einem 16jährigen Jungen zu sprechen, der Probleme in der Schule hat. Sie erfährt, daß der Jugendliche aus einer wohlhabenden Familie stammt und über alle materiellen Dinge verfügt, die er wünscht (d. h., seine physiologischen und Sicherheitsbedürfnisse sind erfüllt). Er berichtet ihr jedoch, daß er neu in der Schule ist und keine Freunde findet. Die leitende Pflegekraft erkennt sofort, daß den Bedürfnissen des Jungen nach Liebe und Zugehörigkeit zu einer Gruppe höchste Priorität gegeben werden muß. Alle fünf Bedürfnisstufen sind wichtig, und die Pflegekraft muß in der Lage sein, zu bestimmen, welche für ihre Klienten zu einem bestimmten Zeitpunkt am wichtigsten sind, damit sie die entsprechenden Prioritäten setzen kann.

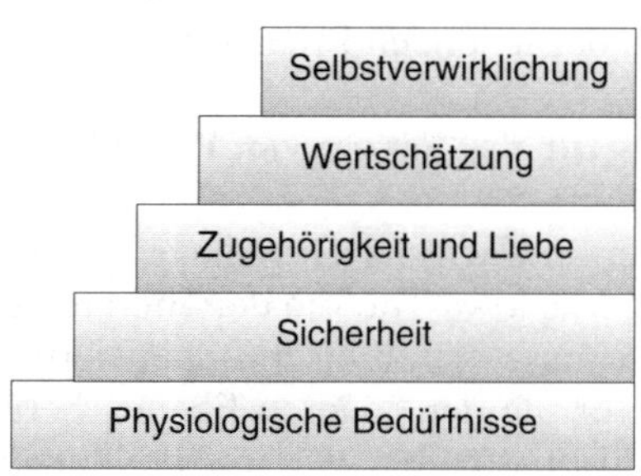

Abb. 6.1: **Die Hierarchie der Bedürfnisse nach Maslow**

Die zweite Theorie, die zum Setzen von Prioritäten genutzt werden kann, ist die Erhaltungstheorie (conservation principles) von Levine (1967). Nach Levine beschäftigt sich die Pflege mit vier Erhaltungsprinzipien. Obwohl dieser Ansatz ein ganzheitlicher (holistischer) ist, bei dem im Idealfall alle vier Prinzipien zu jeder Zeit angewendet werden, kann er auch beim Setzen von Prioritäten als Richtschnur dienen.

Das erste Prinzip bezieht sich auf die *Erhaltung von Energie* und betont die Wichtigkeit der grundlegenden Lebensprozesse. Die funktionelle Fähigkeit einer Person wird bestimmt durch die Menge der Energie, die ihr zur Verfügung steht. Biologisch gesehen ist mit Energie der Austausch von Nährstoffen und Sauerstoff gemeint. Die Verfügbarkeit von Nährstoffen und Sauerstoff sowie die Fähigkeit, diese Ressourcen zu nutzen, ist wichtig. Zusätzlich muß der notwendige Energieumfang berücksichtigt werden.

Zum Beispiel kann ein gesunder Mensch seinen Energieverbrauch durch Laufen steigern. Wenn Sauerstoff und Nährstoffe in unbegrenzter Menge zur Verfügung stehen, wird die Gesundheit nicht bedroht, selbst nicht bei Langstreckenläufen. Ist der Läufer jedoch anämisch, könnte eine Zunahme der Sauerstoffzufuhr eine ernsthafte Bedrohung für seine Gesundheit darstellen, da der Sauerstofftransport nicht effektiv stattfindet.

Die Priorität auf dieser Ebene liegt bei der Steigerung der Menge von verwendbarer Energie, um Leben zu erhalten. Zur Erfüllung dieses Zieles gibt es verschiedene spezifische Interventionen. Priorität hat die Aufrechterhaltung des Lebens durch Versorgung mit Energie für die lebenswichtigen Prozesse. Die erste Ebene oder das Zentrum des Menschen ist von größter Bedeutung.

Das zweite Erhaltungsprinzip ist das der *strukturellen Integrität*, das die Wichtigkeit des Körpers als intaktes System betont, in dem die Struktur die funktionalen Prozesse schützt. Zweite Priorität erhalten somit alle Interventionen zur Aufrechterhaltung der strukturellen Integrität des Individuums.

Zum Beispiel muß sich die Pflegeintervention auf die Integrität der Hautbeschaffenheit konzentrieren, weil die Haut als eine Barriere für Krankheitserreger der Umwelt dient. Auf dieser Ebene erfolgen besondere Prioritätsinterventionen, da das Zentrum – die Energie oder der funktionale Prozeß – durch die strukturelle Integrität geschützt werden.

Die beiden ersten Prinzipien dienen der Erhaltung des Lebens auf einer grundlegenden Ebene, während die beiden übrigen Prinzipien den Schwerpunkt auf eine sinnvolle Existenz richten, die es nur dann geben kann, wenn das Leben erhalten wird. Das dritte Prinzip ist das der *persönlichen Integrität*. Dieses Erhaltungsprinzip betont die ganzheitliche Natur von Menschen und besagt, daß ein Individuum mehr ist als Struktur und Energie; Verstand und Geist, die den Menschen einzigartig machen, sind ebenfalls notwendig für ein sinnvolles Leben. Pflegeinterventionen auf dieser Ebene richten sich auf die Bewahrung und Stärkung innerer Kräfte, die das einzigartige Selbst unterstützen und Gefühle mildern, die die Gesamtfunktion stören.

Wenn ein Kind akut krank wird, könnten sich die Eltern für die Krankheit verantwortlich fühlen. Diese Schuldgefühle der Eltern könnten das Selbstwertgefühl und damit die Pflege des Kindes stören. Priorität läge hier in der Schaffung eines realistischen Bildes von der Situation für die Eltern, um deren Schuldgefühle zu verringern und die Gesamtfunktion wiederherzustellen.

Das vierte Erhaltungsprinzip betrifft die *soziale Integrität*. Dieses Prinzip betont die Wichtigkeit der unmittelbaren Umgebung für den Komfort und die Sicherheit der Person. Zur sozialen Integrität gehören auch wichtige Beziehungen zu anderen Menschen. Hier liegt die Priorität der Interventionen auf der Beibehaltung einer gesunden, befriedigenden Umgebung einschließlich sinnvoller Beziehungen. Beispiele für Pflegeinterventionen auf dieser Ebene sind das Auswählen passender Zimmernachbarn in einer Pflegeeinrichtung und das Schaffen einer Privatsphäre für jedes Individuum.

Levines Erhaltungsprinzipien unterstreichen vier wichtige Bestandteile einer sinnvollen menschlichen Existenz. Anhand dieser Prinzipien können in der Pflege Prioritäten gesetzt werden, indem geprüft wird, ob alle wichtigen Pflegeaspekte berücksichtigt wurden. Ist die Ausführung von Aktivitäten auf allen vier Ebenen nicht möglich, dann muß das Zentrum oder die Energieebene die höchste Priorität erhalten. Strukturelle, persönliche und soziale Integrität erhalten dann niedrigere Prioritäten, wie Abbildung 6.2 zeigt.

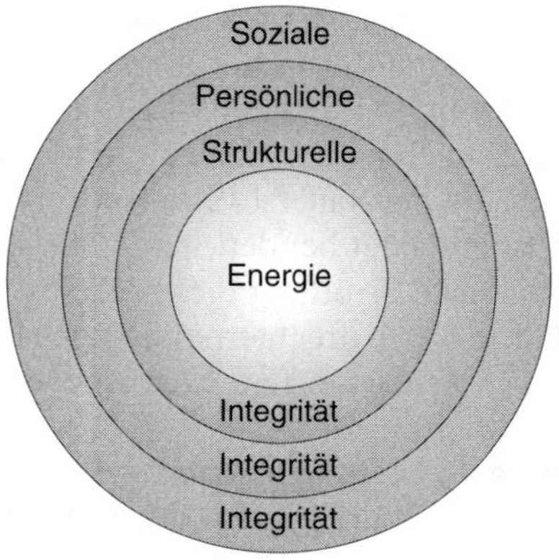

Abb. 6.2: **Konzept eines Menschen nach den Erhaltungsprinzipien**

Beeinflussende Faktoren für das Setzen von Prioritäten

Unabhängig von der verwendeten Theorie werden die Prioritäten, die die leitende Pflegekraft setzt, von vielen praktischen Überlegungen beeinflußt.

Zeit. Der erste dieser Faktoren ist die Zeit. Zeitmanagement ist ein beliebtes Konzept und gleichzeitig sinnvoll. Führungskräfte in der Pflege (und andere), die lernen, mit Zeit effektiv umzugehen, werden produktiver sein, und zwar sowohl im Beruf als auch im Privatleben. Sich Zeit zu nehmen, um Zeit zu planen, spart Zeit (Schwartz & Machenzie, 1979).

Die Fähigkeit, die genaue Zeitdauer für eine bestimmte Tätigkeit vorherzusagen, ist äußerst nützlich und wird meist durch Erfahrung erworben. Durch die Kenntnis der Dauer einer bestimmten Tätigkeit kann die leitende Pflegekraft einschätzen, wie viel sie planen kann, und sie erhält so auch die Möglichkeit, ihren Plan flexibel zu gestalten.

Die für eine Tätigkeit benötigte Zeit dürfte auch ihre Priorität beeinflussen. Eine Handlung, die viel Zeit in Anspruch nimmt, könnte hohe oder niedrige Priorität haben. Das Waschen eines semikomatösen Patienten dauert lange, aber für die Pflegekraft könnte diese Handlung eine hohe Priorität haben, weil der Patient zur Vorbeugung von Dekubitus und Kontrakturen sauber und trocken sein und bewegt werden muß. Andererseits kann die Pflegekraft dem Waschen auch eine geringe Priorität zugestehen, da sie in der gleichen Zeit viele andere Aktivitäten für andere Patienten durchführen könnte.

Es ist möglich, nur auf der Grundlage von Zeit zu organisieren. Die leitende Pflegekraft bestimmt, welche Tätigkeiten auszuführen sind und legt den Zeitraum für jede fest. Aus den Abbildungen 6.3 und 6.4 wird deutlich, wie eine Gruppenleiterin und ein Gruppenmitglied ihre Arbeit nur mit Hilfe der Zeit organisiert haben.

Die leitende Pflegekraft, die nur nach dem Zeitfaktor plant, ist wahrscheinlich sehr organisiert und hat Prioritäten gesetzt. Möglicherweise ist sie aber auch sehr aufgabenorientiert und versäumt wichtige Pflegetätigkeiten, die sich von Tag zu Tag unterscheiden, wie Unterrichten oder Beraten. Diese Aktivitäten können bei der Zeitplanung mit berücksichtigt werden, aber sie werden häufig unterlassen. Die Pflegekraft darf nicht vergessen, daß auch variable Tätigkeiten Prioritäten erhalten müssen.

Richtlinien, Regeln und Verfahren. Ein weiterer Faktor, der das Setzen von Prioritäten beeinflußt, ist das Vorhandensein von verschiedenen Richtlinien, Regeln und Verfahren. Sie haben den Zweck, die Pflege zu vereinfachen, damit eine leitende Pflegekraft automatisch weiß, was sie in einer gegebenen Situation zu tun hat. Daher können Richtlinien über die Priorität einer bestimmten Tätigkeit entscheiden.

Wenn sich aus einer Krankenhausrichtlinie ergibt, daß die Verabreichung der präoperativen Medikation eine Stunde vor dem geplanten Eingriff zu erfolgen hat, bekommt die Verabreichung der Medikation zu einer genauen Zeit eine hohe Priorität. Eine weitere Richtlinie könnte besagen, daß alle Patienten gewaschen sein müssen, bevor sie zur Physiotherapie gehen; in diesem Fall erhält das Waschen dieser Patienten wahrscheinlich eine höhere Priorität als das der übrigen.

Forschungsprojekte können ebenfalls das Setzen von Prioritäten der leitenden Pflegekraft bestimmen. Die Projekte können Tätigkeiten beinhalten, die von der leitenden Pflegekraft selbst auszuführen sind, oder können Informationen für die Forscher über Patienten einschließen, die an bestimmten Studien teilnehmen sollen. Wenn die Forschung einen hohen Stellenwert hat, ist es für die leitende Pflegekraft wichtig, entsprechende Aktivitäten als Prioritäten in ihren Arbeitsplan einzubeziehen.

Erfahrung und Wertvorstellungen der leitenden Pflegekraft. Die früheren Erfahrungen und das Wertesystem der leitenden Pflegekraft beeinflussen die Prioritäten, die sie setzt, sehr stark. Sie wird den Tätigkeiten, die sie gern durchführt, die sie aus der Vergangenheit kennt und denen, die sie einfach für notwendig hält, eine hohe Priorität geben. Ihre Grundlage dafür könnte im Wissen oder in der Intuition liegen. Eine niedrigere Priorität würde sie den Tätigkeiten zuweisen, die sie nicht gern ausführt, die sie noch nie durchgeführt hat oder bei denen sie unsicher ist.

Weiß eine leitende Pflegekraft aus ihrer Erfahrung, daß es wenig Zweck hat, einen Patienten am Tag der Entlassung über die richtige Diät zu unterrichten, dann wird sie der Unterrichtung über Ernährung zu einem früheren Zeitpunkt während des Krankenhausaufenthaltes eine höhere Priorität beimessen. Wenn eine Unterrichtsschwester gern Sexualkunde unterrichtet, wird sie dem Thema automatisch eine höhere Priorität geben; fühlt sie sich jedoch nicht wohl dabei, würde dieses Thema eine niedrige Priorität erhalten oder gar nicht vermittelt werden.

Wünsche und Vorlieben der Patienten. Auch die Vorlieben der Patienten müssen die Prioritäten der leitenden Pflegekräfte beeinflussen. Was für die Pflegekraft nur „Kleinigkeiten" sind, kann für den Patienten äußerst wichtig sein, wie z. B. die Versorgung seiner Blumen. Manche Patienten folgen einem festgelegten Tagesablauf, den sie nicht ändern wollen, wenn sie in ein Krankenhaus oder Pflegeheim kommen; für sie hat dies eine hohe Priorität.

Die Beteiligung der Klienten am Setzen von Prioritäten hängt von vier Faktoren ab: der Art des Gesundheitsproblems, dem Verständnis des Klienten über seine Situation, dem Wunsch des Klienten nach Beteiligung (Bower, 1979) und der Bereitschaft der leitenden Pflegekraft, diese Beteiligung zuzulassen. Einige Klienten und ihre Familien wünschen eine starke Beteiligung an der Pflege, andere wiederum ziehen es vor, daß die leitende Pflegekraft alles für sie erledigt. Manche Patienten würden sich gern beteiligen,

Täglicher Arbeitsplan

Teamleiter John **Datum** 25.06.95

7.00 Uhr	Übergabe, Aufgabenverteilung
7.30 Uhr	Bericht an das Team
8.00 Uhr	
8.30 Uhr	Medikamentenvergabe
9.00 Uhr	
9.30 Uhr	Vormittagspflege Mr. Brown, 36
10.00 Uhr	
10.30 Uhr	Unterstützung der Teammitglieder
11.00 Uhr	
11.30 Uhr	
12.00 Uhr	Medikamentenvergabe, Visiten
12.30 Uhr	Mittagessen
13.00 Uhr	✓ crash cart
13.30 Uhr	Mr. Brown beim Aufstehen und Gehen helfen
14.00 Uhr	Aufnahme, Assistenz nach OP
14.30 Uhr	Bericht vom Team
15.00 Uhr	✓ Narkotika, Bericht erstatten

Abb. 6.3: **Zeitlicher Organisationsplan eines Teamleiters für einen Frühdienst**

sind aber entweder zu krank oder können ihre Situation nicht verstehen, so daß sie dazu gar nicht oder nur teilweise in der Lage sind.

Eine leitende Pflegekraft, die von der Beteiligung der Klienten an der Pflege und beim Setzen von Prioritäten überzeugt ist, findet Wege, sie zu unterrichten und ihnen zu helfen, um sie so weit wie möglich einzubeziehen. Führungskräfte, die die Prioritäten lieber selbst festlegen, werden Wege finden, eine Beteiligung der Klienten zu vermeiden. Keine Lösung ist die bessere, denn die Beteiligung der Klienten hängt hauptsächlich von deren Interessen und Fähigkeiten ab.

Eine junge Mutter, die gerade eine komplikationslose Vaginalentbindung hinter sich hat und mit ihrer neuen Rolle glücklich ist, wird gern an ihrer eigenen Pflege und der ihres Babys mitwirken; und dies sollte von der leitenden Pflegekraft unterstützt werden. Aber eine Frau, die mit einem Notfall-Kaiserschnitt entbunden wurde und ihre Schwan-

Täglicher Arbeitsplan

Teamleiter Mary **Datum** 25.06.95

Patient	4	5	6	7	8	9	10	11
12A Ms Maguiere, 40 TAH, BSO 6/23	auf				auf			
12B Mrs. Watts, 63 Valvektomie 6/22				auf			Rücken eingerieben I & O	I & O
14 Susan Miller, 24 PID	IV Med	IV Med			IV Med	IV Med		I & O
17 Mrs. Jones, 42 Radiumimplant →9A 6/27			✓ Essen				Rücken eingerieben	
21A Mrs. Dent, 58 Vag hyst 6/24	auf				auf	auf		I & O
21B Mrs. Larch, 36 tubal reamastomosis 6/24					auf			I & O

Abb. 6.4: **Zeitlicher Organisationsplan eines Teammitgliedes für einen Spätdienst**

gerschaft nicht gewollt hatte, dürfte vielleicht nicht in der Lage oder bereit sein, sich an ihrer eigenen Pflege und der des Kindes zu beteiligen.

Wenn sich die Wünsche von Patienten und die Überzeugungen der leitenden Pflegekraft unterscheiden, muß ein Kompromiß erzielt werden. Eine Möglichkeit zur Bewältigung eines solchen Konfliktes wäre das Setzen von Prioritäten auf der Basis von tatsächlichen und potentiellen Problemen. Bei diesem Ansatz werden Prioritäten in vier Stufen aufgeteilt: 1) alle Probleme, die das Leben und die Sicherheit des Klienten betreffen, 2) tatsächliche Probleme oder Bedürfnisse, bei denen der Klient oder seine Familie um Unterstützung bitten, 3) tatsächliche oder potentielle Probleme oder Bedürfnisse, die nach Ansicht der Pflegekraft schwerwiegende Auswirkungen auf die Gesundheit und das Wohlbefinden des Klienten haben, die aber von ihm und/oder der Familie nicht erkannt werden und 4) tatsächliche oder potentielle Probleme oder Bedürfnisse, bei denen der Patient oder seine Familie um zukünftige Unterstützung gebeten haben (Kron & Gray,

1987). Die leitende Pflegekraft kann diese Methode des Setzens von Prioritäten gemeinsam mit dem Patienten und seiner Familie anwenden, so daß die Wünsche beider Seiten erfüllt werden.

Ein 70jähriger Mann, der einen Schlaganfall erlitten hat und in eine Rehabilitationsklinik kommt, hat sicher einige Prioritäten, die sich von denen der leitenden Pflegekraft unterscheiden. Bei der Besprechung der tatsächlichen und potentiellen Probleme können sie gemeinsam Prioritäten festlegen, wie z. B. 1) Hilfestellung beim Gehen, 2) Anziehen lernen, 3) Prävention von Kontrakturen auf der gelähmten Seite und 4) Veränderung der Wohnung, damit er wieder nach Hause gehen kann.

Setzen von Prioritäten in der Praxis

Beim Setzen von Prioritäten muß die leitende Pflegekraft einiges berücksichtigen. Das erste und wichtigste ist, daß Prioritäten sich ändern. Zu jeder Zeit kann etwas geschehen, was eine Änderung der Prioritäten erfordert. Sowohl „Routinehandlungen" wie der Transport von Patienten zum und vom Operationssaal, Mahlzeiten, die zu spät oder zu früh gebracht werden, neue Anordnungen, Aufnahme und Entlassung von Patienten als auch Notfälle wie z. B. Patienten, die aus dem Bett fallen oder einen Herzstillstand erleiden, können Prioritäten verändern. Die leitende Pflegekraft muß sich beim Setzen von Prioritäten immer klar darüber sein, daß sie flexibel bleibt.

Sie muß darauf achten, jeden Tag für alle Tätigkeiten in ihrem Verantwortungsbereich Prioritäten zu setzen. Dazu gehören direkte Pflegeaktivitäten, indirekte Pflegehandlungen, wie z. B. Pflegeaudits und andere Routineaufgaben wie Überprüfen des Notfallwagens und Zählen der Narkotika. Möglicherweise bewältigt sie nicht alle Aufgaben vollständig an einem Tag, oder nicht so, wie sie es möchte; aber eine Tätigkeit, die an einem Tag eine niedrige Priorität hat und nicht beendet wird, kann am folgenden Tag eine höhere Priorität erhalten.

Die Realitäten beim Prioritätensetzen bei einer schlechten Personalsituation oder in einer Notsituation zeigen, daß sich Prioritäten verändern und oft nur bestimmte Dinge erledigt werden können. Dies ist einer der Gründe, warum die meisten wichtigen Dinge zuerst getan werden sollten, weil die weniger wichtigen warten müssen.

Die leitende Pflegekraft sollte ihre Prioritäten schriftlich festhalten und die Liste bei sich tragen. Da sie für eine Vielzahl von Tätigkeiten Verantwortung trägt, sollte sie sich nicht auf ihr Gedächtnis verlassen. Wenn Tätigkeiten und Prioritäten erledigt sind, kann sie sie auf ihrer Liste abhaken und/oder sich Notizen über Dinge machen, die sie den Vorgesetzten, dem Arzt oder den Schwestern der nächsten Schicht mitteilen möchte. Sie kann auch Tätigkeiten hinzufügen und ihre Liste revidieren, falls Veränderungen eintreten.

6.4 Zusammenstellen von Aktivitäten

Der vierte Schritt beim Organisationsprozeß ist das Zusammenstellen und aufeinander Abstimmen der Tätigkeiten entsprechend den verfügbaren humanen und materiellen Ressourcen. In der Sprache der Pflege ist die Zusammenstellung von Aktivitäten gleichzusetzen mit dem Zuteilen von Aufgaben. Wenn sämtliche Tätigkeiten identifiziert sind und ihnen eine Priorität gegeben wurde, dann muß die leitende Pflegekraft ihre Ressourcen überprüfen, damit sie bestmöglich nach Zeit, Begabung und Wirtschaftlichkeit genutzt werden können. Die leitende Pflegekraft muß sowohl ihre Gruppenmitglieder als auch die materiellen Ressourcen, die ihr zur Verfügung stehen oder die sie erhalten kann, genau einschätzen.

Bei Zuteilung von Aufgaben muß eine leitende Pflegekraft, die Gruppenleiterin oder Stationsleiterin ist, die Bedürfnisse, Vorstellungen, Erfahrung, Vorlieben, Stärken und Schwächen eines jeden Gruppenmitgliedes kennen. Sie wird sich bemühen, jedem Mitglied eine Tätigkeit zuzuordnen, die eine neue Lernmöglichkeit darstellt und gleichzeitig innerhalb seiner Fähigkeiten liegt. Ähnlich wird eine Primary Nurse oder eine Abteilungsleiterin, der eine Pflegehilfe zur Verfügung steht, für dieses Gruppenmitglied Aufgaben auswählen, die, unter Berücksichtigung seiner Fähigkeiten und Vorlieben, nützlich sind für es selbst und für die Patienten, die es pflegt.

In der Pflege wurden Aufgaben häufig nach dem Konzept der „Fairness" vergeben. Das bedeutet, daß jedes Gruppenmitglied die gleiche Anzahl von Patienten pflegt. Allerdings sind die Bedürfnisse von Patienten und Personal nicht immer so, daß der Arbeitsaufwand, sie zu erfüllen, numerisch gleich ist. Die leitende Pflegekraft muß lernen, das Personal davon zu überzeugen, daß eine Zuteilung von mehr oder weniger Patienten nicht unbedingt „unfair" ist.

Bei der Aufgabenverteilung sollte auch die räumliche Unterbringung der Patienten berücksichtigt werden, aber die Aufgaben sollten unter Berücksichtigung der Bedürfnisse der Patienten und der Qualifikation der Gruppenmitglieder erfolgen, nicht auf der Grundlage von Zimmernummern. Man könnte aber unnötig weite Wege für die Pflegekräfte vermeiden, wenn man sie nicht mit der Pflege von kritischen Patienten an beiden Enden eines langes Flurs betraute. (Eine bessere Lösung wäre, die kritischen Patienten nahe zusammenzulegen, und zwar in der Nähe des Stationszimmers.)

Von den Gruppenmitgliedern benötigt die leitende Pflegekraft Informationen darüber, welche Tätigkeiten sie gern ausführen und welche nicht. Manchmal geschieht dies informell; die leitende Pflegekraft fragt jedes Mitglied kurz nach seinen Vorlieben, oder was es ungern tut. Die Teamleiterin kann sich über die Präferenzen aber auch anläßlich einer Teambesprechung informieren, bei der alle Aktivitäten vorgestellt und diskutiert werden und die Aufgabenverteilung dann unter Mitwirkung der Gruppe vorgenommen wird. Die leitende Pflegekraft muß jedoch sicher sein, daß jede Tätigkeit deutlich auf ein bestimmtes Gruppenmitglied übertragen wird.

Die leitende Pflegekraft muß auch die *Stellenbeschreibung* eines jeden Gruppenmitglieds kennen. Eine Stellen- oder Arbeitsplatzbeschreibung ist ein formelles Dokument, oft von der Verwaltung erarbeitet, das die Arbeit und den Rahmen für jede Position innerhalb der Organisation beschreibt (z. B. Stationsleitung, Teamleitung, *licensed practical nurse,* oder *clinical specialist*). Ein Gruppenmitglied kann keine Aufgaben zugeteilt bekommen, die nicht innerhalb des in der Stellenbeschreibung genannten Verantwortungsbereiches liegen.

Festgelegte Prioritäten und Vorlieben der Klienten müssen bei der Aufgabenübertragung beachtet werden. Aufgrund der vorrangigen Bedürfnisse eines Klienten oder der begrenzten Anzahl an Gruppenmitgliedern kann ein Gruppenmitglied auch mit der Pflege eines Patienten beauftragt werden, den es lieber nicht versorgen würde. In diesem Falle wird die leitende Pflegekraft eng mit diesem Gruppenmitglied zusammenarbeiten und es unterstützen. Die Pflege des Patienten darf nicht darunter leiden, daß die Pflegekraft mit der ihr übertragenen Verantwortung nicht zufrieden ist.

Materielle Ressourcen müssen ebenfalls bei der Abstimmung der Tätigkeiten oder Übertragung von Aufgaben berücksichtigt werden. Zum Beispiel gibt es in einer 30 Betten umfassenden Abteilung eines Pflegeheims zehn Patienten, die im Rollstuhl geduscht werden können, aber es steht nur eine geeignete Dusche zur Verfügung. Die leitende Pflegekraft muß entscheiden, wie diese Rollstuhl-Dusche am besten genutzt werden kann, damit die Klienten davon profitieren und die Zeit der Gruppenmitglieder am besten genutzt wird. Im gleichen Pflegeheim gibt es eine Priorität, daß eine Patientin über ihre Ernährung unterrichtet wird, aber die gesamte audio-visuelle Ausrüstung, die dafür notwendig ist, wird gerade an anderer Stelle eingesetzt. Die leitende Pflegekraft muß nun entweder die Priorität ändern oder die Lehrmethode.

Diesen Beispielen kann man entnehmen, daß verfügbare Ressourcen das Setzen von Prioritäten beeinflussen. Falls gewünschte Ressourcen nicht oder erst zu einem späteren Zeitpunkt verfügbar sind, dann müssen die Prioritäten neu festgelegt werden.

6.5 Delegation

Sind die Aktivitäten nach ihrer Priorität mit den verfügbaren Ressourcen verteilt, kann sich die leitende Pflegekraft dem nächsten Schritt im Organisationsprozeß widmen: der Delegation der Autorität auf die Gruppe, damit die Tätigkeiten auszuführen sind. Delegation von Autoriät ist wahrscheinlich die wichtigste Stufe beim Organisationsprozeß.

Delegation ist der Prozeß der teilweisen oder ganzen Übertragung der Verantwortung von einer Person auf eine andere. Es ist etwas, was die leitende Pflegekraft tun muß. Zweck der Delegation ist Effizienz; keine Person kann die gesamte Arbeit erledigen. Daher muß ein Teil der Aufgabe auf andere übertragen oder delegiert werden. Allerdings, selbst wenn eine Tätigkeit delegiert wurde, liegt die endgültige Verantwortung dafür weiter bei der leitenden Pflegekraft (d. h. bei der Person, die die Tätigkeit delegiert hat).

6.5.1 Probleme mit der Delegation

Einige Führungskräfte haben Schwierigkeiten zu delegieren, was für die Organisation zu zwei größeren Problemen führt. Erstens ist die Führungsperson, die nicht delegiert, schnell überarbeitet. Eine überarbeitete Führungskraft ermüdet schneller, wird uneffektiv, und das System kann zusammenbrechen.

Zweitens werden Gruppenmitglieder, denen nicht genug Verantwortung delegiert wird, gelangweilt, faul und uneffektiv. Auch das kann zu einem Zusammenbruch des Systems führen. In der Pflege, und auch sonst, hat es sich gezeigt, daß an ruhigen Tagen mehr Fehler gemacht werden als an hektischen.

Gruppenmitglieder, deren Führung delegiert, profitieren auf dreierlei Weise: 1) ihr Verantwortungsbewußtsein wird verstärkt, 2) sie erweitern ihren Wissensstand und 3) ihre Arbeitszufriedenheit wird gesteigert (Beyers & Phillips, 1979). Schließlich fühlt sich die Gruppe wohl, hat eine gute Arbeitsmoral, und die Produktionsrate ist hoch; daher funktioniert die Organisation optimal.

Führungskräfte geben viele Gründe an, weswegen sie nicht ausreichend delegieren. Diese Gründe lassen sich in drei Kategorien aufteilen: die Gefühle der Führungskraft zur Tätigkeit, die zu sich selbst (Selbsteinschätzung) und die zur Gruppe.

Was eine Führungskraft über eine Tätigkeit denkt, beeinflußt die Entscheidung, sie zu delegieren. Einige der Gründe, weswegen sie nicht delegiert sind:

1. Eine Tätigkeit ist für die Gruppe zu schwierig.
2. Es würde mehr Zeit in Anspruch nehmen, der Gruppe die Tätigkeit zu erklären, als sie selbst auszuführen.
3. Die Tätigkeit kann nur von einer bestimmten Person ausgeführt werden.
4. Mit der Durchführung der Tätigkeit sind rechtlich weitreichende Konsequenzen verbunden.

Viele Gründe für fehlende Delegation liegen in der Selbsteinschätzung der Führungskraft. Zum Beispiel:

1. Ich bin sowieso für die Arbeit verantwortlich, also kann ich sie auch selber machen.
2. Ich mache diese Tätigkeit gern.
3. Es gibt mir ein gutes Gefühl, wenn ich die Tätigkeit allein erledigen kann.
4. Ich erledige die Aufgabe besser als jeder andere.
5. Ich verliere die Kontrolle, wenn ein anderer es macht.

Die Gefühle der Führungskraft über die Gruppe haben großen Einfluß darauf, wieviel Arbeit delegiert wird. Zum Beispiel könnte sie denken, daß

1. Gruppenmitgliedern nicht vertraut werden kann, daß sie die Tätigkeit richtig durchführen.
2. sie nicht genug Erfahrung oder Fähigkeiten haben, um sie zu tun.
3. sie auch ohne diese zusätzliche Tätigkeit schon genug zu tun haben.
4. sie sie nicht darüber informieren werden, was geschieht.
5. sie mehr Geld wollen, wenn sie mehr arbeiten.
6. sie vielleicht zu gut werden und dann ihre Stelle wollen.

Einer der Hauptgründe, warum Führungskräfte wenig oder gar nicht delegieren, könnte daran liegen, daß sie einfach nicht wissen wie es geht.

Das Scheitern der Delegation kann auch an der Gruppe liegen. Es gibt zwei Hauptgründe, weshalb Gruppenmitglieder zögern, delegierte Verantwortung zu übernehmen: sie haben Angst vor Versagen, und ihnen fehlt Vertrauen – zu sich selbst und/oder zur Führungskraft (Jucius et al., 1973). Diese beiden Gründe sind eng miteinander verbunden.

Viele Menschen haben Angst, etwas Neues zu tun, weil sie sich nicht zutrauen, es richtig zu machen. Sie haben wenig oder kein Selbstvertrauen und fürchten negative Konsequenzen, wenn ihnen Fehler unterlaufen. Mißtrauen von der Führungskraft kann Gruppenmitglieder auch davon abhalten, eine von ihr delegierte Aufgabe zu akzeptieren. Gruppenmitglieder werden einer Führungskraft mißtrauen, die zweideutige Anweisungen gibt, die Gruppenmitglieder gegeneinander ausspielt, die erwartet, daß die Gruppe Fehler der Führung deckt (Jucius et al., 1973), oder die für die übertragene Aufgabe nicht die notwendige Autorität delegiert.

6.5.2 Verbesserung der Delegation

Führungskräfte können viel tun, um ihre Delegationsfähigkeiten zu verbessern. Zuerst sollten sie sich über ihre Gefühle über sich selbst als Vorgesetzte, über die Gruppe und besonders über Delegation im allgemeinen klar werden. Sind diese Gefühle bewertet, und die Führungskraft will bewußt effektiv delegieren, dann sollte sie sorgfältig die Tätigkeiten überprüfen, die sie delegieren möchte.

Die Tätigkeit sollte von der Führungsperson klar definiert werden, und diese Definition der Tätigkeit sollte dann der Person mitgeteilt werden, die sie übernehmen soll (Volante, 1974). Es ist äußerst wichtig, genau auszudrücken, was getan werden muß. Wenn Führer und Geführte genau wissen, was zu tun ist, dann sollte niemand den Delegationsprozeß fürchten.

Der Vorgesetzte kann mit seinen Mitarbeitern besprechen, ob Anweisungen für die Erledigung der Tätigkeit erforderlich sind oder nicht. Nach der Einschätzung der Gruppenmitglieder sollte der Führungskraft klar sein, ob ein bestimmtes Gruppenmitglied eine übertragene Aufgabe selbständig erledigen kann oder ob es Hilfe benötigt.

Wichtig ist, daß die leitende Pflegekraft auch die notwendige Autorität (Handlungsvollmacht) für die übertragene Aktivität delegiert. Ohne diese Vollmacht kann das Gruppenmitglied nicht handeln. Sowohl Führer als auch Geführte wissen, daß genügend Autorität delegiert wurde, wenn die Geführten in der Lage sind, die notwendigen Entscheidungen hinsichtlich der Erfüllung der übertragenen Aufgabe selbst zu fällen. Die Führungsperson *muß* Autorität delegieren.

Die leitende Pflegekraft muß mit der Gruppe ein Feedback über die Tätigkeiten und deren Bewältigung vereinbaren. Sind sich beide über die Tätigkeiten im klaren, dann ist es für die Gruppe leicht, die Führungskraft während der Arbeit über den Fortschritt oder Mangel daran zu informieren. Allerdings muß die Führungskraft mit der ganzen Gruppe und/oder mit jedem einzelnen Gruppenmitglied genau Zeit und Ort für das Feedback vereinbaren. Fortschrittsberichte müssen gegeben werden, denn die Verantwortung für die Tätigkeit bleibt bei der Führungskraft, die wiederum gegenüber ihren Vorgesetzten Rechenschaft ablegen muß.

Schließlich sollte die Führungskraft bereit sein, die Gruppenmitglieder für erfolgreiche Erfüllung der Aufgaben und die Übernahme von Verantwortung (Koontz et al., 1986) zu belohnen. Gruppenmitglieder, deren Anstrengungen vom Vorgesetzten geschätzt werden, sind eher motiviert, weitere Verantwortung zu übernehmen. Ein einfaches „Danke" kann schon weitreichende Folgen haben.

6.5.3 Berichten

Immer, wenn eine leitende Pflegekraft jemanden bittet, etwas für sie zu tun, delegiert sie einen Teil ihrer Verantwortung. Zum Beispiel, wenn eine *primary nurse* eine Pflegehilfe bittet, für sie ein Bett zu machen, dann hat sie der Pflegehilfe einen Teil ihrer Verantwortung für die Pflege eines bestimmten Patienten übertragen. Wenn eine Stationsleitung ihre Station in drei Gruppen teilt und für jede Gruppe einen Gruppenleiter und bestimmte Gruppenmitglieder ernennt, dann hat sie die Verantwortung für die Pflege aller Patienten ihrer Station delegiert.

In der Pflege ist die Delegation eng mit der Berichterstattung verknüpft. Leitende Pflegekräfte berichten ihren Vorgesetzten, ihren Gleichrangigen Peers und ihren Gruppenmitgliedern. Ein Bericht an Vorgesetzte bedeutet, Rechenschaft abzulegen über die übernommene Verantwortung.

Die Berichterstattung an Gleichrangige – zum Beispiel ein Übergabebericht – ist sowohl eine Delegation von Verantwortung als auch eine Darstellung der erledigten Arbeiten. Technisch gesehen wird Verantwortung eigentlich nur von den Vorgesetzten delegiert, aber Übergabeberichte werden gegeben, um das Personal auf seine Verantwortung vorzubereiten.

Es gibt mehrere Möglichkeiten, Übergabeberichte zu verfassen, und keine ist alleingültig. Ein Bericht kann von einer leitenden Pflegekraft, die ihre Schicht beendet, auf Band gesprochen werden. Alle oder ein Teil der Mitglieder der nächsten Schicht können das Band abhören und der Pflegekraft Fragen stellen. Der Bericht kann auch in Form einer Visite erfolgen, wenn Pflegepersonal von Zimmer zu Zimmer geht und die Pflege der Patienten entweder vor dem Zimmer oder im Zimmer mit den Patienten bespricht. *Primary Nurses* und ihre Assistenten können sich gegenseitig berichten. Diesen Methoden der Berichterstattung ist gemeinsam, daß jeder Rechenschaft abgibt über das, was getan wurde und der neuen Mannschaft hilft, sich darauf vorzubereiten, was getan werden muß.

Der Bericht einer leitenden Pflegekraft an ihre Gruppe ist eine echte Delegation von Verantwortung und Autorität. Überträgt sie einem Gruppenmitglied die Pflege eines Patienten, dann muß sie es ausführlich über den Patienten informieren und darüber, was es zu tun hat. Die Verwendung eines Kardex und/oder eines Pflegeplanes hilft bei der Berichterstattung, da eine spezielle Form verwendet wird und der Bericht über jeden Patienten nach dem gleichen Muster abläuft. Das Mitglied kennt die Form der Information, und kann sich mehr um den Inhalt des Berichtes kümmern. Um Informationen zu klären, können Fragen gestellt werden, und die leitende Pflegekraft und das Gruppenmitglied haben die gleiche Ausgangsposition.

Bei einem Übergabebericht sind einige Bestandteile absolut notwendig. Name, Zimmernummer und Diagnose für jeden Klienten müssen stets enthalten sein. Manchmal wird auch der Name des behandelnden Arztes mitgeteilt. Der Bericht informiert hauptsächlich über das, was mit dem Patienten während der letzten Schicht geschah. Wichtige Informationen über den Zustand des Patienten im letzten oder den beiden vorhergehenden Schichten sollten auch berichtet werden. Schließlich sollte ein Übergabebericht immer zu einer bestimmten Zeit beginnen, damit das Personal aus beiden Schichten teilnehmen kann.

6.6 Verknüpfung

Der letzte Schritt im Organisationsprozeß ist die Koordination. Gruppen oder Gruppenmitglieder müssen horizontal und vertikal in einem Rahmen von Autoritätsbeziehungen und Informationssystemen in die Organisationsstruktur eingegliedert werden. Auch hier gibt es keine deutliche Unterscheidung zwischen Delegation und diesem Schritt, denn die Einrichtung von Feedbackkontrollen für die Delegation ist Teil des Rahmens der Autoritätsbeziehungen.

Das Ziel der Organisation ist die Koordination von Tätigkeiten, und mit diesem letzten Schritt sind die Rahmenbedingungen komplett. Selbst wenn alle fünf vorherigen Schritte zufriedenstellend vollzogen wurden, kann der Prozeß noch scheitern, wenn die Tätigkeiten der Mitglieder nicht verknüpft sind. Die Mitglieder müssen wissen, an wen sie sich wegen Hilfe oder Entlastung wenden können.

Offene Kommunikationswege sind ein notwendiger Teil der Koordination. Die Mitglieder müssen in der Lage sein, frei miteinander und mit der leitenden Pflegekraft zu kommunizieren. Sie müssen wissen, daß sie ihre Autorität von der Führungskraft erhalten. Wenn die leitende Pflegekraft abwesend ist (z. B. zur Kaffeepause), dann sollte sie eine Vertretung bestimmen, die ihre Verantwortung für diese Zeit übernimmt, und den Gruppenmitgliedern deren Namen mitteilen.

Gruppenmitglieder müssen auch wissen, an wen sie sich wenden können, wenn sie Unterstützung brauchen. Die leitende Pflegekraft kann dies flexibel gestalten oder einen formalen Plan erstellen. Flexibel wäre es, wenn die Führungskraft ihren Gruppenmitgliedern die Wahl läßt, ob sie „sich gegenseitig helfen" oder zu ihr kommen, wenn sie sie brauchen. Bei einer formaleren Vereinbarung könnte die Führungskraft ein Mitglied ausdrücklich auffordern, nur sie um Hilfe zu bitten, oder einem Mitglied die Aufgabe zuweisen, ein anderes Mitglied zu unterstützen.

Den Gruppenmitgliedern sollte bekannt sein, wann die Führungskraft oder andere Mitarbeiter nicht in der Abteilung sind, z. B. beim Essen oder bei Kaffeepausen. Auch hier könnte formell oder informell entschieden werden, wer jeweils die Veranwortung für sie und für diese Zeit übernimmt. Dies ist eine wichtige organisatorische Funktion, die sicherstellt, daß die Bedürfnisse der Patienten erfüllt werden.

Die Gruppenmitglieder und die leitende Pflegekraft müssen wissen, wer welche Aufgaben erfüllt, damit sie jeden im Notfall schnell finden können. Ein an gut sichtbarer Stelle angebrachter Plan mit allen Aufgabenbereichen ist ein hilfreiches Instrument zur Information aller Mitarbeiter.

Zur Koordination gehört auch, daß die leitende Pflegekraft einen Alternativplan erarbeitet hat, damit die Gruppe bei auftretenden Veränderungen oder Notfällen effektiv weiterarbeiten kann. Wenn z. B. eine Krankenschwester erkrankt und nach Hause gehen muß, dann muß die leitende Pflegekraft in der Lage sein, ihre Arbeit schnell auf andere Gruppenmitglieder zu verteilen.

Die Koordinationsfunktion ist beim Prozeß der Organisation extrem wichtig, denn dadurch wird der gesamte Prozeß zusammengefügt. Der sechs-Schritte-Prozeß kann in jeder Umgebung von allen leitenden Pflegekräften eingesetzt werden und seine Anwendung verhilft zur effektiven Führung.

6.7 Ressourcenmanagement

Der Begriff der Ressourcen erscheint häufig in der ganzen Diskussion von Organisation. Im restlichen Teil dieses Kapitels wird genauer auf das Ressourcenmanagement eingegangen.

Ressourcen beziehen sich auf alles, was für die Arbeit nötig ist, d. h. den Arbeitsraum, Ausrüstungsgegenstände, Betriebsmittel, Budget und Menschen. Ressourcen sind

Menschen (Arbeitskräfte), die Betriebsstätte und Rohstoffe, die für die Durchführung der institutionellen Ziele zur Verfügung stehen (Poteet & Goddard, 1989).

Mittelzuteilung ist die Verteilung der Ressourcen (z. B. Menschen, Betriebsmittel, Ausrüstungsgegenstände) auf jeder Ebene einer Organisation. Sind Mittel einmal vergeben, gibt es weniger, um andere Bedürfnisse zu befriedigen, so daß unbedingt Prioritäten gesetzt werden müssen (Rakich, Longest & Darr, 1985).

Zum Ressourcenmanagement, einem Bestandteil der Führung, gehört die Überwachung des Einsatzes der Ressourcen. Dies erfordert das Fällen von Entscheidungen, und die Effektivität vom Ressourcenmanagement hängt von der Fähigkeit der leitenden Pflegekraft ab, bei Schwierigkeiten im Zusammenhang mit der Mittelzuteilung befriedigende Entscheidungen zu treffen.

Im heutigen Gesundheitswesen wird das Ressourcenmanagement dezentralisiert und befindet sich auf der untersten Stufe der Organisation. Das eigentliche Ziel des Ressourcenmanagements ist die Kontrolle eskalierender Gesundheitskosten bei gleichzeitiger Sicherstellung höchster Qualität der Pflege für Klienten.

Das Konzept des Ressourcenmanagements ist keineswegs neu, aber in der Vergangenheit wurden die von den Krankenschwestern verwendeten Prozesse selten beim Namen genannt. Anstatt vom Ressourcenmanagement sprach man vom Verwalten des verfügbaren Materials für die Pflege der Patienten. Früher wußten die leitenden Pflegekräfte häufig nicht, woher die Ressourcen stammten und was sie kosteten. Durch die Dezentralisierung wurde das Ressourcenmanagement an jede Pflegekraft weitergegeben, und heute *müssen* die leitenden Pflegekräfte Ressourcen und Kosten genau kennen.

6.7.1 Budget

Kern des Ressourcenmanagements ist Geld. Ein Budget ist ein Plan für den Erwerb, die Zuteilung und Verwendung von Geld oder finanziellen Ressourcen. Die klinischen Abteilungen erhalten einen festen Teil des Gesamtbudgets der Organisation und müssen sicherstellen, daß *Case Mix*, Umfang und andere patientenbezogene Tätigkeiten mit diesem Budget abgedeckt werden (Lemieux-Charles, 1993). Leitende Pflegekräfte müssen mit der Sprache der Budgetierung, wie direkte und indirekte Kosten, Kostenstellen und Kosten-Nutzen-Analyse, vertraut werden.

Direkte Kosten sind die, die direkt einer Abteilung zugeschrieben werden und dorthin zurückverfolgt werden können. Dazu gehören Lohnkosten (z. B. Gehälter), und Kosten für Betriebsmittel und Ausrüstungsgegenstände. Zu den indirekten Kosten gehören Fixkosten, wie Betriebsmittelanlagen und Wartungskosten.

Kostenstellen sind Abteilungen oder Stationen (wie die Pflege in vielen Krankenhäusern), die den Klienten ihre Dienstleistungen nicht im einzelnen berechnen. Die tatsächlich ausgegebenen Kosten der Kostenstellen werden von den Abteilungen gedeckt, die für die Einnahmen zuständig sind (revenue centers), die (wie z. B. der pharmazeutische Dienst), für ihre Leistungen eine bestimmte Gebühr berechnen.

Die Kosten-Nutzen-Analyse ist eine Methode zur Bewertung von Kosten und Nutzen von Alternativen, um kostengünstige Entscheidungen zu treffen. Leider werden normalerweise nur die Faktoren berücksichtigt, denen leicht ein Geldwert zugeteilt werden kann, und für die Zahlenmaterial vorhanden ist. Dies kann zu einer ungenauen oder unvollständigen Analyse führen; allerdings ist vermutlich eine Teilanalyse besser als keine Kostenanalyse.

6.7.2 Arbeitskräftepotential

Zum Management des Arbeitskräftepotentials *(Human resource management)* gehört die Einstellung qualifizierter Arbeitskräfte, die Verwendung ihrer Leistungen und ihrer Fähigkeiten und deren Weiterentwicklung, damit sie die Ziele und Erwartungen der Organisation bestmöglich erfüllen. Heutzutage kann das Arbeitskräftepotential sowohl Zeitarbeitspersonal (z. B. von Zeitarbeitsfirmen oder „Springer") umfassen, als auch Vollzeit-, Teilzeit- oder Wochenendbeschäftigte, die von der Organisation angestellt werden.

Das Pflegepersonal unterscheidet sich nach seinen Fachkenntnissen, seiner Ausbildung und Erfahrung. Der Bedarf an Pflegepersonal bestimmt sich durch das festgelegte Verhältnis von Pflegenden-Patient, Pflegenden-Schicht und Personalzusammensetzung (Simms, Price & Ervin, 1994).

Die Einstellung von Personal und Sicherung des Personalbestandes im Hinblick auf Pflege-Ressourcen sind eine vorrangige Aufgabe für die leitende Pflegekraft. Die Auswahl des geeigneten Personals zur Erfüllung bestimmter Aufgaben ist wichtig, weshalb die Einstellung einen hohen Stellenwert erhält.

Einstellung schließt alle Tätigkeiten ein, die zum Einstellen von Personal nötig sind. Dazu gehört auch, wer, wann, wo und wie einstellt (z. B. durch Anzeigen, Handzettel, Leistungsanreize). Einstellungen können durch eine separate Abteilung, wie z. B. eine Personalabteilung, vorgenommen werden, oder Mitarbeiter der klinischen Abteilungen werden daran beteiligt, um den Einstellungsprozeß auf die Bedürfnisse bestimmter Abteilungen zu konzentrieren.

Die Sicherung des Personalbestandes beinhaltet alle Aktivitäten, die dazu dienen, daß das vorhandene Personal der Einrichtung erhalten bleibt. Dazu gehören Personalplanung, Sicherung eines guten Betriebsklimas, der Beteiligung der Mitarbeiter am Entscheidungsprozeß, der guten Arbeitsbeziehungen zwischen Arbeitgebern und Arbeitnehmern, und Anerkennung des Personals oder Aufstiegsmöglichkeiten (z. B. Karriereleiter).

Cross-Training, d. h. die Ausbildung des Personals zur Arbeit in mehreren Abteilungen oder zur Durchführung mehrerer Aufgaben wird immer gebräuchlicher. Die Pflegedienstleitung mag diese Methode als ein Mittel zur Sicherung des Personalbestandes ansehen, aber es gibt auch Pflegekräfte, die die Einrichtung verlassen, weil sie dieses *Cross-Training* nicht wollen.

Zur Personalplanung gehört die Ermittlung des Personalbedarfs zur Befriedigung der Klientenwünsche in einer bestimmten Arbeitssituation. Systeme zur Klassifizierung von Patienten sind zur geläufigsten Methode zur Ermittlung des Personalbedarfs geworden. Diese Systeme basieren auf dem geschätzten stündlichen Pflegeeinsatz im Verhältnis zum Zustand des Patienten und der Behandlung.

Patienten werden täglich von den leitenden Pflegekräften nach festgesetzten Kategorien des aktuellen Krankheitsbildes „klassifiziert". Durch diese Klassifikationssysteme können die Pflegekräfte die Pflegeleistung mit Kostenwerten versehen; um das Kosten- und Einnahmepotential der Pflege für bestimmte Patienten nach der Komplexität ihrer

Bedürfnisse zu ermitteln und um das Verhältnis der Pflege zu anderen Leistungen, die die Patienten erhalten, festzustellen (Hinshaw, 1989).

Krankenschwestern und Pfleger sind enttäuscht, wenn sie feststellen, daß die tatsächliche Anzahl des Personals abweicht von der durch die tägliche Klassifizierung ermittelten. Die leitenden Pflegekräfte müssen jedoch erkennen, daß die Anzahl des Personals auf einem über längere Zeit ermittelten Durchschnittswert basiert und nicht auf dem an einem bestimmten Tag festgestellten Wert. Deshalb arbeiten Pflegekräfte an manchen Tagen mit mehr oder mit weniger als den durch das Klassifikationssystem ermittelten Kräften.

Planung (Dienstplangestaltung) umfaßt den Personaleinsatz in jeder Schicht für einen bestimmten Zeitraum, üblicherweise vier Wochen. Es gibt mindestens drei Möglichkeiten, eine Planung zu erstellen. Die älteste Methode besteht darin, daß eine Pflegekraft die gesamte Planung für eine Abteilung oder eine Schicht übernimmt. Das kann zu Störungen der Arbeitsmoral führen, wenn das Personal der Ansicht ist, daß Entscheidungen nicht fair getroffen wurden. Um dieser Kritik entgegenzuwirken, setzen manche Organisationen computergestützte Planung ein, von der angenommen wird, daß sie für alle fair ist.

Die dritte Variante der Dienstplanerstellung für Pflegekräfte ist die Selbstplanung. Dies setzt voraus, daß jedes Mitglied des Personals weiß, wer wofür gebraucht wird und jeder sich verantwortlich in die erforderliche Stelle oder Arbeitsreihe einsetzt. Diese Planung führt zu einem stärkeren Bewußtsein der Pflegekräfte über die Anzahl und Kategorie des durchschnittlich benötigten Personals und zu größerer Zufriedenheit (Miller, 1984).

6.7.3 Sachwerte

Zu den Sachwerten (materiellen Ressourcen) gehören Ausrüstungsgegenstände und Warenbestand, Computer und Informationssysteme, Formulare und Dokumente. Ein bekannter Teil dieses Gebietes, an dem die Pflegekräfte beteiligt sind, ist die Inventur.

Die Inventur ist nötig, damit die Kosten für nicht verwendete Bestände gesenkt werden. Ziel ist es, genügend Vorräte zu haben, um den Bedarf zu decken und zu vermeiden, Waren zu lagern, die selten benötigt werden (Rakich et al., 1985). In vielen Organisationen werden dazu „Austauschwagen“ benutzt, d. h. jede Abteilung hat zwei Wagen, von denen einer benutzt wird und der andere Lagerungszwecken dient. Einmal am Tag werden die Wagen ausgetauscht.

Das Pflegepersonal wird auch stärker an der Produktauswahl beteiligt. Wenn eine Vielzahl von Firmen ein bestimmtes Produkt herstellt (z. B. Blasenkatheter), können die Pflegekräfte die Stärken, Schwächen und Kosten des Produktes prüfen. Die Beteiligung an solchen Aktivitäten zeigt der Pflegedienstleitung, daß Krankenschwestern und Pfleger sich für eine qualitativ gute, kostengünstige Pflege engagieren.

Verbesserte Kommunikationssysteme für die Pflegekräfte (z. B. Ausstattung jeder Pflegekraft mit einem Pieper) kann ebenfalls deren Produktivität und Effizienz erhöhen, wobei das Krankenhaus Kosten einspart. Die Pflegekraft vermeidet unnötige Wege oder andere Tätigkeiten mit unproduktivem Ergebnis und zusätzliche körperliche (oder emotionale) Belastung. Außerdem warten die Patienten weniger und sind zufriedener. Wenn sie dann schneller genesen, spart die Pflegeabteilung und damit die gesamte Organisation Geld und erfüllt dennoch ihre Ziele.

Durch Einsatz von Computern kann die Informationsflut leichter bewältigt werden. Die Pflege ist verantwortlich für 50 % der in einem Krankenhaus über Patienten gesammelten Information (Chu, 1993b); bei der häuslichen Pflege dürfte der Prozentsatz noch höher sein. Aus diesem Grunde können Informationssysteme für Pflegekräfte äußerst nützlich sein.

Nach Chu (1993a) haben die in Krankenhäusern verwendeten Informationssysteme bis vor kurzem das Pflegepersonal nicht unterstützt, sondern es wurden problembeladene Papier-Systeme einfach durch uneffiziente Computersysteme ersetzt. Bei den zur Verfügung stehenden Systemen gibt es viele Unterschiede, aber die Aufnahme von Pflegedaten wird normalerweise bei den Computersystemen im Krankenhaus als Letztes berücksichtigt. Nach wie vor müssen sich die Pflegekräfte an diesen Systemen ausbilden, damit sie Informationen sowohl managen (verwalten) als auch nutzen können und in der Lage sind, bessere Computerprogramme einzurichten, um die Pflege voranzubringen. Der Umgang mit dem Computer wird für die leitenden Pflegekräfte immer wichtiger.

6.7.4 Weitere Fragen zum Ressourcenmanagement

Eines der schwierigsten Probleme beim Ressourcenmanagement durch die leitende Pflegekraft ist die Wahrnehmung des Konflikts zwischen dem beruflichen Engagement, dem Klienten bestmögliche Pflege zu liefern und den Schwierigkeiten, dies zu tun, wenn die Kosten ebenfalls obenan stehen. Leitende Pflegekräfte müssen die Verantwortung gegenüber den einzelnen Klienten in ein Gleichgewicht mit der Verantwortung gegenüber der Organisation bringen.

Der Begriff der Rationierung (Bewirtschaftung) wird manchmal für Mittelzuweisung oder Management verwendet, aber Rationierung hat auch eine Bedeutung erhalten als Prozeß der unterschiedlichen Verteilung von Mitteln. Dies kann dann den Eindruck von ungleicher Ressourcenverteilung erwecken, insbesondere wenn sich die Rationierung auf die Pflege als Ressource richtet.

Die Rationierung der Pflege bedeutet, eine Auswahl zu treffen unter den Individuen, die um ein knappes Gut konkurrieren, z. B. „es gibt nicht genügend Schwestern für alle Patienten“. Alle Patienten sollten Pflege erhalten, können sie aber nicht alle gleichermaßen bekommen (Blank, 1988). Dies ist jedoch auch kein neues Konzept. Schon immer wurden über Pflege auch Entscheidungen getroffen, so sind z. B. Notfallmedizin und das Setzten von Prioritäten Beispiele für Entscheidungen zur Rationierung von Pflege. Trotzdem sind die schwierigsten Ressourcen-Entscheidungen diejenigen, die Patienten betreffen (Blank, 1988).

Für das Ressourcenmanagement ist effektive Kommunikation nötig (Campbell, 1987). Sie basiert auf der Fähigkeit der leitenden Pflegekraft zu organisieren und wesentliche Informationen mit Hilfe eines Kommunikationsprozesses auszuwerten. Jede/r in der Gruppe verfügt über Teilinformation und von allen Mitgliedern wird die Gesamtinformation benötigt, daher muß zu ihrer Verteilung ein Kommunikationsprozeß etabliert werden. Interessanterweise erhöht sich das Konfliktpotential, wenn es zu wenige oder zu viele Ressourcen gibt, menschliche oder materielle.

6.8 Zusammenfassung

Der Organisationsprozeß umfaßt sechs Schritte: Zielsetzung, Formulierung unterstützender Ziele, Festlegung von Handlungen, Setzen von Prioritäten, Delegation von Tätigkeiten und Einrichtung von Feedbackmechanismen. Viele Faktoren beeinflussen die Verwendung des Organisationsprozesses durch die leitende Pflegekraft. Leitlinien für effektives Organisieren wurden vorgestellt. Grundlagen und Begriffe des Ressourcenmanagements wurde ebenfalls erläutert. Leitende Pflegekräfte können diese Konzepte in ihrer eigenen Umgebung prüfen, um festzustellen, wie erfolgreich ihre Gruppe bei der Zuteilung, Verwendung und Verwaltung der Ressourcen ist.

Aufgaben

1. Beobachten Sie eine leitende Pflegekraft. Führen Sie alle ausgeführten Tätigkeiten auf, und notieren Sie die benötigte Zeit. Entscheiden Sie, welche der Tätigkeiten zielgerichtet waren.
2. Befragen Sie eine leitende Pflegekraft über die Organisation der Tätigkeiten für eine Tages-, eine Abend- und eine Nachtschicht. Ähneln sie sich? Befragen Sie dann eine leitende Pflegekraft, die nicht in einem Krankenhaus arbeitet, zur Organisation der Tätigkeitsabläufe an einem Tag. Wie lassen sich die Tätigkeiten im Krankenhaus und die in einer anderen Pflegeumgebung vergleichen?
3. Stellen Sie sich vor, Sie sind Gruppenleiter/in. Übertragen Sie Pflegeaufgaben auf sich und Ihre Gruppenmitglieder. Üben Sie dies für die gleiche Patientengruppe mit anderen Gruppenmitgliedern.
4. Führen Sie ein Einschätzung des Warenbestandes durch, der einer Pflegeabteilung zur Verfügung steht. Besprechen Sie mit der Pflegedienstleitung wie häufig die Waren gebraucht und ersetzt werden. Fragen Sie bei der Materialbeschaffung wie häufig Sachmittel, die der Pflegeabteilung nicht zur Verfügung stehen, geordert werden müssen.
5. Finden Sie heraus, welches Klassifikationssystem für Patienten in einem Krankenhaus verwendet wird. Versuchen Sie (in der Bibliothek oder an anderer Stelle) die Original-Veröffentlichung des Systems zu finden. Fragen Sie die Pflegedienstleitung, wie das System tatsächlich in der Praxis aussieht. Gibt es eine Übereinstimmung zwischen dem, was ursprünglich schriftlich festgehalten wurde, und dem praktizierten System?
6. Beurteilen Sie das/die von Ihrer Organisation eingesetzte/n Computersystem/e. Welches Personal und welche Dienstleistungen sind am System beteiligt? Wie nützlich ist der Computer für Pflegekräfte und für die Pflege?

Literatur

Beyers, M. & Phillips, C. (1979). *Nursing management for patient care*. Boston: Little, Brown.
Blank, R. H. (1988). *Rationing medicine*. New York: Columbia University Press.
Bower, F. L. (1979). Nurse as planner. In F. L. Bower & E. O. Bevis (Eds.), *Fundamentals of nursing practice – Concepts, roles and functions* (S. 132 – 159). St. Louis: Mosby.
Campbell, D. C. (1987). *Resource allocation mechanisms*. New York: Cambrige University Press.
Chu, S. (1993a). Part I, Clinical information systems: A fourth generation. *Nursing Management, 24*(10), 59 – 60.
Chu, S. (1993b). Part II, Clinical information systems: The nursing interface. *Nursing Management, 24*(11), 58 – 60.
Hinshaw, A. S. (1989). Programs of nursing research for nursing administration. In B. Henry, C. Arndt, M. DiVicenti & A. Marriner-Tomey (Eds.), *Dimensions of nursing administration* (S. 251 – 266). Boston: Blackwell Scientific Publications.
Jucius, M. J., Deitzer, B. A. & Schlender, W. E. (1973). *Elements of managerial action*. Homewood, IL: Irwin.
Koontz, H., O'Donnell, C. & Weihrich, H. (1986). *Essentials of management* (4th ed.). New York: McGraw-Hill.
Kron, T. & Gray, A. (1987). *The management of patient care* (6th ed.). Philadelphia: Saunders.
Lemieux-Charles, L. (1993). Ethical issues faced by clinician/managers in resource allocation decisions. *Hospital and Health Services Administration, 38*(2), 267 – 285.
Levine, M. E. (1967). The four conservation principles of nursing. *Nursing Forum,* 6(1), 45 – 59.
Maslow, A. H. (1954). *Motivation and personality.* New York: Harper.
Miller, M. L. (1984). Implementing self-scheduling. *Journal of Nursing Administration, 14*(3), 33 – 36.
Poteet, G. W. & Goddard, N. L. (1989). Issues in financial management. In B. Henry, C. Arndt, M. DiVicenti & A. Marriner Tomey (Eds.), *Dimensions of nursing administration* (S. 699 – 709). Boston: Blackwell Scientific Publications.
Rakich, J. S. Longest, B. B., Jr. & Darr, K. (1985). *Managing health services organizations* (2nd ed.). Philadelphia: Lippincott.
Robert, M. (1991). *The essence of leadership: Strategy, innovation and decisiveness.* New York: Quorum Books.
Schwartz, E. B. & Mackenzie, R. A. (1979). Time-management strategy for women. *Journal of Nursing Administration, 9*(3), 22 – 26.
Simms, L. M., Price, S. A. & Ervin, N. E. (1994). *The professional practice of nursing administration* (2nd ed.). Albany, NY: Delmar.
Volante, E. M. (1974). Mastering the managerial skill of delegation. Journal of Nursing Administration, *4*(1), 20 – 22.
Yura, H. & Walsh, M. B. (1988). *The nursing process* (5th ed.). Norwalk, CT: Appleton & Lange.

Weiterführende Literatur

Brown, S. T. (1985). Don't hesitate to delegate! *Nursing Success Today, 2*(12), 27 – 29.
Chandler, G. E. (1991). Creating an environment to empower nurses. *Nursing Management, 22*(8), 20 – 23.
Conger, M. M. (1993). Delegation decision making: Development of a teaching strategy. *Journal of Nursing Staff Development, 9*(3), 131 – 135.
Davidhizar, R. & Kuipers, J. (1988). Delegation: The art of letting go. *AORN Journal, 47*(1), 172 – 175.

Mager, R. F. (1984). *Preparing instructional objectives* (2nd rev.ed.). Belmont, CA: Lake Publishers.
Manthey, M. (1988). Who owns a staff nurse's time? *Nursing Management, 19*(9), 22–24.
McConnell, E. A. (1978). What kind of delegator are you? *Nursing* 78, *8*(10), 105–110.
McConnell, E. A. (1979). Delegation – Myth or reality? *Supervisor Nurse, 10*(10), 20–21.
Westphal, B. C., Jenkings, R. & Miller, M. C., III. (1986). Charge nurse: Where staff and management meet. *Nursing Management, 17*(4), 56–58.
Wiley, L. (1978). The ABCs of time management. *Nursing* 78, *8*(9), 105–112.

7 Die leitende Pflegekraft und der Lehr-Lernprozeß

Lernziele

Nach der Lektüre dieses Kapitels sollten die Leser folgende Lernziele erreicht haben:

- Beschreibung der Auswirkung von Lerntheorien auf die Ausbildungsfunktion der leitenden Pflegekraft.
- Benennung von Strategien, die die leitende Pflegekraft zur Unterrichtung von Patienten oder Personal einsetzt.
- Vergleich von zehn Lehrmethoden, die eine Führungskraft in der Pflege verwenden könnte.

Der Lehr-Lernprozeß ist ein wesentlicher Bestandteil des Pflegeprozesses. Innerhalb des Pflegeprozesses wendet die leitende Pflegekraft Lehrstrategien an, um das Gesundheitspotential der Lernenden (z. B. von Patienten) zu maximieren. Zur Erreichung dieses Ziels müssen die Lernenden sich bestimmte Verhaltensweisen und Fertigkeiten aneignen, die ihre Gesundheit fördern, aufrechterhalten oder wiederherstellen, bzw. die andere in ihrem Bestreben unterstützen, ihnen dabei zu helfen. Die leitende Pflegekraft ist ebenfalls in der Lage, anderen Mitgliedern des interdisziplinären Gesundheitsteams bei ihrer Arbeit mit den Patienten zu helfen, die einen besseren Gesundheitszustand erreichen möchten.

7.1 Lerntheorie

Der Prozeß des Lehrens und Lernens in der Pflege hat sich aus drei verschiedenen Lerntheorien entwickelt: dem Behaviorismus, der kognitiven und der humanistischen Theorie. Da alle drei Theoriegebäude eine unterschiedliche Definition des Lernens bieten, unterscheidet sich auch die Definition des Unterrichtens. Bevor deshalb auf den Prozeß des

Lehrens und Lernens in der Pflege eingegangen wird, wollen wir einen kurzen Blick auf die drei angesprochenen Theorien werfen.

7.1.1 Die behavioristische Lerntheorie

Die behavioristische (verhaltensorientierte) Lerntheorie basiert auf der Annahme einer direkten Assoziation zwischen Ereignissen oder Ideen (Bower & Hilgard, 1981). Behavioristen sind der Ansicht, daß Menschen sich passiv oder rein reaktiv gegenüber ihrer Umwelt verhalten, und daß das Leben prinzipiell mit mechanistischen Begriffen erklärt werden kann (Bigge, 1982).

Lernen ist eine Veränderung des Verhaltens oder der Leistung; Gewohnheiten oder Kenntnisse von Verfahrensweisen werden entwickelt (Bower & Hilgard, 1981). Es ist eine durch bestimmte Bedingungen hervorgerufene Reaktion, wie das Wecken von Bedürfnissen, Wiederholung derselben Handlungen oder Verstärkung. Wenn ein unbefriedigtes Bedürfnis zur Befriedigung dieses Bedürfnisses motiviert, entsteht Lernen. Ein unbefriedigtes Bedürfnis erzeugt Spannung; der Lernende möchte von dieser Spannung befreit werden, und dadurch werden Handlungen hervorgerufen. Die Handlung ist also die Reaktion auf die vom Lehrer gebotene Stimulation. Durch Konditionierung – die Belohnung für die gewünschte Reaktion – werden die Bedürfnisse des Lernenden erfüllt, und die Spannung wird reduziert. Bedürfniserfüllung und Nachlassen der Spannung sind ebenfalls eine Art von Belohnung. Wenn dieses Verhaltensmuster nach vielen Wiederholungen etabliert ist, entsteht eine Gewohnheit.

Lehren ist einfach die Anordnung von Reizkombinationen, die als Verstärkung dienen (Skinner, 1968). Der Lernende wird vom Lehrer, der die Lernerfahrung kontrolliert, zum Handeln veranlaßt. Er bestimmt die gewünschte Reaktion, und der Lernende bemüht sich – nach der Methode von Versuch und Irrtum – die gewünschte Reaktion zu erbringen. Für richtige oder fast richtige Reaktionen erhält der Lernende eine Belohnung.

7.1.2 Die kognitive Lerntheorie

Die kognitive Lerntheorie entstand, als Forscher zu der Ansicht gelangten, daß einfache Reflexbögen oder Assoziationen das Lernverhalten nicht adäquat erklären können. Die kognitive Theorie geht von der Annahme aus, daß Lernende mit ihrer Umgebung interagieren. Lernen geschieht nicht durch das Studium von Teilbereichen, sondern durch die Konzentration auf das Ganze.

Lernen ist eine Interaktion zwischen dem Lernenden und der Umgebung, die durch den Lehrer vermittelt wird. Lernen ist ein innerer Vorgang; beim Lernenden entsteht eine neue Einsicht oder kognitive Struktur oder eine bestehende wird verändert (Bigge, 1982). Verständnis oder das Entwickeln faktischen Wissens stehen im Mittelpunkt des Lernens. Da Denken und Konzeptionalisierung die Hauptaktivitäten des Lernenden sind, wird die kognitive Entwicklung vom Lehrer bewertet.

Lehren bedeutet die Schaffung von Situationen, in denen sinnvolle Lernerfahrungen für den einzelnen Lernenden sehr wahrscheinlich sind (Cantor, 1953). Schwerpunkt des Lehrens ist die Herstellung von Beziehungen und die Organisation von Fakten. Die Lernenden entwickeln ein Kodierungssystem, um Informationen im Gedächtnis zu speichern. Lernen wird erzeugt durch ein gut organisiertes Thema, das den Lernenden von einem Lehrer präsentiert wird, der ihre kognitive Entwicklung und Prozesse richtig versteht (Gage, 1963).

7.1.3 Die humanistische Lerntheorie

Die humanistische Theorie geht davon aus, daß man im Klassenzimmer auch *human* (menschlich) miteinander umgeht. Sowohl Lehrer als auch Schüler werden als kompetente Menschen betrachtet, die durch den Prozeß der eigenständigen Erfahrung *lernen.* Die humanistische Lerntheorie zeigt einen sehr personalen Ansatz gegenüber der Ausbildung, dem ein spezifisches Wertesystem zugrunde liegt, welches das Individuum und die Entscheidungen dieser Person, ihr Verantwortungsgefühl und ihre Kreativität besonders betont (Rogers, 1983).

Lernen ist der Prozeß der Entwicklung des eigenen vollen Potentials. Durch Lernen kann eine neue Fertigkeit zur selbstverständlichen Gewohnheit werden oder eine neue Idee in das eigene Gedankengut übergehen, wenn der Lernende aktiv am Prozeß beteiligt ist und nicht nur auf den Lehrer reagiert (Gregory, 1917). Wichtig für dieses „signifikante“ oder „erfahrende“ Lernen ist folgendes: 1) der ganze Mensch ist emotional und kognitiv beteiligt; 2) der Anstoß geht vom Lernenden aus; 3) am Lernen ist die ganze Person beteiligt; 4) es wird vom Lernenden bewertet; und 5) sein Kern ist die Bedeutung (Rogers, 1983).

Unterrichten bedeutet, Lernen zu ermöglichen (Rogers, 1983). Lehren und Lernen richtet sich auf den Menschen, nicht auf den Lernstoff. Der Lernende wird für das Lernen verantwortlich gehalten. Der Lehrer ist bereit, den Lernenden zu unterstützen, aber er ist nicht unbedingt Initiator des Lernprozesses. Bestimmte persönliche Eigenschaften sind fundamental für den humanistischen Lehrer: Aufrichtigkeit, die Fähigkeit, den Lernenden zu loben, und empathische Einfühlung. Mit diesen Charaktereigenschaften traut der Lehrer dem Lernenden zu, sich weiterzuentwickeln und zu lernen (Rogers, 1983).

7.2 Lehren und Lernen in der Pflege

Die leitende Pflegekraft als Lehrerin benutzt Konzepte aus allen drei Theorien, um auf ihre eigene Art den Prozeß des Lehrens und Lernens zu aktualisieren. In der Pflege ist Lehren und Lernen ein interaktionaler Prozeß, bei dem Lehrer und Lernende bestimmten Rollen und Verantwortungsbereiche haben. Durch aktive Beteiligung am Prozeß entwickeln die Lernenden neue Fähigkeiten und Einsichten, mit denen sie ihr menschliches Potential entwickeln und ihre Gesundheit optimieren können. Auch der Lehrer gewinnt neue Fertigkeiten und Einsichten, besonders Empathie, falls er jeden Lernenden als einzigartiges Individuum betrachtet.

Unterweist die Pflegekraft einen Patienten in einer Fertigkeit wie der Selbstmedikation, dann benutzt sie die behavioristischen Konzepte der Motivation, der Wiederholung und Verstärkung. Bei der Unterweisung in Fragen der Ernährung oder Medikation setzt die Pflegekraft die kognitive Organisation von Fakten und Beziehungen ein. Sie berück-

Tab. 7.1: **Der Lehr-Lernprozeß im Hinblick auf den Pflegeprozeß**

Einschätzung	Planung	Durchführung	Evaluation
Identifizierung des Bedürfnisses	Spezifizierung der Ziele	Verwendung der Strategien	Beobachtung der Lernenden
Bestätigung des Bedürfnisses	Berücksichtigung des Lernenden	Verwendung von Methoden	Feststellung, ob Lernender die Ziele erfüllt hat
Bestimmung der Bereitschaft	Berücksichtigung des Lerninhaltes		
	Berücksichtigung der Umgebung		
Bestimmung der Motivation	Auswahl von Strategien und Methoden		

sichtigt auch den Entwicklungsstand der Lernenden, um die Intensität der Anleitung und den Lerninhalt anzupassen.

Bei jeglicher Unterweisung ist die humanistische Theorie der Bezugsrahmen für die unterrichtende Pflegekraft. Jeder potentielle Lernende, ob Patient oder Mitglied des interdisziplinären Gesundheitsteams, wird als einzigartige, sich entwickelnde Person betrachtet. Der Lehr-Lernprozeß, ein Bestandteil des Pflegeprozesses, folgt den gleichen Schritten wie der Pflegeprozeß (d. h. Einschätzung, Planung, Durchführung und Evaluierung). Die Bestandteile des Lehr- und Lernprozesses bezogen auf den Pflegeprozeß werden in Tabelle 7.1 zusammengefaßt.

7.2.1 Einschätzung

Identifizierung eines Bedürfnisses

Vor Beginn des Lehrens oder Lernens muß ein Lernbedarf festgestellt werden. Dies kann auf mehrere Arten geschehen. Die unterrichtenden Pflegepersonen *prognostizieren* oft aufgrund ihrer Kenntnis und Erfahrung einen Lernbedarf. Ein bettlägeriger Patient benötigt wahrscheinlich bestimmte Bewegungsübungen, um den Muskeltonus aufrecht zu erhalten. Die lehrende Pflegekraft erklärt dem Patienten dann aufgrund ihrer Wahrnehmung seiner Bedürfnisse die entsprechenden Übungen.

Lernbedürfnisse können auch durch *Befragen* der potentiellen Lernenden (Patienten) identifiziert werden, d. h. sich über deren Lebensstil und Ziele zu informieren. Wenn ein Patient aufgrund einer Erkrankung in die Klinik kommt, befragt die leitende Pflegekraft ihn, um festzustellen, wie der Patient zu seiner Krankheit steht und welche Behandlung er erwartet. Durch Fragen und Zuhören kann die Pflegekraft falsche Vorstellungen aufdecken oder den Bedarf an weiterer Information, damit das Selbstbewußtsein des Patienten verbessert und sein Verständnis der Diagnose vertieft wird.

Lehrende Pflegekräfte beobachten die Patienten an vielen Orten, z. B. zu Hause, bei der Arbeit, in der Schule oder in Pflegeeinrichtungen. *Beobachtung* ist eine weitere Methode zur Identifizierung von Lernbedürfnissen.

Bei der Beobachtung eines Schulkindes stellt die lehrende Pflegekraft fest, daß das Kind im Umgang mit der Zahnbürste nicht sehr geschickt ist. Durch intensivere Beobachtung konnte sie herausfinden, daß das Kind die Zahnbürste nicht so verwendet, daß eine ausreichende Zahnpflege gewährleistet ist. Die leitende Pflegekraft hat bei diesem Kind einen Lernbedarf festgestellt, nämlich wie man sich richtig die Zähne putzt.

Bestätigung des Lernbedarfes

Wenn die unterrichtende, leitende Pflegekraft einen Lernbedarf feststellt, muß dieser Bedarf vom Lernenden bestätigt werden. Der bettlägerige Patient hat vielleicht schon viele Krankenhausaufenthalte hinter sich und kennt die entsprechenden Bewegungsübungen. Bei der Besprechung der Diagnose kann er jedoch – um das Verfahren zu beschleunigen – vergessen, diese Tatsache zu erwähnen. Die leitende Pflegekraft muß den Kranken genau nach seinem Kenntnisstand befragen, um sicherzugehen, daß er nicht doch noch Hilfestellung benötigt.

Zur Absicherung des Befunds gibt es mehrere Möglichkeiten (de Tornyay & Thompson, 1987). Man kann z. B. weitere Fragen stellen oder den Lernenden ermutigen, zu erklären, was gemeint sei. „Würden Sie das genauer erklären?“ oder „Ich weiß nicht, was Sie mit schlechtem Blut meinen“, sind Beispiele dafür.

Die Pflegekraft kann den Patienten auch nach einer Begründung für seine Äußerung fragen. „Warum glauben Sie, daß die Symptome auf die Medikamente zurückzuführen sind?“ ist eine Frage, die zeigt, wie gut der Patient die Situation begriffen hat.

Eine Aufforderung an den Lernenden kann ebenfalls zur Klärung beitragen. Wenn man einer Patientin sagt: „Sie sagen, daß Sie noch nie von Ihrem Mann getrennt waren. Bedrückt Sie das am meisten?“, ermöglicht der Patientin vielleicht, ihre wahren Gefühle zum Ausdruck zu bringen.

Die Pflegekraft, die den Jungen beim Versuch, seine Zähne zu putzen, beobachtet hat, kann auf ein Kind gestoßen sein, welches wirklich nicht weiß, wie man die Zähne richtig putzt, oder der Junge genießt ihre Aufmerksamkeit und benutzt deshalb die Zahnbürste nicht korrekt. Durch wiederholtes Beobachten stellt die Krankenschwester fest, ob wirklich ein Lernbedarf besteht. Verdeutlichen und wiederholtes Beobachten sind effektive Mittel, um einen Lernbedarf mit dem Lernenden abzustimmen.

Vor Entwicklung eines Lehrplans berücksichtigt die lehrende Pflegekraft noch weitere Faktoren, wie die Bereitschaft und Motivation der Lernenden.

Lernbereitschaft

Bereitschaft wurde definiert als die Summe sämtlicher genetischer Einflüsse, aller früheren Erfahrungen und Lernhandlungen sowie die gegenseitige Beeinflussung dieser Variablen (Ausubel, 1963). Zur Bereitschaft gehört der Entwicklungsstand des Lernenden, der sozioökonomische und kulturelle Hintergrund, frühere Erfahrungen und die Wahrnehmung des eigenen Lernbedürfnisses.

Die physiologische und psychologische Reife des Lernenden gehört ebenfalls zu den Voraussetzungen für neue Lernerfahrungen. Einem Kind beizubringen, zur Toilette zu gehen, das noch nicht in der Lage ist die Blase zu kontrollieren und zu erkennen, daß Harndrang vorhanden ist, ist sinnlos. Das Kind muß auch psychologisch so reif sein, daß es andere erfreuen möchte. Diese Reife oder dieser Entwicklungsstand ist kulturell determiniert. Eine reife Persönlichkeit kann genaue Unterscheidungen treffen und zeigt intelligente und kontrollierte Reaktionen auf die Umwelt (McDonald, 1965).

Bereitschaft steht in Verbindung zum sozioökonomischen und kulturellen Hintergrund des Lernenden.

Ein Mann mittleren Alters ist ein Anhänger der traditionellen Auffassung, daß Frauen fürs Kochen zuständig sind; er hat wahrscheinlich deshalb kein großes Interesse, etwas über die für ihn richtige Ernährungsweise zu erfahren. Wenn seine Frau der gleichen Meinung ist, möchte sie sicher gern alles über die für ihren Mannes sinnvolle Diät erfahren. In diesem Falle ist die Frau für eine neue Lernerfahrung bereit im Gegensatz zum Mann, und es wäre hier sinnvoll, die Frau anzuleiten. Wenn der Patient jedoch häufig auf Reisen ist und in Restaurants ißt, dann muß die Pflegekraft diese Information aus dem Leben des Patienten verwenden, um seine Lernbereitschaft zu erhöhen. Gibt der Patient zu, daß seine Frau nicht immer bei den Mahlzeiten anwesend ist, wird seine Bereitschaft, etwas über seine Ernährung zu erfahren gesteigert.

Zur Bereitschaft gehören auch die Verfügung über bestimmte Voraussetzungen, die erfolgreiches Lernen unterstützen können. Ein Patient verfügt meist durch frühere Erfahrungen und nicht durch formelle Ausbildung über solche Voraussetzungen. Eine Patientin mit Diabetes vom Typ I hat vielleicht Schwierigkeiten, die Zusammenhänge zwischen Ernährung, körperlicher Bewegung und Insulinzufuhr zu verstehen, wenn sie nicht begreift, wie der Körper Nahrung in Energie umwandelt. Ist jedoch ein Elternteil ebenfalls Diabetiker, dann hat die Patientin sicherlich schon Beobachtungen gemacht, die ihr das Lernen erleichtern wird.

Die Bedeutung einer neuen Lernerfahrung für das tägliche Leben zu kennen, beeinflußt ebenfalls die Lernbereitschaft. Ein Angestellter oder ein Student, der zum ersten Mal im Krankenhaus ist, möchte sicher gern die Öffnungszeiten der Cafeteria erfahren, um sich etwas zum Essen zu holen.

Ebenfalls berücksichtigt werden muß das physiologische und das psychologische Wohlbefinden der Lernenden, denn dadurch wird die Wahrnehmung ihres Lernbedarfs beeinflußt. Leitende Pflegekräfte treffen häufig auf Lernende mit Gesundheitsproblemen. Schmerzen und Müdigkeit können den Lernprozeß stören ebenso wie eine Verneinung des Lernbedürfnisses.

Um den Zeitpunkt zu bestimmen, wann ein Patient am ehesten bereit ist zu lernen, muß die lehrende Pflegekraft die Interaktionen der physiologischen Dimensionen innerhalb des Patienten berücksichtigen. Wenn ein Patient zum ersten Mal erkrankt, weiß er zuerst vielleicht nichts von seiner Krankheit. Nach Stabilisierung seines Zustandes weiß er, wie krank er war, und das Krankheitsgefühl erzeugt beim Patienten den Wunsch, „sich besser zu fühlen“ oder zum ursprünglichen Gesundheitszustand zurückzukehren (Busch & Gallo, 1973). In Abbildung 7.1 wird gezeigt, an welchem Punkt Lernbereitschaft entsteht. Die psychologische Verzögerung ist verantwortlich für die zunehmenden Beschwerden des Patienten, obwohl objektiv feststeht, daß eine Besserung seines Zustandes eingetreten ist und er dabei ist, seinen ursprünglichen Gesundheitszustand wieder zu erreichen.

Motivation

Schließlich muß die leitende Pflegekraft die Motivation des Lernenden beurteilen (d. h. seinen Lernwillen). Hat ein Lernender seinen Lernbedarf erkannt, ist er eher motiviert,

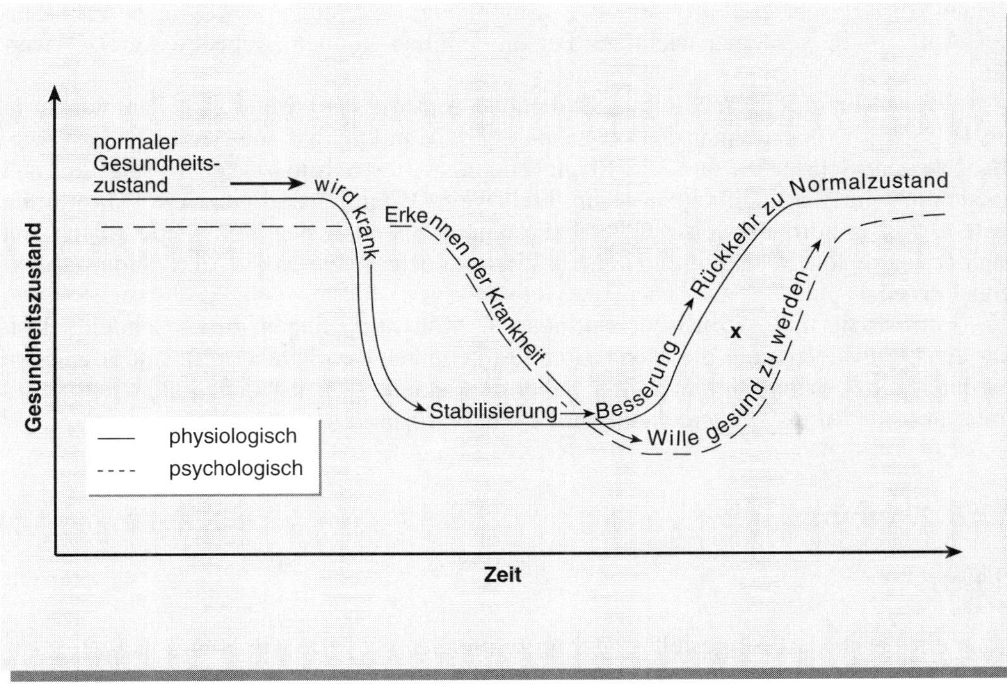

Abb. 7.1: **Zeitpunkt der größten Lernbereitschaft für Menschen mit Gesundheitsproblemen. x = Lernbereitschaft** (Hudak, C., Gallo, B., und Lohr, T. [Eds.]: Critical care nursing. Philadelphia: Lippincott, 1973, Abdruck mit Genehmigung.)

das Ziel zu erreichen. Ein sich gut entwickelndes Frühgeborenes sollte in den nächsten 7 Tagen entlassen werden. Man ist zu dem Ergebnis gekommen, daß zu Hause ein Apnoe-Monitor notwendig sein wird. Eines Morgens erklärt die Mutter des Kindes, daß sie ihr Kind erst dann nach Hause mitnehmen möchte, wenn sie gelernt hat, mit dem Monitor umzugehen und sie weiß, was sie bei einem Atemstillstand zu tun hat. Diese Mutter hat ihren Lernbedarf erkannt, und ist motiviert und bereit zu lernen.

Motivation kann intrinsisch oder extrinsisch sein. Intrinsische Motivation liegt vor, wenn der Lernende um des Lernens willen lernt, und extrinsische Motivation, wenn der Lernende sich mehr aus anderen Gründen bemüht. Außerdem beruht die intrinsische Motivation auf persönlichen Gründen, während die extrinsische auf gesellschaftlichen Gründen basiert (Bigge, 1982).

Ein Junge der Klavier spielen lernt, um seine Eltern zu erfreuen, zeigt eine extrinische Motivation. Er übt und will gut spielen, damit er nicht bestraft wird oder ein Lob erhält. Er kann aber auch deshalb üben, weil ihm die Musik und das Klavierspiel gefallen. Wenn ihm das Spielen Freude macht, kann aus der extrinischen Motivation eine intrinsische werden. Das Kind spielt dann weil es selbst spielen möchte und nicht, um seinen Eltern zu gefallen.

Extrinsische Motivation wird durch Anreize erzeugt. Ein Anreiz ist ein äußerer Einfluß, der den Lernenden zur Aktion veranlaßt. Je nach den Bedürfnissen des Lernenden können Anreize sehr vielfältig sein, z. B. Belohnung, Bestrafung oder einfache Erklärungen. Anreize, die von einer wichtigen Person kommen, können „doppelte Anreize“ werden.

Sowohl Erfolg als auch Versagen können Anreize sein. Wenn eine Paraplegikerin mit Hilfe von Krücken einen Schritt gehen kann, dann kann sie motiviert sein zu versuchen, weitere Schritte zu tun. Das Erfolgserlebnis einen Schritt zu gehen, zeigt ihr, daß sie sich auf ihr Ziel, nämlich zu gehen, hinbewegt. Wenn jemand nicht die Fahrprüfung besteht, will er normalerweise weiter Fahren üben, damit er den Test wiederholen kann und den Führerschein bekommt. Hier resultiert aus dem Versagen die Motivation für weiteres Lernen.

Intrinsische und extrinsische Formen der Motivation liegen im Lernenden selbst. Nur der Lernende erzeugt die Motivation. Oft bemühen sich leitende Pflegekräfte, einen Patienten zum Lernen „zu motivieren“; aber dies ist eine falsche Vorstellung. Die Pflegekraft kann nur Anreize bieten, damit der Patient extrinsisch motiviert wird.

7.2.2 Planung

Zielsetzung

Wenn ein Lernbedarf festgestellt und vom Lernenden bestätigt wurde und die unterrichtende Pflegekraft Bereitschaft und Motivation des Lernenden bewertet hat, können Ziele festgelegt werden. Die Beteiligung des Lernenden an der Zielsetzung beschafft der leitenden Pflegekraft weitere Informationen über den Lernenden, sein Verständnis der Lernaufgabe und die Gründe für seinen Wunsch nach spezifischen Informationen oder Fertigkeiten.

Ein allgemeines Ziel für einen immobilen Patienten könnte lauten: „Aufrechterhaltung des Muskeltonus.“ Da der Muskeltonus auf verschiedene Arten aufrechterhalten werden kann benötigt man ein spezifisches Ziel, um dem Lehrer und dem Lernenden Vorgaben zu geben. Das spezifische Ziel könnte heißen: „Dreimal täglich Durchführung von aktiven Bewegungsübungen.“

Das Ziel sollte deutlich machen, was der Patient zu tun hat, und es sollte Kriterien enthalten, die objektiv bewertet werden können. So kann z. B. gezählt werden, wie häufig eine bestimmte Handlung zu erfolgen hat, oder die Worte „ohne Hilfestellung“ können zum Ziel „Verbesserung der Gehfähigkeit“ hinzugefügt werden, um das selbständige Gehen zu betonen. Es gibt auch Ziele die Kriterien enthalten, die nur der Patient selbst beurteilen kann, z. B. „ohne Auftreten von Brustschmerzen.“ Beispiele finden sich in Tabelle 7.2.

Haben sich aus dem Gesamtziel spezifische Ziele herauskristallisiert, kann die unterrichtende Pflegekraft die konkreten Einzelheiten des Lehrens und Lernens planen. Bei dieser Planung muß sie die Lernenden, den Lerninhalt sowie die Situation berücksichtigen (Chater, 1975).

Tab. 7.2: **Festlegen von Lernzielen ausgehend von Gesamtzielen**

	Gesamtziel	Spezifisches Ziel
1	Vermeidung von Erschöpfung	Jede Stunde 10 Minuten Bettruhe
2	Verbesserung der Flüssigkeitsaufnahme	Aufnahme von 3000 ml Flüssigkeit am Tag
3	Verbesserung der Gehfähigkeit	Heute dreimal täglich 15 m ohne Hilfestellung gehen

Lernende

Nachdem Bedürfnisse, Ziele, Bereitschaft und Motivation der Lernenden in Betracht gezogen wurden, muß festgestellt werden, ob es nur einen oder mehrere Lernende gibt. Steht die lehrende Pflegekraft mehreren Personen gegenüber, muß sie feststellen, wieviel diese Lernenden gemeinsam haben. Zu einer Gruppe von Lernenden können Patienten und deren Familienangehörige gehören, nur Patienten oder nur Angehörige. Vielleicht kennen sich die Lernenden überhaupt nicht und haben einen völlig unterschiedlichen familiären Hintergrund. Die leitende Pflegekraft entscheidet über Größe und Zusammensetzung der Gruppe, jedoch müssen die Lernenden frei entscheiden können, ob sie Mitglied einer bestimmten Gruppe werden wollen.

Lerninhalt

Ein weiterer wichtiger Aspekt, der für die Planung des Lerninhaltes von Bedeutung ist, ist die Vertrautheit des Lehrenden mit dem Stoff. Die Pflegekraft muß erfahren sein und über viele Ressourcen hinsichtlich des Themas verfügen.

Die lehrende Pflegekraft muß sich mit den Inhalten so intensiv beschäftigen, daß sie sie auf die bestmögliche Art und Weise präsentieren kann. Sie muß die einzusetzenden Lehrstrategien und Methoden auswählen und den Zeitbedarf planen, den sie für den Unterricht benötigt, sowie die Zahl der Unterrichtseinheiten und deren Dauer festlegen. Die Entwicklung des Lerninhaltes muß geplant werden, so daß er für die Lernenden relevant wird, wobei man vom bereits Bekanntem zu neuen Inhalten voranschreitet.

Umgebung

Die Umgebung, in der das Lernen und Lehren stattfindet, muß ebenfalls sorgfältig ausgesucht werden. Die Zahl der Lernenden beeinflußt die Wahl des Lernortes. Es sollten genügend bequeme Stühle und Tische vorhanden sein sowie ausreichende Beleuchtung und Belüftung.

Einige Patienten können in ihrem Zimmer unterrichtet werden, andere sollten grundsätzlich in einem besonderen Zimmer unterwiesen werden. Der Patient, der den Umgang mit einem künstlichen Darmausgang erlernt, möchte dies sicher nicht vor Zimmernachbarn tun.

Der Anleitungsort sollte über alle notwendigen Ausrüstungsgegenstände und Hilfsmittel verfügen. Fehlerhaftes oder unzureichendes Lehrmaterial kann die Lernenden ablenken und den Lernerfolg schmälern. Aus diesem Grund sollte die unterrichtende Kraft die Ausrüstung testen und lernen, kleinere Reparaturarbeiten, wie das Auswechseln einer

Glühlampe beim Filmprojektor oder Diaprojektor selbst durchzuführen. Wenn ein Lernender tiefes Atmen mit einem Spirometer übt, dann sollte vor dem Lernprozeß alles bereitstehen und justiert sein, damit keine Zeit vergeudet wird.

Die Lage des Unterrichtsraumes ist wichtig, denn er sollte für die Patienten leicht zu erreichen sein. Die Pflegekraft kann dem Patienten den Weg beschreiben oder ihn zum Unterricht bringen lassen.

Die Unterrichtung sollte zu einer Zeit stattfinden, die für den Patienten angenehm ist, damit er nicht befürchten muß, Behandlungen oder Tests zu versäumen, weil er daran teilnimmt. Ebenso sollte der Patient wach und aufmerksam sein. Wenn ein älterer Mann nach dem Mittagessen seinen Mittagsschlaf hält, wäre es unklug, ihn um 13.00 Uhr zum Unterricht zu bestellen.

7.2.3 Durchführung

Lehrstrategien

Ist die Planung erfolgt, kann der tatsächliche Unterricht beginnen. Der leitenden Pflegekraft als Lehrende und Anleiterin steht eine Vielzahl von Strategien zur Verfügung, mit denen sie das Lernen fördern kann. Strategien sind Techniken, die das Lernen fördern.

Schaffung von Voraussetzungen

Zunächst sollte die Aufmerksamkeit auf die Schaffung einer angenehmen Atmosphäre gerichtet sein, die das Lernen erleichtert. Die lehrende Pflegekraft sollte den Lernenden freundlich, nett und warmherzig begegnen, sie beim Namen nennen und sich um Augenkontakt bemühen.

Viele Barrieren kann die Pflegekraft beseitigen, um den Lernprozeß zu erleichtern. Zwei solcher Barrieren sind Angst vor dem Unbekannten und falsche Vorstellungen vom vorhandenen Wissen. Wird zuerst ein positiver Eindruck erzeugt, werden Angst und Fehlvorstellungen verringert, und das Lernen gelingt leichter. Beim ersten Gespräch kann die Pflegekraft den Lernenden einen Rahmen abstecken, der ihnen klar sagt, was sie erwarten können. Ziele werden besprochen und vereinbart, und die Verbindung zwischen früher Gelerntem oder früheren Erfahrungen zur gegenwärtigen Lernaufgabe wird verdeutlicht.

Am Anfang ist es sinnvoll, den Lernenden einen Überblick über den Lernstoff zu geben. Dabei kann man den gesamten Unterrichtsablauf oder eine Trainingseinheit darstellen und den zeitlichen Rahmen vorgeben, in dem der Stoff gelernt werden soll. Die Lernenden kennen dann den Endpunkt oder das Ziel und erfahren auch, wie sie dorthin gelangen.

Wenn bei den Lernenden angemessene Erwartungen geweckt werden, läßt die Angst nach und Lernbarrieren werden beseitigt. Ein Lernender, der nach einer Demonstration die Handlung wiederholen soll, muß vorher darüber informiert werden. Wenn er weiß, daß die anleitende Pflegekraft zuerst die Handlung durchführt, bevor er selbst dazu aufgefordert wird, wird er weniger Angst haben. Häufig schaffen die erwarteten Konsequenzen einer Handlung Angstgefühle. So ist es zum Beispiel eine beruhigende Erfahrung, wenn ein Diabetiker zuerst in eine Orange Wasser injiziert, bevor er sich selbst spritzt.

Variieren der Anreize

Selbst wenn eine Lehrerin interessant vortragen kann, würde sie sich und ihre Schülerinnen langweilen, wenn sie nur diese Methode anwendet. Wiederholung ist bis zu einem gewissen Grad sinnvoll, aber ein Übermaß ermüdet die Lernenden und führt zu Langeweile. Zur Vermeidung von Monotonie muß die Lehrkraft für Abwechslung sorgen.

Man geht davon aus, daß jede Veränderung oder Abweichung vom Standard zu größerer Aufmerksamkeit führt und den Lernerfolg verstärkt. Durch Variieren der Lernanreize wird das Interesse der Lernenden gesteigert und das Gedächtnis besser trainiert.

Anreize können auf vielfältige Weise variiert werden. Eine Möglichkeit ist der Einsatz der Stimme. Wenn ein Lehrer stets in der gleichen Tonlage spricht, langweilen sich die Schüler schnell, besonders wenn der Tonfall leise und beruhigend ist. Die lehrende Pflegekraft kann die Qualität ihrer Stimme verändern, indem sie je nach Thema laut, leise, schnell oder langsam spricht.

Durch die Verwendung geplanter Sekunden des Schweigens kann das Denken der Lernenden angeregt werden. Zu häufige oder zu lange Schweigeperioden dagegen verunsichern, weil die Lernenden nicht wissen, was als nächstes geschieht. Durch Schweigen kann Akzeptanz, Uneinigkeit, Anteilnahme oder Gleichgültigkeit ausgedrückt werden.

Auch Gesten können Begeisterung ausdrücken. Bewegungen mit Händen, Armen und dem Kopf werden am häufigsten eingesetzt. Zuviel Gestikulieren mit den Händen oder Schlagen mit der Faust kann jedoch auch langweilig werden und vom Lernstoff ablenken. Sinnvolle Gesten sind solche, die die wichtigsten Punkte unterstreichen.

Die Bewegung des gesamten Körpers ist ebenfalls eine Geste. Zur Tafel gehen und darauf schreiben bietet eine Variante der didaktischen Möglichkeiten. Es richtet das Augenmerk der Lernenden auf das, was an die Tafel geschrieben wird. Steht man jedoch nur an der Tafel (oder am Overhead-Projektor), kann dies ebenfalls monoton sein.

Audiovisuelles Lernmaterial kann Abwechslung in den Unterrichtsprozeß bringen. Viele pharmazeutische Unternehmen stellen Broschüren, Flipcharts, Dia- und Filmmaterial über Diagnosen und Medikationen zur Verfügung, die in den Unterricht einbezogen werden können.

Die Lehrkräfte können Filme zeigen, Kassetten vorspielen oder Gastredner einladen, um die Lernerfahrung zu bereichern. Das Mobiliar im Unterrichtszimmer könnte umgestellt werden oder Poster könnten an den Wänden aufgehängt werden. Auch die Aufgabenverteilung sollte variieren, so daß der normale Ablauf nicht langweilig wird. Ein Diabetiker, der an einem Kurs über Diabetes teilnimmt, würde der Sache schnell überdrüssig werden, wenn zu Beginn jeder Unterrichtseinheit aus einer Broschüre vorgelesen würde.

Zu viel Abwechslung ist jedoch genauso schädlich wie zu wenig. Die gewählten Anreize müssen für die Lernenden, den Lerninhalt und die Situation angemessen sein.

Einsatz von Beispielen und Modellen

Die Verwendung von Beispielen und Modellen ist eine weitere Möglichkeit, Anreize zu variieren und eine nützliche Strategie bei der Lernerfahrung. Ein Beispiel ist ein Gegenstand oder eine Zeichnung, die etwas anderes repräsentiert. Das Modell ist eine Miniaturausgabe oder Replik eines Gegenstandes.

Beispiele müssen sorgfältig ausgewählt werden. Durch Beispiele soll ein Begriff erläutert oder demonstriert werden; sie können aber auch mehr als eine Idee versinnbildlichen, was zu Unklarheiten führen kann. Wenn ein Patient lernt, daß eine Kanüle einem Kanal gleicht, dann kann es sein, daß der Patient sich nicht mehr an das Wort „Kanüle" erinnert, weil „Kanal" so ähnlich klingt.

Ein Beispiel sollte angemessen, klar und relevant sein. Das Thema sollte nicht vom Beispiel überlagert werden, denn sonst erinnert man sich an das Beispiel, aber nicht an das, was es darstellen soll. Dies kann geschehen, wenn der Lehrer am wenigsten damit rechnet. So kann eine Mutter ihrer 6jährigen Tochter erklären, daß die Großmutter gerade „eingeschlafen" ist. Die Mutter will damit ihrer Tochter mitteilen, daß der Tod nicht schmerzvoll eingetreten ist. Das Kind möchte danach jedoch abends nicht mehr zu Bett gehen, weil sie jetzt Schlaf mit Tod assoziiert.

In vielen Situationen sind Modelle hilfreich, besonders wenn Patienten über Anatomie und Physiologie informiert werden. Wenn die zukünftigen Eltern bei einem Geburtsvorbereitungskurs sehen, wie die Babypuppe durch ein Modellbecken gleitet, dann erhalten sie eine visuelle Vorstellung vom Geburtsvorgang. Wenn man ein Plastikherz in der Hand hält und es auseinander nehmen kann, um zu sehen, wie es funktioniert, ist das besser, als wenn man über das Herz nur etwas hört oder ein Bild davon sieht.

Ebenso wie Beispiele sollten auch Modelle angemessen, klar und relevant sein. Es ist nicht nötig, einem Patienten ein ganzes Skelett zu zeigen, wenn man eine gebrochene Hand demonstrieren will. Auch der Größenunterschied zwischen Modell und dem realen Gegenstand muß erklärt werden. Der Patient, der ein Modell des Herzens betrachtet, wird nicht wissen, ob das Modell die gleiche Größe wie das menschliche Herz hat.

Manchmal kann das Modell auch schon die „Sache selbst" sein. Die beste Art, einer älteren Frau ihre Hüftoperation zu erklären, ist, ihr die Hüftprothese zu zeigen. Auch andere Prothesen können gezeigt werden, z. B. Mitralventile oder Gelenke, die ersetzt werden sollen. Diese Prothesen sind jedoch teuer und stehen vielleicht nicht immer zur Verfügung.

Eine der ältesten Unterrichtsregeln besagt, daß der Lehrer bei der Unterrichtung eines neuen Stoffes in irgend einer Weise auf bereits Bekanntes und Vertrautes zurückgreifen soll (Gregory, 1917). Deshalb sollte er zunächst einfache oder bekannte Beispiele nutzen, um dann solche heranzuziehen, die komplexer sind. Wenn ein Lehrer seinen Schülern zum Beispiel Verhütungsmittel vorstellt, dann könnte er zuerst über Kondome reden (bekannt) und dann erst über Diaphragma und Cervixkappe (unbekannt).

Befragung

Auch durch Befragungen wird eine Abwechslung des Prozesses geschaffen; sie ist auch eine wichtige didaktische Technik. Es gibt zwei Fragearten: 1) Fragen, die nach Antworten verlangen und 2) rhetorische Fragen, die einen bestimmten Effekt erzielen sollen, die aber nicht beantwortet werden müssen. Die lehrende Pflegekraft wird beide Arten verwenden.

Fragen die nach Antworten verlangen, lassen sich nochmals unterteilen in auf Fakten zielende und beschreibende Fragen, klärende oder weiterführende Fragen (de Tornyay/Thompson, 1987). Am häufigsten werden sachliche oder deskriptive Fragen gestellt; dadurch wird aber nicht der größte Lernerfolg erzielt. Die Schüler lernen, etwas im Gedächtnis zu behalten, da sachliche Fragen eine einfache Antwort verlangen. Klärende Fragen fordern mehr vom Lernenden, denn hier reicht eine simple Antwort nicht aus (de Tornyay & Thompson, 1987). Weiterführende Fragen fordern den Lernenden am meisten, denn er wird gezwungen, Problemlösungen zu finden und abstrakt zu denken (de Tornyay & Thompson, 1987). Durch sie wird die größte Lernintensität erzielt.

Normalerweise verwendet die leitende Unterrichtskraft zuerst sachliche, danach klärende und zuletzt weiterführende Fragen, denn dadurch bewegt sie sich vom Bekannten zum Unbekannten. Im folgenden wird gezeigt wie man Fragen so gestalten kann, daß sie zunehmend komplexer werden:

Lehrer:	Welche Substanz wird in den Betazellen der Langerhansschen Inseln im Pankreas gebildet?
Schüler:	Insulin.
Lehrer:	Warum wird es gebildet? (deskriptiv)
Schüler:	Um Zucker aus dem Blut zu entfernen.
Lehrer:	Wie geschieht das? (erklärend)
Schüler:	Zucker befindet sich in der Nahrung, aber er kann nicht von den Zellen resorbiert werden, ohne daß sich Insulin mit ihm verbindet und in die Zellen transportiert.
Lehrer:	Richtig. Welche Auswirkungen ergeben sich für einen Menschen, dessen Bauchspeicheldrüse kein Insulin bildet? (weiterführend)

Man kann auch mit einer erklärenden Fragen beginnen wie: „Welche Auswirkungen hat Geschlechtsverkehr auf die Herztätigkeit?“ Kann der Schüler diese Frage nicht beantworten, könnte der Lehrer sachliche Fragen stellen, damit der Lernende durch das Sammeln von Fakten zu einer befriedigenden Antwort gelangt.

Eine weiterführende Frage könnte anfangs als rhetorische Frage gestellt werden, denn dadurch wird der Lernende zum Denken angeregt. Nach Mitteilung zusätzlicher Information wird die Frage erneut gestellt, aber diesmal wird eine Antwort darauf erwartet. Rhetorische Fragen führen dazu, daß sich Lernende auf den Lerninhalt konzentrieren und ihrerseits Fragen stellen. Bei einem Vortrag vor einer größeren Gruppe können häufig ausschließlich rhetorische Fragen gestellt werden.

Bei der Formulierung von Fragen müssen bestimmte Grundsätze beachtet werden. Der wichtigste heißt, daß nur *eine* Frage gestellt werden darf, denn die Schüler müssen die Möglichkeit haben zu antworten, bzw. über die Antwort nachzudenken, bevor die nächste Frage gestellt wird. Ansonsten werden sie nicht in der Lage sein, zu lernen.

Die Frage selbst sollte nur ein Thema ansprechen und nicht mehrere Fragen enthalten. Eine stillende Mutter zu fragen: „Besteht eine Verbindung zwischen Ihrer Ernährung und der Verdauung des Babys und welche?“, ist nicht nur verwirrend, sondern die Antwort wird auch nahe gelegt.

Fragen sollten auch frei von Voreingenommenheit sein. „Sie wollen doch etwas über Emphyseme erfahren, nicht wahr?“ zeigt, daß die befragte Person gar keine Wahl hat zu entscheiden, ob sie informiert werden will oder nicht.

Feedback

Feedback zu geben ist nicht nur eine Unterrichtsstrategie, sondern auch ein unverzichtbarer Bestandteil des Lernprozesses. Untersuchungen haben gezeigt, daß das Wissen über den eigenen Fortschritt für effektives Lernen wesentlich ist (Blair, Jones, & Simpson, 1975).

Die Rückmeldung kann positiv (Verstärkung, Bestätigung) oder negativ (konstruktive Kritik) sein. Durch positive Verstärkung erhöht sich die Chance, daß das gewünschte Verhalten sich wiederholt, so daß am besten gelobt wird, wenn sich erwünschtes Verhalten gezeigt hat. Die positive Verstärkung des Schülers kann verbal oder nonverbal erfolgen. Die Lehrkraft kann mit „ja", „richtig", „sehr gut" oder ähnlichen Worten reagieren. Ihre positiven Gefühle im Hinblick auf das gezeigte erwünschte Verhalten kann sie auch durch Lächeln, Kopfnicken oder Zugehen auf den Schüler ausdrücken.

Zusätzlich zum Lob für gute Leistungen müssen die Lernenden auch ihre Fehler kennenlernen, damit sie sie unverzüglich korrigieren können (Blair et al., 1975). Konstruktive Kritik ist eine Methode, mit der Schüler aus ihren Fehlern lernen. Deshalb muß der Lehrer den Lernenden mitteilen, was sie richtig und was sie falsch gemacht haben. Dann können Lehrer und Schüler gemeinsam daran arbeiten, das gewünschte Verhalten zu realisieren.

Konstruktive Kritik könnte aber auch zu einem negativen Verstärker werden (d. h. etwas, das die Wahrscheinlichkeit einer Verhaltenswiederholung reduziert). Dazu zählen Drohungen (negative Bestätigung), Bestrafung und Schmerz. „Sie werden nicht entlassen, wenn Sie nicht gehen lernen", ist eine negative Verstärkung. Trotz nicht eindeutiger Forschungsergebnisse ist das mit Hilfe von Belohnung erzielte Lernen normalerweise dem durch Strafen erzielte vorzuziehen (Bower & Hilgard, 1981).

Schweigen kann auch als Feedback eingesetzt werden, und es kann, je nach Situation, positiv oder negativ verstärkend wirken. Das nonverbale Verhalten des Lehrers zeigt dem Schüler normalerweise, ob das Schweigen positiv oder negativ auszulegen ist. Ein Lehrer, der die Stirn runzelt oder angespannt erscheint, gibt eine negative Verstärkung, während ein lächelnder und entspannter Lehrer eine positive Verstärkung ausstrahlt. Manchmal ermuntert der Lehrer seinen Schüler durch Schweigen fortzufahren und regt ihn so zum Weitermachen an.

Am effektivsten lernt man, wenn die positive Verstärkung unmittelbar auf das gewünschte Verhalten folgt. Außerdem muß der Schüler die Bestätigung mit seinem gerade gezeigten Verhalten in Verbindung bringen können (Watson, 1964). Es ist wirkungsvoller, das einzelne Gruppenmitglied für sein Lernen zu verstärken als die gesamte Gruppe.

Intermittierende Verstärkungkann sehr effektiv sein und ist in vielen Fällen erforderlich. Eine leitende Unterrichtskraft, die acht Paaren Lamaze-Unterricht erteilt, kann nicht jedes einzelne Paar für jede richtige Handlung bestätigen. Sie kann dies jedoch intermittierend tun. Wenn das Maß an positiver Bestätigung allmählich verringert wird, kann das Verhalten der Paare später auch bei nur wenig Anerkennung stabil bleiben (Skinner, 1968). Die Paare lernen, sich selbst zu bestätigen. Für Lernende ist diese Selbstbestätigung sehr wichtig, denn es wird nicht immer eine Lehrkraft zur Verfügung stehen, die dies übernimmt.

Ein weiterer Grund für den Einsatz von sporadischem Lob liegt darin, daß zu häufig ausgesprochene Bestätigungen an Wirksamkeit verlieren. Wenn ein Lehrer immer „sehr gut" sagt, dann haben diese Worte für die Schüler bald keine Bedeutung mehr.

Ein Beispiel für ein intermittierend erfolgendes Feedback ist die periodische Überprüfung des Unterrichtskonzeptes, wodurch die Lernenden über Fortschritte informiert und die zu erreichenden Ziele bestätigt werden. Der Lehrer ist in der Lage, die Motivation der Schüler durch Feedback und Befriedigung ihrer Bedürfnisse durch Erreichen von Zielen aufrechtzuerhalten (McDonald, 1965).

Erfolgt weder negatives noch positives Feedback, dann wird das erwünschte Verhalten der Schüler gelöscht, d. h., verschwindet ganz. So ist zum Beispiel die Aufhebung des Schmerzverhaltens das Prinzip, das den Verfahren in den Schmerzkliniken zugrunde liegt, die auf Prinzipien der Verhaltenstherapie basieren.

Schaffung von Möglichkeiten zur Vertiefung und Anwendung (Transfer)

Eine wichtige Strategie beim Lehren und Lernen ist die Schaffung von Möglichkeiten zur Vertiefung und zur Anwendung des Lerninhaltes. Da das endgültige Ziel des Prozesses in der Erzeugung von wünschenswerten Verhaltensänderungen liegt, das auch in neuen Situationen angewendet wird (Blair et al., 1975), muß der Lernende das Gelernte im Gedächtnis behalten und anwenden.

Vertiefung bedeutet, sich richtig zu erinnern ebenso wie die Wiedererkennung und die Fähigkeit, den Lernstoff abrufen zu können. Transfer heißt, daß das Lernen in einer Situation das Verhalten des Lernenden in einer anderen beeinflußt (Bigge, 1971).

Vertiefung und Transfer erfolgen nicht automatisch. Techniken, mit denen die leitende Krankenschwester als Lehrerin die Gedächtnisleistung der Lernenden und die Anwendung des Gelernten im Alltag trainieren kann, umfassen das Erkennen identischer Elemente, Wiederholung, Schaffung von Gedächtnishilfen, aktive Beteiligung und Leistungsfeedback.

Vertiefen und Transferieren ist abhängig von der Lernerfahrung, die realistische Situationen einsetzt. Lernstoff ist leichter abrufbar, wenn er in einer Situation gelernt wird, die der ähnelt, in der das Gelernte gebraucht wird (Watson, 1964). Die Zahl der *identischen Elemente* bei den interpersonellen und physischen Eigenschaften der Umgebung maximieren Vertiefung und Transfer. Wenn ein Diabetiker seinen Urin bei der Arbeit oder zu Hause untersuchen muß, wird normalerweise das Bad die Umgebung sein, die durch typische Elemente definiert ist. Arbeitet der Diabetiker jedoch auf einer Baustelle, ohne fließendes Wasser im mobilen WC zu haben, dann müßte er eine Urintestmethode erlernen, die nicht vom Wasser abhängig ist.

Die beste Lernsituation ist also offensichtlich die Umgebung, in der die Leistung normalerweise erbracht wird. Für die lehrende Pflegekraft wäre es am günstigsten, wenn der Lernprozeß beim Patienten zu Hause erfolgen könnte.

Durch Wiederholung werden die Vertiefung des Gelernten und der Transfer verbessert. *Wiederholung* bezieht sich auf das Aufarbeiten oder Fortführen einer Handlung, nachdem die gewünschte Reaktion aufgetreten ist. Durch Beobachtung der wiederholten Ausführung des korrekten Verhaltens hat die unterrichtende Pflegekraft die Möglichkeit, das Verhalten zu verstärken und sicherzugehen, daß die Leistung jedes Mal korrekt erfolgt. Viel Übung und häufige Wiederholungen steigern die Zahl der korrekten Reaktionen und verleihen dem Lernenden mehr Sicherheit.

Ein Patient mit chronischer obstruktiver Pneumonie braucht zu Hause eventuell ein Inhalationsgerät. Indem die Pflegekraft den Patienten ermutigt, das Gerät selbst zusammenzubauen, es einzusetzen und zu reinigen, kann sie sein Verhalten beobachten, bewerten und bestärken. Außerdem kann sie dem Patienten versichern, daß er korrekt vorgeht, selbst wenn nicht bei jedem Einsatz des Inhalationsgerätes Sputum produziert wird.

Lernstoff, der eine Bedeutung für den Lernenden hat, wird eher behalten als wenn dies nicht der Fall ist. Diese Bedeutung entsteht durch Beziehungen zwischen Fakten. Wenn die lehrende Pflegekraft dem Lernenden logisches Denken zur Lösung von Problemen beibringt, erhält er mehr Argumentationserfahrung und der Lernerfolg wird dauerhafter sein (Seagoe, 1961). Benutzt man *allgemeine Prinzipien*, dann bedeutet Vergessen nicht den völligen Verlust des Gelernten, weil man aus erinnerten Details Teilbereiche rekonstruieren kann (Bruner, 1960).

Wenn die Pflegekraft einem Patienten beibringen will, auf Krücken zu gehen, kann sie das allgemeine Prinzip: „immer mit dem besten Fuß voranzugehen" vorausschicken. Der Lernende, der versucht, eine Treppe hinauf- oder herunterzugehen dürfte aufgrund dieser generellen Richtlinie dann keine Schwierigkeiten haben.

Feedback wird den Lernenden gegeben, damit sie sich ihrer Fortschritte bewußt werden. *Leistungsfeedback* zur Vertiefung und zum Transfer wird in der Situation gegeben, auf die der Lernende vorbereitet wurde. Zum Beispiel kann ein Patient in einer Klinik lernen, wie er seinen Blutdruck selbst mißt und für seine korrekte Leistung Feedback erhalten. Um der Vertiefung des Gelernten und um des Transfers willen könnte eine Gemeindeschwester später den Patienten zu Hause besuchen und feststellen, daß er den Blutdruck richtig mißt. Sie würde dann ein Leistungsfeedback geben, damit der Patient ermutigt wird, mit der korrekten Verfahrensweise fortzufahren.

Häufig steht für die Patienten auch gedrucktes Lernmaterial zur Verfügung. Die lehrende Pflegekraft sollte bedenken, daß es für den Lernprozeß förderlicher ist, wenn man sich an Gelesenes erinnert, als das Material nochmals zu lesen (Watson, 1964). Die sie bittet den Lernenden, den Lernstoff in eigenen Worten zusammenzufassen und später nochmals wiederzugeben. Sie korrekte Zusammenfassung des Schülers wird dann bestätigt. Durch das Abrufen und die Zusammenfassung des Unterrichtsstoffes erhält der Lernende Leistungsfeedback, denn durch die korrekte Ausführung der Aufgabe wird seine Zufriedenheit erhöht.

Forschungen haben gezeigt, daß die *aktive Beteiligung* der Lernenden die Gedächtnisleistung und den Transfer sehr steigert. Lernende erinnern sich an 90 Prozent von dem, was sie sagen, wenn sie dabei handeln. Die lehrende Pflegekraft kann Speicherung und Transferleistung der Lernenden steigern, wenn sie sie bittet, eine Handlung zu erklären, die sie gerade durchführen. Das Gespräch über das Gelernte führt dazu, daß etwa 80 Prozent des Materials gespeichert wird. Audiovisuelle Hilfsmittel fördern die Speicherung im Gedächtnis durch Sinnesreize; ohne etwas zu sagen, wird ca. 50 Prozent des Gesehenen und Gehörten behalten. Leider führt bloßes Hören oder Sehen nur zu einer Speicherung des Lerninhaltes von 20 bis 30 Prozent, also zu einem Verlust von 70 bis 80 Prozent des Lernstoffes (Medearis, 1973). Durch aktive Beteiligung der Patienten am Lehr-Lernprozeß erhöht die Pflegekraft deren Gedächtnis- und Transferleistung.

Unterrichtsstil

Die unterrichtende Pflegekraft muß verschiedene Lehrmethoden und -strategien kennen und anwenden. Durch die Lehrmethode wird die Lernerfahrung vermittelt. Es gibt einen *lehrerzentrierten* und einen *schülerzentrierten* Stil. Spezifische Lehrmethoden können auf einem Kontinuum dargestellt werden, welches den Bereich vom völlig lehrerzentrierten zur völlig schülerzentrierten Methode darstellt (siehe Abbildung 7.2).

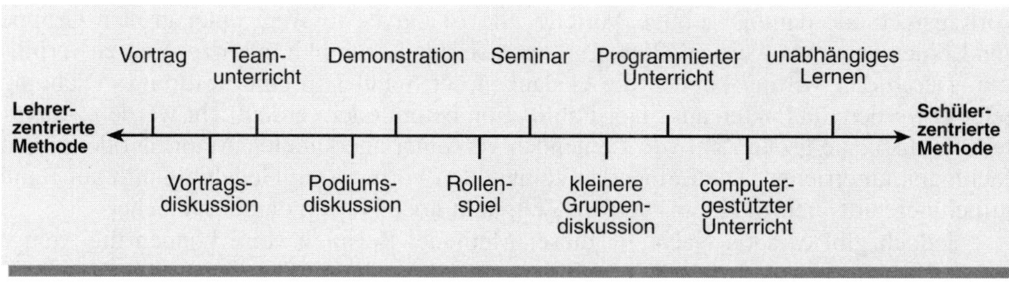

Abb. 7.2: **Kontinuum der Lehrmethoden**

Die traditionelle Lehrmethode ist lehrerzentriert. Ziele werden vom Lehrer vorgegeben und die Betonung liegt üblicherweise auf dem kognitiven Lernen. Während des Unterrichts- bzw. Lernprozesses richten sich die Interaktionen auf den Lehrer. Er legt die Aktivitäten für die Schüler fest und lenkt ihre Aufmerksamkeit ständig auf die Lerninhalte (McKeachie, 1963).

Schülerzentrierte Methoden sind tendenziell freier und offener. Ziele werden von den Lernenden selbst oder gemeinsam mit dem Lehrer erarbeitet. Die Betonung liegt auf affektiver oder verhaltensmäßiger Veränderung wie auf kognitivem Lernen. Außerdem besteht eine größere Interaktion bei der Unterrichts- und Lernerfahrung, und zwar sowohl zwischen den Lernenden als auch zwischen Schülern und Lehrer. Die Schüler können über ihre Handlungen frei entscheiden und der Austausch persönlicher Erfahrungen wird ermutigt. Zwischen den Lernenden entwickelt sich ein „Gruppengefühl" (McKeachie, 1963). In Abbildung 7.3 wird die Interaktion und Kommunikation bei lehrerzentrierten und schülerzentrierten Lehrmethoden dargestellt.

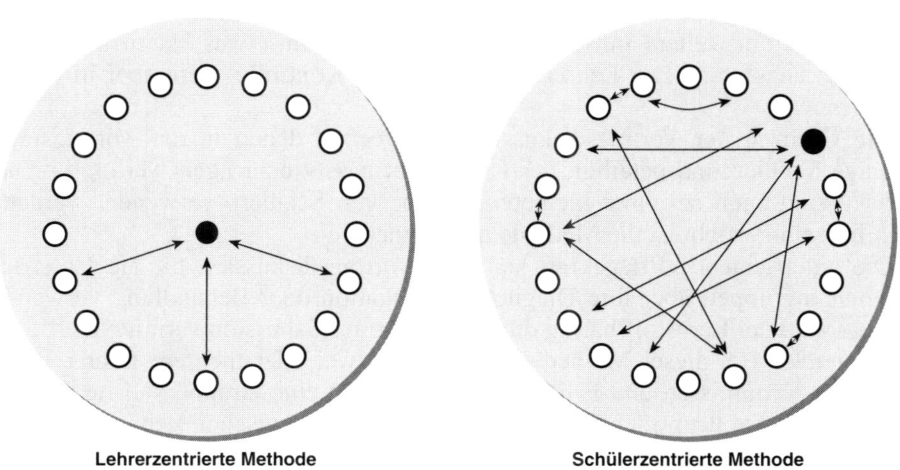

Abb. 7.3: **Vergleich der Interaktion bei lehrerzentrierter und schülerzentrierter Lehrmethode**

Vortrag. Die älteste und wahrscheinlich am häufigsten verwendete Lehrmethode ist der Vortrag. Bei einem echten Vortrag redet fast nur der Lehrer und äußerst selten, wenn überhaupt, werden audiovisuelle Hilfsmittel eingesetzt. Obwohl häufig kritisiert, hat die Vortragsmethode dennoch einige Vorteile. Sie ist der beste Weg, einer großen Gruppe von Lernenden einen weit gefaßten, gut organisierten Lerninhalt in kurzer Zeit zu vermitteln. Durch den Vortrag können die Gedanken der Schüler in eine bestimmte Richtung gelenkt werden, da Fakten aus einer Publikation betont oder verdeutlicht werden. Außerdem wird so eine große Zahl von Lernenden von einer anerkannten Autorität oder einem Fachmann unterrichtet. Die Lernenden können den Vortrag (mit Genehmigung) auf Band aufnehmen, um auch zu einem späteren Zeitpunkt noch Nutzen daraus zu ziehen.

Jedoch gibt es auch Nachteile dieser Methode. Beispielsweise können die wenigsten Lehrkräfte gute Vorträge halten. Etwas gut vortragen zu können ist eine Kunst, die gelernt sein will. Während eines Vortrags können Schüler zu passiven Empfängern von Information werden. Wenn die Lernenden aber bestimmte Gedanken verstehen wollen oder Problemlösungsfertigkeiten entwickeln möchten, müssen sie aktiv am Lernprozeß teilnehmen.

Fehlende Beteiligung am Vortrag führt dazu, daß sich die Lernenden „verlieren“, d. h. sie werden verwirrt, geben auf und lernen nur wenig. Die Zuhörer können sich auch langweilen, an ganz andere Dinge denken oder sogar einschlafen. Weil Lernende häufig mitschreiben, können sie dem Vortrag oft nicht folgen und der Lernerfolg ist geschmälert.

Für die lehrende Pflegekraft besteht nur selten Anlaß, die Methode des Vortrags zu nutzen. Für die Fortbildung von Mitarbeiterinnen, die Darstellung von Ausbildungszielen vor einer großen Gruppe oder für einen spezifischen Informationsgehalt, der innerhalb kurzer Zeit mitgeteilt werden muß, wären Vorträge allerdings angebracht.

Vortragsdiskussion. Diese Methode ist die moderne Art des Vortrags unter Verwendung audiovisueller Hilfsmittel und einer Beteiligung der Zuhörer durch Fragestellungen und Beantwortung von Fragen. In vielen Diskussionen und Untersuchungen versuchte man herauszufinden, ob der Vortrag oder die Diskussion die bessere Methode sei. Die Vortragsdiskussion enthält das Beste aus beiden Methoden, da der Lehrer ausreichend Lerninhalte vermitteln kann und die Lernenden daran beteiligt. Lehrer und Schüler können Fragen stellen, um weitere Informationen zu erhalten, um etwas klarzustellen oder den Denkprozeß anzuregen. Der Lehrer behält zwar die Kontrolle, steht aber in Kontakt zu den Lernenden.

Die Grenzen der Vortragsdiskussion entsprechen denen in der Vortragsmethode. Nur einige Schüler sind beteiligt, der Rest bleibt passiv oder „geht verloren“. Die Vortragsdiskussion kann bei einer kleineren Gruppe von Schülern verwendet werden, aber für den Einzelunterricht ist die Methode ungeeignet.

Die unterrichtende Pflegekraft kann die Vortragsdiskussion für die Unterrichtung von Patientengruppen über ihre Diagnose, Medikation oder Behandlung verwenden. In der Pflege wird der Lernstoff häufig durch die Vortragsdiskussion vermittelt.

Teamunterricht. Bei dieser Methode unterrichten zwei oder mehrere Lehrer mit unterschiedlichen Kenntnissen und Fähigkeiten gemeinsam eine Gruppe von Lernenden. Die Lernerfahrung wird hauptsächlich durch eine Diskussion zwischen Lehrern und Schülern gewonnen.

Der Teamunterricht ist vorteilhaft für Lehrer wie für Schüler. Die Schüler profitieren von den Stärken mehrerer Lehrer und lernen dabei mehr. Da Lehrer häufig unterschiedliche Meinungen vertreten, erkennen die Lernenden, daß es für bestimmte Themen mehr als eine korrekte Betrachtungsweise gibt, und sie müssen verschiedene Standpunkte berücksichtigen, bevor sie ihre eigene Meinung bilden.

Auch die Lehrer profitieren, denn sie lernen voneinander. Nicht nur bezüglich des Lerninhaltes, sondern auch bezüglich der didaktischen Fähigkeiten können sie neue Erfahrungen sammeln. Sie lernen auch zu kooperieren und sich zu unterstützen anstatt miteinander zu konkurrieren, obschon es natürlich Wettbewerb geben kann, wenn Lehrer gemeinsam unterrichten.

Für Lernende und Lehrer hat der Teamunterricht jedoch auch Nachteile. Der größte Nachteil für die Schüler liegt möglicherweise in einer unorganisierten und verwirrenden Unterrichtserfahrung, wenn der Unterricht nicht sehr gut geplant ist. Intelligente Schüler mögen im Teamunterricht normalerweise, weil sie integriert sind, Fragen stellen und zum Denken angeregt werden. Weniger intelligente können durch zu viel Stimulation Schwierigkeiten haben.

Für die Lehrer ist der Zeitaufwand häufig ein Nachteil. Teamunterricht vorzubereiten kostet mehr Zeit als Einzelunterricht und ist deshalb viel aufwendiger. Intensive, kooperative Planung ist für ihn eine Grundvoraussetzung.

Die lehrende Pflegekraft kann den Teamunterricht in mehreren Situationen anwenden. Sie kann Patientengruppen zusammen mit einem Beschäftigungstherapeuten über die Entlassung informieren, über die Ernährung zusammen mit einer Diätassistentin diskutieren oder die häusliche Pflege mit einer anderen Pflegekraft besprechen.

Podiumsdiskussion. Hierbei handelt es sich um eine Lehrmethode, bei der eine kleine Gruppe von Lehrern auf einem Podium vor einer Gruppe von Lernenden sitzt. Ein Moderator steuert die Diskussion, bei der jeder Lehrer einen Teil zu einem bestimmten Thema beiträgt; danach folgt eine Diskussion der Vortragenden über das gesamte Thema. Anschließend können die Zuhörer Fragen stellen und mit den Mitgliedern des Podiums interagieren.

Der Vorteil dieser Lehrmethode liegt darin, daß jedes Podiumsmitglied ein Experte auf einem Gebiet ist und die Lernenden so eine große Meinungsvielfalt und verschiedene Ideen präsentiert bekommen. Außerdem können die Zuhörer durch Fragen aktiv am Lernprozeß beteiligt werden. Sie könnten sich mit bestimmten Podiumsmitgliedern identifizieren und dadurch noch mehr lernen.

Eine Schwäche dieser Lehrmethode wird greifbar, wenn Podiumsmitglieder länger reden als sie sollten, und der Moderator sie nur schlecht unterbrechen kann. Wenn die Redner zu viel Zeit in Anspruch nehmen, geht die Zeit verloren, in der die Zuhörer mit den Vortragenden interagieren könnten.

Ein Beispiel für eine Podiumsdiskussion wären eine Krankenschwester, ein Arzt und ein Physiotherapeut, die eine Gruppe von Patienten über die Halbseitenlähmung informieren. Die unterrichtende Pflegekraft könnte Podiumsmitglied oder Moderatorin sein. Eine weitere Diskussionsrunde könnte einen rehabilitierten Quadriplegiker mit Ehefrau oder eine rehabilitierte Paraplegikerin mit ihrem Ehemann umfassen.

Demonstration. Dies ist eine Lehrmethode, die vor allem auf dem Konzept des Modells oder der Imitation beruht. Bei der Demonstration zeigt der Lehrer ein bestimmtes Verhalten und erklärt den Schülern gleichzeitig jeden Schritt der Vorgehensweise. Die Kenntnis der zugrunde liegenden Prinzipien eines Verfahrens ist ebenso wichtig wie die erforderlichen körperlichen Fertigkeiten. Bei der Demonstration ermutigt die Lehrkraft die Schüler dazu, Fragen zu stellen und sich am Unterrichtsprozeß aktiv zu beteiligen.

Die nächste Stufe der Demonstrationsmethode ist eine praktische Übung der Lernenden. Hier verhalten sich die Schüler gemäß dem Beispiel der Lehrkraft (d. h. sie versuchen genau das zu tun, was sie gezeigt hat, und erinnern sich, warum sie es getan hat). Wichtig ist, daß die Lehrkraft die Übung überwacht, damit sie Feedback geben kann, das gewünschte Verhalten bestärkt und unerwünschtes Verhalten korrigiert. Intermittierende Übungen (d. h. kurze Übungseinheiten, dazwischen Ruhepausen oder andere Tätigkeiten) führen nachweislich zu einem größeren Lernerfolg als lange, ununterbrochene Phasen des Trainings. Deshalb plant die Lehrkraft kurze Übungen, die über einen oder zwei Tage verteilt sind, damit der bestmögliche Lernerfolg erzielt wird.

Zum Abschluß demonstriert der Schüler dem Lehrer das Gelernte. Hierbei soll er nicht unterbrochen werden, es sei denn, es besteht die Gefahr, daß er sich oder einem anderen Schaden zufügt. Macht er Fehler, muß er weiter üben und nochmals eine Demonstration durchführen.

Empfindet der Schüler den Lehrer als freundlichen und hilfsbereiten Fachmann und wird er bei der Durchführung seiner Aktivität verstärkt, dann ist das Lernen des gewünschten Verhaltens erfolgreicher (Goldstein & Sorcher, 1974). Ein deutlicher und detaillierter Unterricht, der sich vom Einfachen auf das Komplexe hinbewegt, der durch Wiederholung Vertiefung, aber keine Langeweile erzeugt, und der nur wenig fremdes Verhalten enthält (Verhalten, welches *nicht* übernommen werden sollte), führt zum größten Lernerfolg (Goldstein & Sorcher, 1974).

Vorteile der Demonstrationsmethode sind u. a.: 1) sie ist wahrscheinlich die beste Methode zur Unterrichtung von Fertigkeiten, 2) sie kann für einen oder mehrere Lernende eingesetzt werden, und 3) Lernende werden ermuntert, sich zu beteiligen, und können ihre Fertigkeiten sofort anwenden.

Ein Nachteil dieser Methode ist die dafür benötigte Zeit. Die Demonstration kann dreimal so lange dauern wie das eigentliche Verfahren. Die Zeit für das praktische Ausprobieren hängt vom einzelnen Schüler ab, aber man benötigt auch Zeit für die Wiederholung der Demonstration.

Bei der Unterrichtung von Patienten und MitarbeiterInnen wird die Demonstrationsmethode häufig in der Pflege verwendet. Sie kann z. B. eingesetzt werden, um eine Kolostomiespülung zu demonstrieren oder um das Baden eines Babys, Pulsfühlen oder einen Verbandswechsel anschaulich darzustellen.

Rollenspiel. Beim Rollenspiel wählt der Lehrer eine bestimmte Situation und Lernende aus, die die Rollen der betroffenen Personen übernehmen. Es gibt kein Skript; die Rollenspieler interagieren miteinander so, als ob es um sie selbst ginge. Nach dem Spiel wird das Geschehen in einer Diskussion analysiert und synthetisiert zusammengefaßt. Rollenspiel kann zur Entwicklung interpersoneller Fähigkeiten eingesetzt werden und dazu, daß sich die Lernenden ihrer Gefühle bewußt werden.

Vorteil des Rollenspiels ist die direkte Beteiligung der Lernenden am Unterrichtsprozeß. Problematisch ist, daß man mehrere Personen braucht. Einige müssen beobachten und andere agieren, damit die Gruppe später die Interpretationen und Gefühle der Spieler und Beobachter besprechen kann. Außerdem ist das Rollenspiel nicht immer erfolgreich, da sich manche Schüler schämen, bestimmte Rollen vorzuspielen oder sie das Rollenspiel als bloßes Spiel und nicht als Lernerfahrung betrachten.

Rollenspiele werden hauptsächlich in der psychiatrischen Pflege eingesetzt. So können Eltern und Jugendliche durch das Rollenspiel einen Einblick in ihre Konflikte erhalten. Auch kann mit dieser Methode Selbstbewußtsein trainiert werden.

Seminar. Beim Seminar kommt eine kleine Gruppe von Lernenden zusammen (fünf bis zwölf), um ein für die Diskussion ausgewähltes Problem zu analysieren. Das Seminar erstreckt sich üblicherweise über einen gewissen Zeitraum. Jeder Lernende ist dafür verantwortlich, mit den anderen sein Wissen zu teilen und zu interagieren. Hauptziel des Seminars ist die Förderung unterschiedlicher Denkweisen und die Ermutigung zur Problemlösung.

Der Lehrer agiert als Gruppenmitglied und ist somit gleichzeitig Lernender. Anfangs erwarten die Schüler allerdings vom Lehrer, daß er die Führung übernimmt. Die Lehrkraft muß dann das Verhalten, welches sie von den Schülern erwartet, verdeutlichen, damit diese die Führung und Leitung des Seminars übernehmen.

Größter Vorteil des Seminars liegt darin, daß Schüler in kleineren Gruppen erwiesenermaßen besser lernen als in großen (Schein, 1972). Die Schüler sind aktiv beteiligt und müssen sich vorbereiten und lernen, um umfassend mitzuwirken.

Der größte Nachteil des Seminars ist vielleicht die häufig falsche Bezeichnung, denn oft werden Gruppendiskussionen als „Seminar" bezeichnet, die es gar nicht sind. Das Wort „Seminar" wird oft benutzt für Konferenzen und Workshops, bei denen nur Vorträge gehalten werden. Schüler, die ein echtes Seminar erwarten, werden deshalb vielleicht im Zweifel sein, da sie nicht wissen, was man von ihnen erwartet. Nachteilig ist es auch, daß Schüler vorbereitet sein müssen, um sich an der Diskussion zu beteiligen, denn ansonsten ist der Lernerfolg sehr gering.

Aufgrund seines speziellen Charakters wird ein Seminar in der Pflege selten eingesetzt. Es könnte verwendet werden, wenn eine Gruppe von Pflegekräften oder ein interdisziplinäres Gesundheitsteam z. B. ein grundsätzliches Thema wie: „Ethische Fragen bei der Pflege von Aidskranken" behandeln möchte. Die Gruppenmitglieder könnten das Thema über einen bestimmten Zeitraum diskutieren, und jeder Teilnehmer müßte sich für jedes Treffen gut vorbereiten.

Diskussion in kleinen Gruppen. Diese Lehrmethode wird häufig in der Pflege eingesetzt. Sie sollte nicht dazu verwendet werden, einen neuen Inhalt zu vermitteln, sondern um die vorhandenen Kenntnisse zu verbreitern und zu vertiefen bei Sachverhalten, mit denen die Teilnehmer bereits vertraut sind.

Die leitende Pflegekraft könnte diese Methode verwenden, wenn sie z. B. eine Teambesprechung über das Thema amyotrophische Lateralsklerose durchführen will. Die meisten, wenn nicht alle Pflegekräfte werden etwas darüber wissen. Da Patienten mit dieser Diagnose jedoch selten sind, kann das Krankheitsbild noch einmal besprochen werden, wenn ein Patient damit eingeliefert wird.

Diskussionen in kleinen Gruppen werden oft zur Unterrichtung von Patienten durchgeführt. Patienten mit gleichen Krankheiten könnten im Unterricht zusammenkommen und Informationen austauschen sowie voneinander lernen.

Programmierter Unterricht. Hierbei erarbeitet sich der Schüler ein Thema, indem er einem programmierten Ablauf folgt. Der Stoff wird in mehreren Schritten aufgegliedert und innerhalb des Programms gibt es eine Abfolge von Fragen und Antworten. Der Schüler liest das Material, beantwortet die Fragen und erhält direktes Feedback durch die Antworten.

Bücher, Lernkassetten oder Computer können die Basis eines programmierten Unterricht sein. Der Lehrer entscheidet, was der Schüler lernen muß, und stellt ihm die programmierte Information zur Verfügung. Der Schüler ist dann verantwortlich für das Erlernen des Programminhaltes.

Der große Vorteil dieser Lehrmethode ist, daß Lernende in ihrem eigenen Tempo lernen können und Abschnitte wiederholen, bei denen sie Schwierigkeiten hatten. Die Schüler können außerdem das Programm ganz nach Belieben verwenden. Sollte es in einem Buch enthalten sein, können sich die Schüler auch die Lernumgebung aussuchen.

Ein Nachteil der programmierten Methode ist, daß der Lernende eventuell eine Antwort gibt, die sich zwar von der vorgegebenen unterscheidet, aber dennoch richtig ist. Der Schüler kann dann nicht erkennen, daß beide Antworten korrekt sind.

Bei Patienten kann die unterweisende Pflegekraft gut den programmierten Unterricht verwenden. Sie könnte Programme kaufen oder selbst erstellen. Themen wären z. B. „Funktion des Herzens", „Hypertension", oder „der Geburtsvorgang".

Computergestützter Unterricht. (CAI) Hierbei interagiert der Schüler mit einem Computer, um ein bestimmtes Lernziel zu erreichen (de Tornyay & Thompson, 1987). Der Lernende kommuniziert kontinuierlich mit dem Computer, indem er Fragen beantwortet, Probleme löst oder Entscheidungen fällt. Dies kann durch Bedienen der Tastatur oder auf andere Weise geschehen. Im Computer können die Antworten des Schülers gespeichert werden, so daß Schüler und Lehrer ein Feedback über die Lernfortschritte erhalten.

Es gibt mehrere Formen des CAI, einschließlich Methoden, die auf Drill und Übung ausgerichtet sind, Tutorenprogramme, Simulation und Spiele. Die Methode, die auf Drill und Übung setzt, ist die einfachste Form des CAI; der Computer bietet Fragen und Wiederholungen der Übungen zum vorher gelernten Material. Bei Tutorenprogrammen, bei denen es sich im Prinzip um programmierte Instruktionen handelt, wird neues Material – gemischt aus Fragen und Antworten – präsentiert. Durch Simulation erzeugt der Computer ein Fallbeispiel, auf das der Schüler reagieren kann. Abhängig von den gewählten Antworten wird weitere Information bereitgestellt, bis der Schüler das Programmziel erreicht. An Spielen sind normalerweise zwei Personen beteiligt, damit ein bestimmtes Konzept unterrichtet werden kann (de Tornyay & Thompson, 1987).

Ebenfalls eingesetzt werden computergestützte Videoprogramme (CAVI). Interaktive Videoprogramme auf Videokassetten oder VHF erhöhen die Einsatzmöglichkeiten und den Lernreiz. Für zahlreiche Themen werden ständig neue Softwareprogramme entwickelt.

Ein wichtiger Vorteil der CAI als Lehrmethode ist die aktive Beteiligung des Schülers am Lernprozeß. CAI ist besser als einfacher programmierter Unterricht, da der Computerspeicher viel mehr Möglichkeiten enthält die der Schüler auswählen könnte. Die Lernenden können das Programm mehrmals wiederholen, um ihre Leistung zu verbessern.

Mögliche Nachteile des CAI sind die Kosten und vielleicht Gesundheitsprobleme, die durch langes Arbeiten am Bildschirm entstehen können. Die Einführung von CAI ist ziemlich kostspielig. Die Pflegekraft kann Patienten, die zu Hause einen PC haben, auf dem Markt befindliche Softwareprogramme zur Gesundheitsfürsorge empfehlen.

Unabhängiges Lernen. Bei dieser Lehrmethode erhält der Schüler die größte Verantwortung für sein Lernen. Man geht hierbei davon aus, daß ein Schüler mehr lernt, wenn er unabhängig arbeiten kann.

Beim unabhängigen Lernen wählen eine oder mehrere Lernende ein Thema aus, schreiben Ziele und planen, die Ziele zu erreichen und zu bewerten. Diese Information wird dann mit einem Lehrer ausgetauscht, der bereit ist, sie bei der Erreichung des Zieles zu unterstützen. Je nach Absprache zwischen Lehrer und Schüler mischt sich der Lehrer mehr oder weniger ein.

Grundlage für diese Lehrmethode ist die Annahme, daß ein Schüler, der seinen eigenen Lernstoff auswählt, motiviert ist, das Projekt durchzuführen und zu lernen. Der Vorteil für die Lehrkraft, bei der mehrere Schüler selbständig lernen, liegt darin, daß sie immer demjenigen helfen kann, der gerade ihre Unterstützung wünscht.

Nicht geeignet ist diese Lernmethode für Schüler, die nicht motiviert sind und schlechte Lernangewohnheiten haben. Normalerweise sollten sie nicht im Selbststudium lernen, aber manchmal tun sie es doch. Auch Lehrer, die der Meinung sind, daß der Lernende allein verantwortlich für den Lernerfolg ist, und deshalb nur geringe oder keine Unterstützung anbieten, sollten diese Methode nicht verwenden.

Die Methode des Selbststudiums wird am ehesten von der leitenden Pflegekraft selbst benutzt, wenn sie sich weiterbilden will. Bei bestimmten Schülern kann sie ebenfalls nach dieser Methode arbeiten. So könnte z. B. eine Oberschülerin den Wunsch haben, viel über Rheuma zu erfahren, weil ihr Bruder an dieser Krankheit leidet. Diese Schülerin könnte unabhängig arbeiten und die Unterrichtsschwester als Lehrerin hinzuziehen.

Es gibt noch weitere Lehrmethoden oder Varianten der beschriebenen. Die Lehrkraft wird in der Pflege die Methode auswählen, die am besten ihre Bedürfnisse und die der Lernenden befriedigt und angemessen für Lerninhalt und Umgebung ist. In Abbildung 7.2 wurden die in diesem Abschnitt beschriebenen Methoden dargestellt.

7.2.4 Evaluation

Beim Lehr-Lernprozeß ist es wichtig, daß Lehrer und Schüler gleichermaßen beurteilen können, ob der Schüler tatsächlich gelernt hat. Die Art der Evaluierung des Lernerfolgs ist identisch mit der Bewertung der erwarteten Ergebnisse im Pflegeprozeß. Die Leistung des Lernenden wird verglichen mit den während der Planung spezifizierten Zielen, wobei festgestellt werden kann, ob er diese Ziele erfüllt hat oder nicht. Hat er die Ziele erfüllt, wurde der festgestellte Lernbedarf befriedigt. Hat er sie nicht erfüllt, muß der Lernprozeß fortgesetzt werden.

Wenn der Schüler nicht gelernt hat, bzw. die Ziele nicht erreicht hat, gibt es dafür mehrere Erklärungen. Die Lehrkraft muß jede Stufe des Lernprozesses überprüfen, um herauszufinden, warum kein Lernergebnis erzielt wurde. Der identifizierte Bedarf war vielleicht nicht der echte Lernbedarf. Eventuell waren die Strategien und Methoden für den einzelnen Lernenden nicht geeignet oder passen nicht zum Lerninhalt. Häufig ändert sich im Laufe der Zeit die Bereitschaft und Motivation der Lernenden. Eine erneute Überprüfung auf diesem Gebiet kann der lehrenden Pflegekraft Informationen darüber geben, ob sie den Lernenden nochmals durch den Lehr-Lernprozeß begleiten muß.

7.3 Zufälliges Unterrichten

Elemente des Lehr- und Lernprozesses, die in diesem Kapitel dargestellt wurden, beziehen sich auf den geplanten Unterricht im Pflegeprozeß. Lehren und Lernen geschieht jedoch auch ungeplant und zufällig. Jedesmal, wenn ein Patient einer Pflegekraft eine Frage stellt und diese sie beantwortet, findet ein derartiger Lernprozeß statt. Dies geschieht täglich, wenn sich Patienten nach der Medikation, den Besuchszeiten und anderen Dingen erkundigen, die mit ihrer Gesundheit zu tun haben.

Zufälliges Unterrichten und Lernen geschieht häufig auch auf subtile Weise. Da der Begriff „Krankenschwester" für jede Person, die auf eine Krankenschwester trifft, eine andere Bedeutung hat, muß sich die Pflegekraft über den Einfluß ihres Verhaltens auf einen nicht als solchen identifizierten Lernenden klarwerden. Zur „Krankenschwester" gehört eine bestimmte Rolle. Eine Rolle ist eine Reihe von Erwartungen in Hinblick auf das angemessene Verhalten eines Individuums in einer bestimmten Position innerhalb eines sozialen Systems (McDonald, 1965).

Behandelt z. B. eine Pflegekraft in einer Reha-Einrichtung jemanden mit einem Herzinfarkt, muß sie ihm nahelegen, das Rauchen aufzugeben. Auch wenn die Pflegekraft selbst nicht an einer Herzkrankheit leidet, erwarten die Patienten von ihr, daß sie ebenfalls nicht raucht. Wenn die Pflegekraft nach Rauch riecht, ist die Wahrscheinlichkeit geringer, daß die Patienten ihren Unterweisungen Folge leisten.

Da die Pflegekraft von ihren Patienten immer als „Krankenschwester" betrachtet wird, muß sie ihr eigenes Verhalten und ihre Einstellung genau überprüfen. Die Pflegekraft will den Patienten ein positives Verhalten im Hinblick auf die Gesundheit vorführen. Da zufälliges Lehren und Lernen so häufig geschieht, muß die Pflegekraft die Bestandteile des geplanten Unterrichtsprozesses in ihren alltäglichen Begegnungen mit den Patienten verkörpern.

7.4 Zusammenfassung

Die leitende Pflegekraft unterrichtet jeden Tag. Patienten, andere Pflegekräfte oder Mitglieder des therapeutischen Teams können Lernende sein. Deshalb muß die Pflegekraft den Prozeß des Lehrens und Lernens sehr gut kennen, damit sie ihn beim geplanten und zufälligen Unterrichten effektiv einsetzen kann. Ihre Kenntnis der theoretischen Aspekte des Lehr-Lernprozesses und der praktischen Unterrichtsstrategien ermöglicht ihr, diesen Aspekt des Führungsverhaltens zu erfüllen.

Aufgaben

1. Formulieren Sie zwei Lehrpläne zum selben Thema, einen Plan für ein professionelles Publikum, einen anderen für Klienten/Patienten. Wie unterscheiden sich die Pläne hinsichtlich der Lernenden und der Umgebung, in der Lernen stattfindet, der Ziele, des Inhalts, der didaktischen Techniken und der Evaluierung?
2. Erstellen Sie eine Kritik über die Lesbarkeit von Informationsmaterial in einer Gesundheitseinrichtung. Schlagen Sie sinnvolle Veränderungen vor.
3. Ändern Sie eine Informationsbroschüre für eine bestimmte Klientengruppe so um, daß sie auch für eine andere Gruppe verwendet werden kann.
4. Beurteilen Sie die Aktivitäten einer führenden Pflegekraft während eines Tages. Wie viel Unterrichtung fand statt? Wann hätte (mehr) Unterrichtung stattfinden können?

Literatur

Ausubel, D. P. (1963). *The psychology of meaningful verbal lerning*. New York: Grune & Stratton.
Bigge, M. L. (1982). *Learning theories for teachers* (4th ed.). New York: Harper & Row.
Blair, G. M., Jones, R. S. & Simpson, R. H. (1975). *Educational psychology* (4th ed.). New York: Macmillan.
Bower, G. H. & Hilgard, E. R. (1981). *Theories of learning* (5th ed.). Englewood Cliffs, NJ: Prentice-Hall.
Bruner, J. S. (1960). *The process of education*. Cambridge, MA: Harvard University Press.
Bursch, K. D. & Gallo, B. M. (1973). Emotional response to illness. In C. M. Hudak, B. M. Gallo & T. Lohr (Eds.), *Critical care nursing* (S. 6 – 15). Philadelphia: Lippincott.
Cantor, N. (1953). *The teaching-learning process*. New York: Dryden.
Chater, S. (1975). Conceptual framework for curriculum development. *Nursing Outlook, 23*, 428 – 433.
de Tornyay, R. & Thompson, M. A. (1987). *Strategies for teaching nursing* (3rd ed.). New York: Wiley.
Gage, N. L. (1963). Paradigms for research on teaching. In N. L. Gage (Ed.), *Handbook of research on teaching* (S. 94 – 141). Chicago: Rand McNally.
Goldstein, A. P. & Sorcher, M. (1974). *Changing supervisor behavior*. New York: Pergamon.
Gregory, J. M. (1917) *The seven laws of teaching*. Chicago: Pilgrim.
McDonald, F. J. (1965). *Educational psychology* (2nd ed.). Belmont, CA: Wadsworth.
McKeachie, W. J. (1963). Research on teaching at the college and university level. In N. L. Gage (Ed.), *Handbook of research on teaching* (S. 1118 – 1172). Chicago: Rand McNally.
Medearis, N. D. (1973). Planning for the training and development of the critical care nursing staff. In C. M. Hudak, B. M. Gallo & T. Lohr (Eds.), *Critical care nursing* (S. 313 – 339). Philadelphia: Lippincott.

Rogers, C. R. (1983). *Freedom to learn for the 80's*. Columbus, OH: Merrill.
Schein, E. H. (1972). *Professional education*. New York: McGraw-Hill.
Seagoe, M. V. (1961). *A teacher's guide to the learning process* (2nd ed.). Dubuque, IA: Wm. C. Brown.
Skinner, B. F. (1968). *The technology of teaching*. New York: Appleton-Century-Crofts.
Watson, G. (1964). What psychology can we trust? In R. E. Ripple (Ed.), *Readings in learning and human abilities: Educational psychology* (S. 26–37). New York: Harper & Row.

Weiterführende Literatur

Block, J. H. (1975). *Mastery learning in classroom instruction*. New York: Holt, Rinehart & Winston.
Brown, G. I. (1977). *Human teaching for human learning*. New York: Penguin Books.
Cooper, S. S. (1978). Methods of teaching – Revisited. *Journal of Continuing Education in Nursing, 9*(4), 24–26.
Doak, C. C., Doak, L. G. & Root, J. H. (1985). *Teaching patients with low literacy skills*. Philadelphia: Lippincott.
Farley, J. K. (1990). Methods of teaching: The lecture. *Nurse Educator, 15*(2), 5–6.
Ferguson, L. M. (1992). Teaching for creativity. *Nurse Educator, 17*(1), 16–19.
Foster, C. M. (1981). The use of transactional analysis in patient teaching. *Supervisor Nurse, 12*(5), 18–23.
Fox, V. (1986). Patient teaching: Understanding the needs of the adult learner. *AORN Journal, 44*, 234–242.
Gagne, R. M. (1985). *The conditions of learning and theory of instruction* (4th ed.). New York: Holt, Rinehart & Winston.
Glazer-Waldman, H. R., Francis, S. & Smith, C. (1987). Families' knowledge acquisition and written health materials. *Children's Health Care, 15*, 152–155.
Guinee, K. K. (1978). *Teaching and learning in nursing*. New York: Macmillan.
Lesher, D. C. & Bomberger, A. S. (1983). The roving inservice – An innovative approach to learning, *Journal of Continuing Education in Nursing, 14*(3), 19–22.
Lewis, S. J. (1984). Teaching patient groups. *Nursing Management, 15*(5), 49–55.
Megenity, J. & Megenity, J. (1982). *Patient teaching: Theories, techniques and strategies*. Bowie, MD: Brady.
Pohl, M. L. (1981). *The teaching function of the nursing practitioner* (4th ed.). Dubuque, IA: Wm. C. Brown.
Pugh, E. J. (1976). Dynamics of teaching-learning interaction. *Nursing Forum, 15*, 47–58.
Redman, B. K. (1993). *The process of patient education* (7th ed.). St. Louis: Mosby.
Schweer, J. E. & Gebbie, K. M. (1976). *Creative teaching in clinical nursing:* St. Louis: Mosby.
Stanton, M. P. (1985). Teaching patients: Some basic lessons for nurse educators. *Nursing Management, 16*(10), 59–62.
Stevens, B. J. (1976). The teaching-learning process. *Nurse Educator, 1*(1), 9–20.
Sullivan, E. J. & Decker, P. J. (1985). Using behavior modeling to teach management skills. *Nursing and Health Care, 6*, 41–45.
Tuazon, N. C. (1992). The basics of constructing learning modules. *Journal of Nursing Staff Development, 8*(6), 259–261.
Whitman, N. I., Graham, B. A., Gleit, C. J. & Boyd, M. D. (1986). *Teaching in nursing practice: A professional model*. Norwalk, CT: Appleton-Century-Crofts.
Woody, A. F., Ferguson, S., Robertson, L. H., Mixon, M. L., Blocker, R. & McDonald, M. R. (1984). Do patients learn what nurses say they teach? *Nursing Management, 15*(12), 26–29.

8 Die leitende Pflegekraft und der Entscheidungsprozeß

Lernziele

Nach der Lektüre dieses Kapitels sollten die Leser folgende Lernziele erreicht haben:

- Unterscheidung zwischen zufriedenstellenden und optimalen Entscheidungen.
- Sechs Entscheidungsmodelle miteinander vergleichen und beurteilen zu können.

Die leitende Pflegekraft ist ständig mit dem Treffen von Entscheidungen befaßt. Über jeden Aspekt ihrer Situation trifft sie Entscheidungen – über sich selbst als Führungsperson, über ihre Gruppe und über die Ziele, die die Gruppe erreichen möchte. Gute Entscheidungen zu treffen ist ein äußerst wichtiger Bestandteil der Führung in der Pflege.

Eine gute Entscheidungsfindung ist ein wesentlicher Teil der Organisation, des Lehrens, in der Veränderung, im Konfliktmanagement und bei der Evaluation. Ist die leitende Pflegekraft in der Lage, diesen Prozeß effektiv zu gestalten, dann kann sie sich leichter an den anderen Prozessen beteiligen.

Der Entscheidungsprozeß kann einfach als Auswahl aus mehreren Alternativen angesehen werden, oder ausführlicher ausgedrückt, als ein systematischer Prozeß, der mit einem Bedürfnis oder einem Problem beginnt, und nach erfolgter Evaluation der Lösungsalternativen beendet ist. Auch bei umfassender Betrachtungsweise beinhaltet der Entscheidungsprozeß eine Auswahl, aber nur als Bestandteil eines komplexeren Prozesses.

Zwischen Problemlösung und Entscheidungsfindung gibt es einen Unterschied. Problemlösung ist weniger komplex, denn hierbei geht es um die Lösung eines unmittelbaren Problems, die häufig durch Versuch und Irrtum gefunden wird. Zur Entscheidungsfindung gehört die Bewertung mehrerer Lösungsmöglichkeiten und die Wahl einer der Alternativen. Unter Zuhilfenahme spezieller Kriterien kann die leitende Pflegekraft zwischen den Lösungen unterscheiden und die angemessenste auswählen.

8.1 Entscheidungsarten

Entscheidungen können in zufriedenstellende und optimale unterteilt werden. Eine *zufriedenstellende Entscheidung* ist die Wahl einer Lösung, die das angestrebte Ziel in etwa erreicht. Die *optimale Entscheidung* vergleicht alle möglichen Lösungen mit den Zielen und wählt die Lösung, die das angestrebte Ziel am besten erreicht (March & Simon, 1958). Da die Identifizierung aller möglichen Lösungen häufig schwierig, wenn nicht sogar unmöglich ist, gibt es noch eine zweite Definition für eine optimale Entscheidung. Nach dieser Definition ist sie eine, die durch Abgleichung aller verfügbaren Lösungsalternativen mit den Zielen und durch Auswahl der für die Ziele am besten geeigneten getroffen wird (Easton, 1973).

Zufriedenstellende Entscheidungen sind einfacher zu fällen als optimale, denn die Person, die entscheidet, wählt im ersten Fall die erste Möglichkeit, auf die sie trifft. Dies kann, muß aber nicht die beste Lösung sein. Eine Krankenschwester, die einen Kittel kaufen möchte, sieht einen, der ihr gefällt, und erwirbt ihn. Sie hat eine zufriedenstellende Entscheidung getroffen. Wenn sie eine Stunde später in einem Geschäft einen Kittel sieht, der ihr noch besser gefällt, dann lernt sie das Risiko einer nur zufriedenstellenden Entscheidung kennen; sie weiß jetzt, daß sie eine bessere Entscheidung hätte treffen können.

Manchmal müssen Entscheidungen schnell gefällt werden. In einer Notlage muß eine Führungsperson die erste akzeptierbare Lösung verwenden, mit der das Problem beseitigt werden kann. Es gibt Menschen, die glauben, daß für einen Führer schnelle Entscheidungen besser sind, denn sie rufen Unterstützung durch die Gefolgsleute hervor, und weil ausgewogene Entscheidungen kosten viel Zeit, die häufig nicht vorhanden ist (Calano & Salzman, 1988). In vielen Pflegesituationen wird die leitende Pflegekraft jedoch die beste Lösung finden wollen, was durch eine optimale Entscheidung eher möglich ist.

8.2 Beurteilung der Effektivität einer Entscheidung

Zwei wichtige Faktoren sind relevant für die potentielle Effektivität einer Entscheidung. Einer ist die objektive Qualität der Entscheidung und der andere ist die Akzeptanz der Entscheidung seitens der davon betroffenen Gruppe (Maier, 1963). Obwohl die Qualität häufiger betont wird, müssen Qualität wie auch Akzeptanz vorhanden sein, um die effektivste Entscheidung zu treffen.

8.2.1 Qualität

Zur Bestimmung der Qualität einer Entscheidung sind mehrere Faktoren zu berücksichtigen. Erstens, welche Art von Input führte zu der Entscheidung? Eine gute Entscheidung kann erst dann getroffen werden, wenn vollständige, sachbezogene, relevante und objektive Daten zur Verfügung stehen. Der Entscheidungsträger muß sämtliche verfügbare Daten sammeln und verwenden.

Das Verhalten des Entscheidungsträgers beeinflußt die Art und Weise des Umgangs mit den Daten und der Verwendung des Entscheidungsprozesses. Seine Sicht des Problems wird entscheiden, welche Daten erfaßt werden. Das persönliche Wertesystem kann die Wahrnehmung des Problems beeinflussen. Außerdem bestimmt seine Fähigkeit zur Verarbeitung von Daten die Art der Datenerfassung zur Ableitung potentieller Lösungen (Marriner, 1977).

Die Qualität einer Entscheidung kann anhand der Frage: „Ist die Entscheidung weiterhin vertretbar?" bemessen werden. „Eine vertretbare Entscheidung kann erklärt und bis in die einzelnen Stufen zurückverfolgt werden" (Bailey & Claus, 1975, S. 12). Der Entscheidungsträger muß erklären können, wie und warum die Entscheidung getroffen wurde. Zu diesem Zweck benötigt er eine adäquate Dokumentation. Ein schriftlicher Bericht liefert wertvolle Informationen, besonders nachdem Zeit vergangen ist und Details vergessen wurden.*

Mit der Dokumentation von Entscheidungen werden zusätzliche Vorteile erzielt, denn dadurch erlernt man die Anwendung rationaler Prozesse und erwirbt Selbstbewußtsein hinsichtlich der getroffenen Entscheidungen. Die Gruppe und die Kolleginnen respektieren das gründliche Vorgehen. Durch Dokumentation kann die Richtigkeit der Entscheidung jedem Interessierten demonstriert werden (Easton, 1975).

Zur Bestimmung der Qualität von Entscheidungen müssen die Ergebnisse bewertet werden. Die qualitativ beste Entscheidung ist eine, bei der die Kosten geringer sind als der Nutzen. Ergebnisse beziehen sich auch darauf, wie gut die Entscheidung das Bedürfnis befriedigen konnte oder das ursprüngliche Problem gelöst hat.

8.2.2 Akzeptanz

Eine effektive Entscheidung muß von hoher Qualität sein, aber sie muß auch für die davon betroffene Gruppe annehmbar sein. Wenn die Gruppe die qualitativ hochwertigste Entscheidung nicht akzeptieren kann, dann wird ihre Effektivität verringert. In diesem Falle wäre es besser, eine Entscheidung zu treffen, die qualitativ niedriger angesetzt ist, die aber von der Gruppe akzeptiert werden kann. Die Einbeziehung der Akzeptanz als Kriterium für eine Entscheidung erhöht deren Effektivität.

8.3 Entscheidungsmodelle

Im nächsten Abschnitt werden fünf Entscheidungsmodelle vorgestellt, die alle schon von leitenden Pflegekräften verwendet wurden. Jedes Modell wird beschrieben und sein Nut-

* Eine genaue Erklärung über die Gestaltung eines Protokolls über eine Entscheidungsfindung findet sich in A. Easton. *Complex managerial decisions involving multiple objectives.* New York: Wiley, 1973, S. 51 – 52.

Tab. 8.1: **Vergleich von Entscheidungsmodellen**

Kepner/Tregoe (1965)	Bower (1982)	Easton (1973)	Vroom/Yetton (1973)	Bailey/Claus (1975)
1 Festlegung von Zielen 2 Klassifizierung der Ziele nach deren Wichtigkeit	1 Herausfinden, wodurch das Erreichen des Zieles verhindert wird	1 Erkennen des Veränderungsbedarfes 2 Diagnose des Problems 3 Identifikation betroffener Interessengruppen; Definition der Entscheidungsziele, quantifiziernde Bewertung von Zielen	1 Berücksichtigung der Problemattribute 2 a Feststellung der Problemart	1 Gesamtbedürfnisse und Ziele 2 Definition des Problems 3 Hindernisse und Möglichkeiten 4 Spezifikation der Vorgehensweise
3 Entwicklung alternativer Handlungen	2 Entwicklung möglicher Lösungen	4 Bennung sämtlicher Alternativen	b Bestimmung möglicher Alternativen	5 Festlegen von Zielen 6 Auflisten von Lösungen
4 Bewertung von Alternativen im Hinblick auf die Ziele	3 Bestimmung der Konsequenzen für jede Lösung 4 Einschätzung der Wahrscheinlichkeit von Konsequenzen 5 Bestimmung der Wünschbarkeit und des Risikos jeder Konsequenz	5 Vorhersage und Bewertung der Ergebnisse von Alternativen		7 Analyse der Optionen
5 Die tentative Entscheidung ist die Alternative, die die Ziele am besten erfüllt	6 Wahl der besten Lösung	6 Definition der Kriterien für die Auswahl 7 Berechnung und Entscheidung	3 Anwendung von Entscheidungsregeln 4 Wahl der besten Alternative	8 Wahl, Anwendung von Entscheidungsregeln
6 Überprüfung der tentativen Entscheidung im Hinblick auf mögliche negative Folgen 7 Durchführung von Handlungen zur Vermeidung negative Konsequenzen und Sicherstellung, daß Entscheidung durchgeführt wird.		8 Durchführung	5 Ausführung der Entscheidung	9 Kontrolle und Durchführung der Entscheidung 10 Evaluation der Effektivität der Handlung

zen für die Krankenpflege dargestellt. Durch ein praktisches Beispiel bei jedem Modell wird die Anwendung für die Pflege dargestellt. In Tabelle 8.1 werden die Modelle in ihren Beziehungen zueinander gezeigt.

8.3.1 Das Entscheidungsmodell von Kepner und Tregoe

Das Modell von Kepner und Tregoe (1965) umfaßt sieben Stufen. Diesen Stufen geht eine gründliche Problemanalyse voraus. Die korrekte Diagnose des Problems oder der Abweichung von der Norm ist wesentlich für den Erfolg der Lösung. Ein Problem wird definiert als „Abweichung zwischen dem, was geschehen sollte, und dem, was tatsächlich geschieht“ (Kepner/Tregoe, 1965, S. 20). Nach Feststellung des Problems besteht die erste Stufe im Entscheidungsprozeß in der Festlegung von Zielen, an denen sich die restlichen Stufen orientieren.

Der zweite Schritt ist die Klassifizierung der Ziele gemäß ihrer Wichtigkeit. Einige dieser Ziele sind wesentlich und müssen erfüllt werden; sie sind „obligatorisch“. Andere sind zwar nicht wesentlich, tragen aber zur Entscheidungsfindung bei; sie sind „fakultativ“.

Die obligatorischen Ziele haben alle eine hohe Priorität. Der Entscheidungsträger sollte die fakultativen Ziele nach der Priorität einordnen, so daß die wichtigeren vor den weniger bedeutenden erfüllt werden (Kepner & Tregoe, 1965). Zur Einordnung der fakultativen Ziele verwendet der Entscheidende für jedes einen numerischen Wert, wobei das wichtigste Ziel den höchsten Zahlenwert erhält. Eine Skala von 1 bis 10 kann verwendet werden oder eine, die der Zahl der Ziele entspricht. Bei z. B. sechs fakultativen Zielen erhält das wichtigste die Zahl 6, das nächstwichtige die 5, usw.

Die dritte Stufe dieses Modells ist die Benennung von Handlungsalternativen. So viele Alternativen wie möglich sollen entwickelt werden. In der vierten Stufe werden die Alternativen im Hinblick auf die Ziele bewertet. Zuerst wird entschieden, ob eine Alternative die obligatorischen Ziele erreicht. Ist dies nicht der Fall, wird sie eliminiert.

Alternativen, die die obligatorischen Ziele erfüllen, werden dann im Hinblick auf die fakultativen bewertet. Sämtliche Alternativen werden auch miteinander verglichen, damit festgestellt werden kann, wie gut sie die Ziele erfüllen. Danach werden sie ebenso angeordnet wie die Ziele. Die Alternative, die die Ziele am besten erfüllt, erhält die meisten Punkte, die nächstbeste die zweithöchste Punktzahl, usw.

Die Punktzahl einer jeden Alternative für jedes Ziel wird mit dem Zahlenwert des Ziels multipliziert. Die dadurch erhaltenen Werte werden addiert, um einen Gesamtwert für jede Alternative zu erhalten.

In Stufe 5 wird die Alternative ausgewählt, die das Ziel am besten erfüllt. Diejenige, die alle obligatorischen Ziele befriedigt und die höchste Punktzahl für die fakultativen Ziele aufweist, wird *tentative Entscheidung* genannt. Manchmal besteht die tentative Entscheidung aus einer Kombination von zwei oder mehreren entwickelten Alternativen.

Die möglichen negativen Folgen der tentativen Entscheidung werden in Stufe 6 bedacht. Hier muß eingeschätzt werden, welche Probleme als Ergebnis der Entscheidung auftauchen könnten, und wie groß die Wahrscheinlichkeit dafür ist. Werden negative Konsequenzen ausgeschlossen, wird die Entscheidung akzeptiert; weisen sie jedoch einen hohen Wahrscheinlichkeitsgrad auf, dann muß eine neue tentative Entscheidung gefällt werden.

Letzter Schritt im Modell von Kepner und Tregoe ist die Kontrolle der Auswirkungen der Entscheidung durch spezifische Handlungen, mit denen mögliche negative Folgen verringert oder ausgeschlossen werden. Außerdem muß auf die Durchführung der Entscheidung geachtet werden. Der Entscheidende plant und vollführt Handlungen zur Förderung der Akzeptanz der Entscheidung und zur Sicherstellung, daß die Auswirkungen positiv sein werden.

Nutzen

Dieses Modell ist nützlich, wenn viel Zeit vorhanden ist, denn es ist sehr komplex und erfordert vielfältige Überlegungen. Ein Problem des Modells liegt darin, daß eine Vielzahl von Zielen, besonders fakultative, benötigt wird, und daß die Entscheidung eher auf diesen als auf den obligatorischen beruht. In der Krankenpflege gibt es aber nur wenige fakultative Ziele, die meisten sind obligatorisch.

Darüber hinaus werden die Konsequenzen erst nach der getroffenen Entscheidung berücksichtigt. Aus diesem Grunde könnte am Ende des Prozesses ersichtlich werden, daß eine andere Entscheidung erforderlich wäre, oder der gesamte Prozeß müßte wiederholt werden.

Beispiel

Schauplatz ist die 22 Betten umfassende orthopädische Station eines großen städtischen Krankenhauses. Es ist Samstag und Anne, eine RN stellt fest, daß nur eine LPN und eine NA für den Frühdienst eingeteilt sind. Anne muß über die Aufgabenverteilung entscheiden.

Unter Verwendung des Kepner-Tregoe-Modells legt Anne zuerst die unten aufgeführten 6 Ziele fest. Danach klassifiziert sie sie, wobei die ersten drei obligatorisch und die letzten drei fakultativ sind. Anne bewertet die drei fakultativen Ziele (Zahlen kursiv gedruckt) und gibt dem wichtigsten Ziel den höchsten Zahlenwert.

1. Alle Patienten erhalten eine ganzheitliche Pflege.
2. Die drei Team-Mitglieder übernehmen die Tätigkeiten, für die sie legitimiert sind.
3. Patienten kommen nicht zu Schaden.
4. Patienten werden von einem Teammitglied gepflegt, welches sie schon früher versorgt hat. *3*
5. Team-Mitglieder sind mit ihrer Aufgabe zufrieden. *2*
6. Jedes Teammitglied erledigt einen angemessenen Teil der Arbeit. *1*

In der dritten Phase des Modells identifiziert Anne drei mögliche Alternativen zur Problemlösung:

A Die RN verabreicht sämtliche Medikamente. Die LPN und die NA pflegen jede die Hälfte der Patienten, und die RN unterstützt die NA bei der Behandlung.

B Die RN pflegt 8 Patienten, die LPN 7 und die NA 7. Die Vollkraft gibt den Patienten der Assistentin die Medikamente und hilft ihr bei der Pflege.

C RN und LPN pflegen je elf Patienten. Die NA hilft beiden.

Tab. 8.2: **Vergleich von Alternativen gegenüber fakultativen Zielen**

		Alternative A		Alternative B		Alternative C	
Fakultative Ziele	Wert	Punktzahl	Wert x Punktzahl	Punktzahl	Wert x Punktzahl	Punktzahl	Wert x Punktzahl
Patient schon früher versorgt	3	1		2		3	
Zufriedenheit der Pflegekräfte	2	3		1		2	
Gerechte Arbeitsverteilung	1	2		1		3	
Gesamtsumme							

Tab. 8.3: **Berechnung einer tentativen Entscheidung**

		Alternative A		Alternative B		Alternative C	
Fakultative Ziele	Gewichtung	Punktzahl	Gewichtung x Punktzahl	Punktzahl	Gewichtung x Punktzahl	Punktzahl	Gewichtung x Punktzahl
Patient schon früher gepflegt	3	1	3	2	6	3	9
Zufriedenheit der Pflegekräfte	2	3	6	1	2	2	4
Gerechte Arbeitsverteilung	1	2	2	1	1	3	3
Gesamtsumme			11		9		16

Danach müssen die Alternativen gegen die Ziele abgewogen werden. Zuerst vergleicht Anne jede der drei Alternativen in Hinblick auf die drei obligatorischen Ziele und stellt fest, daß mit allen Alternativen die Ziele erreicht werden können. Anschließend werden die drei Alternativen mit den drei fakultativen Zielen verglichen. Alternative C erfüllt am ehesten Ziel 4 (Patienten werden von der Krankenschwester versorgt, die sie schon früher gepflegt hat) und erhält die höchste Punktzahl.

Die zweitbeste Alternative ist B, und A ist die Alternative, die das Ziel am wenigsten erfüllt und somit die niedrigste Punktzahl erhält.* Zur Bewertung der Alternativen bedient sich Anne einer Tabelle (vgl. Tabelle 8.2). Danach erfolgt die mathematische Berechnung. Jede Punktzahl wird mit der Einheit für das Ziel multipliziert und danach werden die errechneten Punkte addiert, so wie in Tabelle 8.3 dargestellt.

* In diesem und in anderen Beispielen werden die Zahlenwerte oder Punktzahlen für Ziele und Alternativen nicht weiter begründet, da jede leitende Pflegekraft sie in Hinblick auf das Team und die Situation unterschiedlich bewerten wird.

Anne wählt Alternative C als tentative Entscheidung, da sie die höchste Punktzahl erhält. Anschließend bedenkt sie mögliche negative Konsequenzen. Die NA könnte mit ihrer Aufgabe sehr unzufrieden sein, aber da Anne schon früher mit ihr gearbeitet hat, hält sie es für unwahrscheinlich, daß sie negativ reagiert.

Zum Schluß vollzieht Anne den letzten Schritt des Prozesses: die Planung von Wegen zur Minimierung negativer Auswirkungen ihrer Entscheidung. Sie bespricht die Aufgabenverteilung mit der LPN und der NA und erklärt ihnen die Gründe für ihre Entscheidung. Anne informiert sich, welche Patienten die NA kennt und beschließt, ihr bei der Pflege dieser Patienten zu helfen. Sie wählt für die NA Aufgaben, die sie selbst unterstützen und die für die NA eine Herausforderung darstellen.

8.3.2 Das Entscheidungsmodell nach Bower

Bower (1982) hat einen sechsstufigen Entscheidungsprozeß (s. Tabelle 8.1) entwickelt. Der Prozeß setzt ein, wenn die Führungskraft durch die Erkennung eines Hindernisses für ein Ziel einen Entscheidungsbedarf feststellt.

Der zweite Schritt, die Schaffung von Lösungen, ist die wichtigste Stufe dieses Modells. Art und Zahl der Lösungen sind wichtig. Bower bringt den Entscheidenden dazu, Alternativen zu schaffen. Zu seinem gedanklichen Konzept gehören drei miteinander verbundene Bestandteile: 1) der Kontext des Entscheidungsprozesses, 2) der Charakter des Entscheidenden und 3) die Eigenschaften der Entscheidung.

Der Kontext bezieht sich auf die Umgebung, in der die Entscheidung stattfindet. Berücksichtigung der Umgebung hilft dem Entscheidenden bei der Identifikation von für die Situation angemessenen Lösungen.

Der Entscheidungsträger muß seine persönlichen Vorlieben, Wertvorstellungen und Entscheidungsvorlieben kennen, da dadurch die Lösungen beeinflußt werden. Er sollte versuchen, so objektiv wie möglich zu handeln.

Die Merkmale der Entscheidung wie Zweck, Komplexität und Konsequenzen müssen vom Entscheidenden bewertet werden, da auch sie mögliche Lösungen beeinflussen können. So sollte z. B. ein einfaches Problem keine komplexe Lösung erhalten.

Drei zusätzliche Faktoren haben Einfluß auf die Zahl der Lösungen, die der Entscheidende berücksichtigt: 1) die Zahl der Lösungen, die er bewältigen kann, ohne verunsichert zu werden, 2) die Zahl der an der Entscheidung beteiligten Personen und ihre Fähigkeiten und 3) der verfügbare Zeitraum für die Entscheidungsfindung (Bower, 1982). Diese drei Faktoren stehen in Verbindung zueinander, denn je mehr Lösungen und Personen beteiligt sind, desto komplizierter wird der Entscheidungsprozeß und desto mehr Zeit wird benötigt.

Die dritte Stufe des Bower-Modells beinhaltet die Voraussagen von Konsequenzen für jede Alternative. Je erfahrener der Entscheidungsträger, desto leichter die Voraussagen.

In Stufe 4 wird die Wahrscheinlichkeit beurteilt, mit der Konsequenzen eintreten könnten. Hier wird zu der Methode geraten zu schätzen, wie häufig eine Konsequenz eintreten wird, und der geschätzte Wert wird als Dezimalwert notiert. Der Wert .9 z. B. würde bedeuten, daß in 9 von 10 Fällen mit einer bestimmten Konsequenz gerechnet werden muß; .2 würde bedeuten: in 2 von 10 Fällen.

Die Bestimmung der Wünschbarkeit und des Risikos jeder Konsequenz bildet die fünfte Stufe. Die Wünschbarkeit oder der Wert einer Konsequenz resultiert aus dem Erreichen des gewünschten Ziels, dem Fehlen von schädlichen Nebenwirkungen sowie aus der Effizienz und Angemessenheit in Relation zum angestrebten Ziel (Bower, 1982). Risiko bezieht sich auf schädliche Nebenwirkungen. Durch ein Plus- oder Minuszeichen kann Wert oder Unwert dargestellt, und das Risiko kann als hoch, mäßig oder gering eingestuft werden.

Sechster und letzter Schritt ist die Wahl der besten Lösung. Drei Kriterien können dabei herangezogen werden: 1) Wahl der Lösung mit den wünschenswertesten Folgen, 2) Wahl der Lösung, die am besten die Ziele erreicht und das niedrigste Risiko beinhaltet und 3) falls eine Lösung Risiken für den Klienten nach sich zieht, muß der Entscheidende oder die Organisation die Lösung mit dem geringsten Risiko wählen.

Nutzen

Stärken dieses Modells liegen in seinem konzeptionellen Rahmen und den Faktoren für die Schaffung von Alternativen. Der Entscheidende, der diese Faktoren berücksichtigt, wird bessere Alternativen auswählen und sie leichter identifizieren.

Positiv an diesem Modell ist auch, daß die Wahrscheinlichkeit in Betracht gezogen wird. Bei anderen Entscheidungsmodellen ist es möglich, eine Alternative zu wählen, deren positive Auswirkungen sehr unwahrscheinlich sind, wodurch die Entscheidung zu schlechten Ergebnissen führen kann. Beim Bower-Modell wird eine mögliche Entscheidung ausreichend untersucht, so daß die Ergebnisse genau vorausgesagt werden können, bevor die Entscheidung gefällt wird.

Der wichtigste Schwachpunkt dieses Modells ist seine Unvollständigkeit. Zwei Regeln für die Wahl der besten Lösung sind, daß die wünschenswertesten Folgen und das geringste Risiko für die Patienten die Basis der Entscheidung sein sollten. Die dritte Regel besagt, daß Ziele erfüllt werden sollten. Da Ziele jedoch nicht schriftlich festgelegt sind, kann diese Regel praktisch nicht durchgeführt werden. Dieser Faktor kann im letzten Schritt des Entscheidungsprozesses zu einer rein subjektiven Wahl führen.

Beispiel

Die Pflegekräfte in einem 100 Betten umfassenden Kinderkrankenhaus mit fünf Pflegeabteilungen haben sich auf die Evaluierung durch Kolleginnen gemäß der *Peer Review Guidelines* der ANA (1988) geeinigt. Das Ziel ist ein effektives, funktionierendes Peer-Review-System, aber das Fehlen einer Methode blockiert das Ziel.

Ein Ad-hoc-Komitee zur Entwicklung eines Planes wurde von der Pflegervertretung gebildet. Jean ist Vorsitzende des Komitees. Aufgrund der Größe des Krankenhauses hatte das Komitee bereits entschieden, daß es für das gesamte Krankenhaus ein Peer-Review-Komitee geben sollte. Nun soll die Zusammensetzung des ständigen Komitees beschlossen werden. Das Ad-hoc-Komitee sucht Alternativen. Folgende sollen bewertet werden:

1. Das Komitee besteht aus fünf Mitgliedern, die auf einer Liste gewählt werden sollen.

2. Der Pflegemanager (eine Funktion ohne Parallele in deutschen Krankenhäusern) einer jeden Abteilung ernennt einen Delegierten für das Komitee.
3. Das Personal jeder Abteilung wählt einen Repräsentanten.
4. Das Komitee besteht aus zehn Mitgliedern, zwei aus jeder Abteilung. Eins wird von den Pflegekräften, eins vom Pflegemanager benannt. Die beiden Vertreter einer Station stammen aus verschiedenen Hierarchieebenen.

Jean und ihr Komitee besprechen als Nächstes die Konsequenzen für jede Alternative.

Alternative 1

A. Nicht jede Abteilung hat eine Vertretung im Komitee.
B. Im Komitee könnte Pflegepersonal aus nur einer Hierarchieebene vertreten sein.
C. Alle Pflegekräfte nehmen an der Wahl des Komitees teil.

Alternative 2

A. Jede Abteilung wird im Komitee vertreten.
B. Im Komitee könnte Pflegepersonal aus nur einer Hierarchieebene vertreten sein.
C. Pflegekräfte sind nicht an der Wahl des Peer-Review-Komitees beteiligt.
D. Von Pflegemanagern ernannte Vertreter fühlen sich der Verwaltung vielleicht eher verpflichtet als den anderen Pflegekräften.
E. Pflegekräfte könnten glauben, daß von Pflegemanagern ernannte Vertreter nicht wirklich gleichrangig sind.

Tabelle 8.4: **Einschätzung der Konsequenzen von Alternativen**

		Wahrscheinlichkeit	Nutzen	Risiko
Alternative 1	A	.9	–	gemäßigt
	B	.8	–	hoch
	C	.9	+	niedrig
Alternative 2	A	.9	+	niedrig
	B	.6	–	gemäßigt
	C	.9	–	hoch
	D	.7	–	gemäßigt
	E	.8	–	hoch
Alternative 3	A	.9	+	niedrig
	B	.8	–	hoch
	C	.9	+	niedrig
Alternative 4	A	.9	+	niedrig
	B	.9	+	niedrig
	C	.8	+	niedrig
	D	.8	–	gemäßigt
	E	.9	–	hoch

Alternative 3

A. Jede Abteilung wird im Komitee vertreten.
B. Im Komitee könnte Pflegepersonal aus nur einer Hierarchieebene vertreten sein.
C. Alle Pflegekräfte an der Wahl des Komitees teil.

Alternative 4

A. Jede Abteilung ist vertreten.
B. Verschiedene Hierarchieebenen von Pflegekräften werden auf jeden Fall vertreten sein.
C. Alle Pflegekräfte beteiligen sich an der Wahl des Komitees.
D. Alle Mitglieder eines größeren Komitees ist schwieriger zusammenzubringen.
E. Die Kosten werden hoch sein.

In der vierten Stufe sollen die möglichen Konsequenzen beurteilt werden. Das Komitee erstellt eine Tabelle wie in 8.4 gezeigt. In der fünften Stufe bestimmen Jean und ihr Komitee Nutzen und Risiko jeder Konsequenz und tragen diese Information in der Tabelle ein.

Schließlich müssen sie die beste Alternative wählen. Alternative 3 und 4 scheinen ähnlichen Nutzen und Risiko zu haben. Da das Kostenrisiko für die Organisation in Alternative 4 höher ist, wird Alternative 3 als Lösung zur Durchführung ausgewählt.

8.3.2 Das Entscheidungsmodell nach Easton

Das Easton-Modell (1973) ist ein mathematisches Modell, welches acht Schritte umfaßt (siehe Abbildung 8.1). Erste Stufe ist das Erkennen eines Änderungsbedarfs. Die Entscheidungssituation wird als Problem betrachtet, dessen Lösung zu einer Veränderung der Lage führt. Die Person, die die Veränderung verlangt, muß eine Führungsperson darauf aufmerksam machen.

Zweite Stufe ist die Diagnose des Problems, d. h. auszudrücken, worin das Problem besteht. Nach diesem Modell sind die meisten Probleme auf Funktionsstörungen oder Verhalten zurückzuführen. Das heißt, das System braucht eine Veränderung, weil es nicht ordnungsgemäß funktioniert oder weil es veraltet ist (Easton, 1973).

Die nächste Stufe im Easton-Modell umfaßt drei separate Teile. Der Entscheidende muß 1) Ziele definieren, 2) die Ziele mit Zahlenwerten oder Prioritäten versehen und 3) die Gruppe identifizieren, die direkt oder indirekt von der Entscheidung beeinflußt wird. Die Identifizierung dieser Gruppe ist wichtig, denn spezielle Eigenschaften oder Erwartungen der Gruppe können die Wahl der Entscheidung bestimmen.

Ziele sind spezifische (meßbare) Kriterien, die den Entscheidenden bei der Durchführung der Entscheidung anleiten. Die Ziele werden nach Prioritäten gewichtet, so daß die wichtigsten Kriterien erfüllt werden, wenn nicht alle erfüllt werden können. Jedes Kriterium erhält eine Zahl zwischen 0 und 100, wobei das wichtigste die höchste Zahl erhält.

In der vierten Stufe identifiziert der Entscheidende alle Alternativen, die mögliche Lösungen darstellen, denn die beste Entscheidung wird nur getroffen, wenn die beste Alternative gefunden wurde.

Danach wird das Ergebnis jeder Alternative prognostiziert und gegen die Kriterien abgewogen. Die Analyse geschieht am einfachsten und deutlichsten in einer Tabelle oder Matrix, bei der die Kriterien auf einer Achse und die Alternative auf der anderen aufgeführt werden (siehe Abbildung 8.1). Jede Alternative erhält eine Zahl von 0 bis 100 und wird mit jedem Kriterium verglichen.

In der sechsten Stufe wird eine der sechs Entscheidungsregeln von Easton ausgewählt, um nach ihr zu verfahren:

1. Festlegung eines Akzeptabilitätsstandards für jedes Entscheidungskriterium. Ablehnung von Alternativen, deren Werte diese Standards unter- oder überschreiten.
2. Einrichtung von Akzeptabilitätsstandards für jedes Kriterium mit Ausnahme des *einen*, welches als das wichtigste gilt. Ablehnung jeder Alternative mit Punktzahlen für die nicht obligatorischen Kriterien, die diese Standards unter- oder überschreiten. Bei den nicht abgelehnten Alternativen wird die mit der höchsten Punktzahl für das obligatorische Kriterium gewählt.
3. Multiplikation jeder Eintragung in der Bewertungsmatrix mit dem entsprechenden Wert und Addition der gewichteten Eintragungen für jede Alternative (Kreuzen der Matrixreihe). Die Alternative mit dem höchsten Punktwert ist die beste, die mit dem zweithöchsten die zweitbeste und so weiter.
4. Berechnung des gewichteten Produkts der Werte der Bewertungsmatrix mit der Formel:

$$P_i = \prod_{j=1}^{n} (uij)\ wj$$

Die Alternative mit dem höchsten P_i ist die beste, die mit dem nächsthöchsten die zweitbeste, usw.

5. Bildung einer theoretischen Alternative mit den Werten 0, 0, usw. für die schlechteste Alternative (in jeder Hinsicht abzulehnen) in einem Bezugsrahmen von 0 bis 100. Berechnung der Abweichung aller echten Alternativen in der Bewertungsma-

Kriterien	Alternativen			
1	50	50	90	100
2	80	70	70	80
3	100	100	100	100
4	100	100	80	90
5	70	80	90	100
6	40	40	100	100
7	100	100	70	100

Abb. 8.1: **Bewertungsmatrix nach Easton**

trix ausgehend vom schlechtesten Fall. Die Alternative, die am wenigsten schlecht ist, ist die beste, usw.

6. Bildung einer theoretischen Alternative, die die perfekte Alternative darstellt (z. B. immer der Maximalwert). Berechnung der Abweichung jeder echten Alternative von diesem perfekten Fall. Wahl der Alternative, die der Perfektion am nächsten kommt, als beste, usw.*

Der siebte Schritt des Modells besteht in der mathematischen Errechnung und Selektion der besten Alternative auf der Grundlage der gewählten Entscheidungsregel. Danach wird die Entscheidung durchgeführt. Der Entscheidungsträger ist verantwortlich für die plangemäße Ausführung der Entscheidung.

Nutzen

Das Easton-Modell kann auf viele Situationen in der Krankenpflege angewendet werden. Die Identifikation der betroffenen Gruppen ist eine Stärke des Modells ebenso wie die Objektivität, die durch ein mathematisches Modell erzielt wird. (Die quantifizierenden Bewertungen sind subjektiv; deshalb ist das Modell nicht völlig objektiv.)

Da das Easton-Modell davon ausgeht, daß alle Entscheidungen mit Veränderung einhergehen, kann es in einigen Fällen nicht verwendet werden. In den meisten Fällen ist das Weiterbestehen eines gegenwärtigen Systems eine mögliche Alternative, jedoch ist diese Alternative im Easton-Modell inakzeptabel.

Die Bennenung *aller* Alternativen könnte auch ein Hindernis sein. Es handelt sich hierbei zwar um ein nützliches Verfahren, da sichergestellt wird, daß eine ausgewogene Entscheidung getroffen wird, aber es ist nicht immer praktisch, da die Definition sämtlicher Alternativen sehr zeitaufwendig ist. Schließlich kann auch die mathematische Seite des Modells ein Hemmnis sein, da viel Zeit benötigt wird und ausgefeilte Methoden verwendet werden müssen.

Beispiel

Schauplatz ist die Kinderstation eines großen Krankenhauses. Das Pflegepersonal verwendet schon seit mehreren Jahren Wegwerfwindeln der Marke X. Diese Windeln werden auch in der Säuglingsstation benutzt. In den letzten Monaten gab es eine starke Personalfluktuation, und die Klagen über die Windeln nahmen ständig zu. Die meisten Krankenschwestern glauben, daß zu viele Säuglinge Hautausschläge durch diese Windeln. Einige klagen über Geruchsbelästigung für sich und Besucher, wenn die Windeln mehrere Stunden in den Windeleimer liegen. Wieder andere machen sich Gedanken über die Kompostierbarkeit der Windeln.

Eastons Entscheidungsprozeß setzt dann an, wenn jemand den Bedarf nach Veränderung erkennt. Als der Krankenpfleger Sam sich der Probleme bewußt wird und der Stationsschwester davon Mitteilung macht, hat der Entscheidungsprozeß begonnen.

Zweite Stufe ist die Diagnose des Problems. Sam und die Stationsschwester stimmen überein, daß das Problem die Unzufriedenheit mit den vorhandenen Windeln ist,

* A. Easton. (1973). *Complex managerial decisions involving multiple objectives.* New York: Wiley. Abdruck mit Genehmigung.

und daß eine Entscheidung gefällt werden muß. Die leitende Pflegekraft Sam erklärt sich bereit, den Entscheidungsprozeß voranzutreiben.

Sam definiert die betroffenen Gruppen in der dritten Stufe des Prozesses. Die Kinder sind die am unmittelbarsten betroffene Gruppe. Sam weiß jedoch, daß alle Personen, die die Kinder versorgen (z. B. Schwestern, Pfleger, Ärzte und Familienangehörige) betroffen sind, weil sie eine andere Windel benutzen müssen. Deshalb müssen auch ihre Gefühle berücksichtigt werden.

Andere Gruppen werden indirekt von der Entscheidung beeinflußt. Die Belegschaft der Säuglingsstation könnte von der Verwaltung aufgefordert werden, die gleiche Windel zu verwenden wie die Kinderstation. Wenn Stoffwindeln ausgesucht werden, ist auch die Wäscherei betroffen, denn sie muß die Regeln der *Occupational Safety* and *Health Administration* (OSHA) und die *Universal Precautions* (allgemeine Sicherheitsregeln) für die Wäsche von Windeln erfüllen. Auch der Einkauf ist betroffen, denn dort muß ein neues Produkt bestellt werden.

Sam legt sechs Entscheidungsziele fest und gibt ihnen numerische Werte oder Prioritäten (Zahlen kursiv gedruckt).

1. Auf die Windel zurückzuführender Hautausschlag wird nicht auftreten. *100*
2. Die Kosten für das Krankenhaus werden gering sein. *80*
3. Die Windel ist ökologisch sicher. *70*
4. Verwendung der Windel wird sicher für das Kind sein. *100*
5. Die Windel muß gut passen. *80*
6. Die Windeln werden gut und geruchsfrei entsorgt. *70*
7. Die Windel erfüllt die Bestimmungen der *Universal Precautions* und anderer Sicherheitsbestimmungen. *100*

Da Sam weiß, daß er alle möglichen Alternativen herausfinden muß (Stufe 4), beruft er eine Personalversammlung ein, um beim Entscheidungsprozeß Hilfe zu bekommen. Die identifizierten Alternativen sind unten aufgeführt.

Kriterien mit Zahlenwerten		Alternativen			
1	100	5.000	5.000	9.000	10.000
2	80	6.400	5.600	5.600	6.400
3	70	7.000	7.000	7.000	7.000
4	100	10.000	10.000	8.000	9.000
5	80	5.600	6.400	7.200	8.000
6	70	2.800	2.800	7.000	7.000
7	100	10.000	10.000	7.000	10.000
	Gesamt	46.800	46.800	53.800	57.000

Abb. 8.2: **Berechnung nach Regel 3**

1. Wegwerfwindeln der Marke Y, die der Marke X gleichen, aber kompostierbar sind.
2. Wegwerfwindeln der Marke Z mit elastischen Bündchen.
3. Stoffwindeln mit Windelhöschen.
4. Stoffwindeln ohne Windelhöschen.

Zur Vervollständigung von Stufe 5 benutzt Sam eine Matrix, um die Alternativen gegen die Kriterien abzuwägen (siehe Abbildung 8.1). Danach wird eine Regel für die Auswahl (Stufe 6) angewendet. Er wählt Regel 3, da diese die schnellste und passendste ist. Die Berechnung wird in Abbildung 8.2 gezeigt.

Alternative 4 erhält die höchste Punktzahl und erfüllt somit am besten die Kriterien. Sam entscheidet sich deshalb für Stoffwindeln ohne Windelhöschen.

Der letzte Schritt im Entscheidungsprozeß ist die Durchführung der Entscheidung. Sam muß nun mit der Stationsleitung und der Krankenhausverwaltung zusammenarbeiten, um die neuen Windeln zu bestellen damit sie benutzt werden können.

Sam muß den von ihm gewählten Prozeß der Entscheidungsfindung jedem erläutern und auch, warum er glaubt, daß diese Entscheidung die beste ist.

8.3.3 Das Entscheidungsmodell nach Vroom und Yetton

Das von Vroom und Yetton (1973) entworfene Entscheidungsmodell unterscheidet sich von den anderen. Dieses Modell ist für eine Führungsperson gedacht, die beim Treffen einer Entscheidung festlegen möchte, welchen Führungsstil sie einsetzt. Vor dem Entscheidungsprozeß erkennt die Führungskraft, daß es bei der Entscheidungsfindung in der Gruppe fünf Ansätze gibt und fünf zusätzliche für individuelle Entscheidungen* (siehe Tabelle 8.5). Die Führungskraft muß festlegen, welcher der Ansätze oder Entscheidungsmethoden für die zu treffende Entscheidung die günstigste ist.

Um die richtige Entscheidungsmethode zu finden, beginnt der Entscheidungsträger mit dem Prozeß. Erster Schritt ist die Berücksichtigung der acht Problemattribute (siehe Tabelle 8.6). Erstes Attribut ist die Wichtigkeit der Qualität der Entscheidung. Qualität bezieht sich auf die Ergebnisse der Entscheidung im Hinblick auf die Ziele für die Entscheidung (Vroom & Yetton, 1973). Lösungen, die die gleiche Wirkung erzeugen, sollten gleichberechtigt bewertet werden, wobei es keine Rolle spielt, wie die Lösung gefunden wird.

Die nächsten beiden Attribute betreffen den Grad, in dem Führer und Gruppe über die benötigte Information zur Erreichung einer qualitativ hochwertigen Entscheidung verfügen, d. h. Informationen über mögliche Lösungen und ihre Qualität. Die Führungskraft kann viele Informationen und Erfahrung haben, während das bei der Gruppe nicht der Fall ist oder umgekehrt.

Das vierte Attribut bezieht sich auf das Ausmaß der Strukturierung des Problems. Bei einem strukturierten Problem gibt es bekannte Lösungen bzw. die Methoden zur Identifizierung und Bewertung potentieller Lösungen sind bekannt (Vroom & Yetton, 1973).

* Bei diesem Modell geht es jedoch ausschließlich um die Problemsituation in der Gruppe.

Beim fünften Attribut geht es um die Frage, inwieweit die Akzeptanz der Entscheidung durch die Gruppenmitglieder die effektive Ausführung der Entscheidung beeinflußt. Normalerweise muß die Entscheidung von den Gruppenmitgliedern angenommen werden, ansonsten wird sie nicht durchgeführt.

Im voraus muß die Führungskraft bestimmen, ob eine autokratische Entscheidung von der Gruppe akzeptiert wird. Sie muß abschätzen, wie die Gruppe auf eine Lösung reagiert, mit der sie konfrontiert wird. Üblicherweise bezieht sich die Akzeptanz der Gruppe mehr auf die Lösung als auf die autokratische Entscheidung (Vroom & Yetton, 1973); deshalb muß die Führungskraft die Gruppe zutreffend beurteilen, um ihre individuellen und kollektiven Reaktionen abschätzen zu können.

Das siebte Attribut ist der Grad, in dem die Gruppenmitglieder motiviert sind, die übergreifenden Ziele der Gruppe durch die spezifischen Ziele für dieses Problem zu erreichen. Auch hier muß der Führer die Gruppe und ihre Loyalität hinsichtlich der Gruppenziele genau kennen.

Beim letzten Attribut geht es um die mögliche Unzufriedenheit der Gruppenmitglieder mit bestimmten Lösungen. Die Führungskraft muß wissen, ob die Gruppe hinsichtlich der Lösungen in Streit geraten könnte.

Die Führungsperson verwendet die in Tabelle 8.6 gezeigten Fragen, um eine einfache Antwort in Form von „ja" oder „nein" hinsichtlich der einzelnen Attribute zu erhalten. Nach dem in Abbildung 8.3 dargestellten Modell legt der Führer den Problemtyp fest. Dies ist der zweite Schritt des Modells. Der Problemtypus ist die am Ende der Sequenz in Abbildung 8.3 dargestellte Zahl, wenn die Fragen zu den Problemattributen

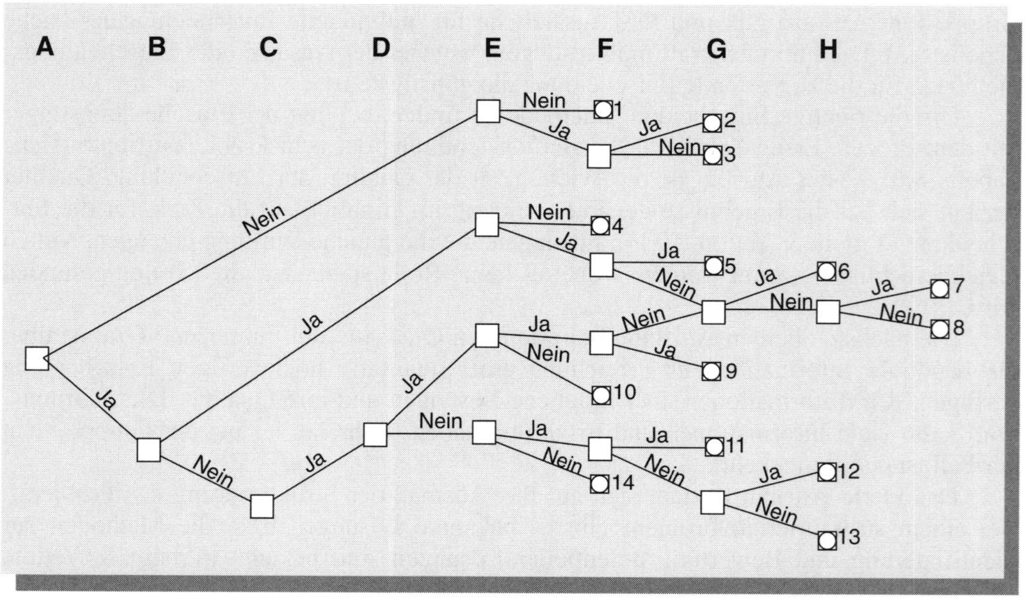

Abb. 8.3: **Entscheidungsbaumverfahren nach Vroom und Yetton.** Die Führungskraft beantwortet jede Frage und folgt der entsprechenden Sequenz. (Abdruck aus Leadership and decision-making by V. H. Vroom & P. W. Yetton, 1973 mit Genehmigung der University of Pittsburgh Press.)

Tab. 8.5: **Entscheidungsmethoden für Probleme von Gruppen und Einzelpersonen**

Gruppenprobleme		**Probleme von Einzelpersonen**	
A1	Du löst das Problem oder triffst die Entscheidung allein unter Verwendung der Dir zur Verfügung stehenden Information.	A1	Du löst das Problem oder triffst die Entscheidung unter Verwendung der Dir zur Verfügung stehenden Information allein.
A11	Du erhältst die notwendigen Informationen von Deinen Mitarbeiterinnen und entscheidest dann über die Problemlösung selbst. Wenn Du die Information von deinen Mitarbeiterinnen bekommst, mußt Du sie nicht unbedingt über das Problem informieren. Die Rolle der Gefolgsleute bei der Entscheidungsfindung ist die Beschaffung der notwendigen Information und nicht die Entwicklung oder Bewertung alternativer Lösungen.	A11	Du erhältst die notwendige Information von einer Mitarbeiterin und entscheidest dann selbst über die Problemlösung. Wenn Du die Information von ihr bekommst, muß Du sie nicht unbedingt über das Problem informieren. Ihre Rolle bei der Entscheidungsfindung ist die Beschaffung der notwendigen Information und nicht die Schaffung oder Bewertung alternativer Lösungen.
C1	Du teilst Deinen Mitarbeiterinnen das Problem einzeln und nicht als Gruppe mit und nimmst ihre Überlegungen und Vorschläge entgegen. Dann triffst Du die Entscheidung, die möglicherweise durch die Gruppe beeinflußt worden ist.	C1	Du teilst einer Mitarbeiterin das Problem mit und nimmst ihre Ideen und Vorschläge entgegen. Dann triffst Du die Entscheidung, die ihren Einfluß reflektieren kann.
C11	Du teilst Deinen Mitarbeiterinnen das Problem als Gruppe mit und nimmst ihre gemeisamen Gedanken und Vorstellungen entgegen. Danach triffst du die Entscheidung, die den Einfluß der Gruppe widerspiegeln kann.		
		D1	Du delegierst das Problem an eine Mitarbeiterin und gibst ihr jegliche Information. Sie ist jedoch für die Problemlösung allein verantwortlich. Du kannst sie bitten, Dir ihre Lösung mitzuteilen.
		G1	Du teilst einer Mitarbeiterin das Problem mit und analysierst es gemeinsam mit ihr. Danach findet ihr eine Lösung, die für beide zufriedenstellend ist.
G11	Du teilst der Gruppe das Problem mit. Gemeinsam entwickelt und bewertet ihr Alternativen und versucht hinsichtlich einer bestimmten Lösung eine Übereinstimmung zu erzielen. Deine Rolle ist die einer Moderatorin. Du versuchst nicht, die Gruppe so zu beeinflussen, daß sie „Deine" Lösung übernimmt, sondern Du bist bereit, jede Lösung zu akzeptieren und durchzuführen, die die Unterstützung der gesamten Gruppe hat.		

Aus Vroom, V. H. & Yetton, P. W.: Leadership and decision-making, Pittsburgh, 1973, University of Pittsburgh Press. Mit Genehmigung des Verlags.

beantwortet sind. Die Führungsperson muß unter Zuhilfenahme von Tabelle 8.7 die möglichen Entscheidungsmethoden herausfinden.

A Wenn eine Entscheidung akzeptiert wurde, spielte es dann eine Rolle, welcher Handlungsverlauf gewählt worden ist?
B Habe ich genügend Informationen, um qualitativ hochwertige Entscheidungen zu treffen?
C Haben die Mitarbeiterinnen genügend Zusatzinformationen, um zu einer optimalen Entscheidung zu gelangen?
D Weiß ich genau, welche Information benötigt wird, wer über sie verfügt und wie sie zu beschaffen ist?
E Ist die Akzeptanz der Entscheidung durch die Mitarbeiterinnen wesentlich für die effektive Durchführung?
F Sollte ich die Entscheidung allein fällen, würden meine Mitarbeiter sie dann akzeptieren?
G Können die Mitarbeiter Lösungen auf der Grundlage von organisatorischen Überlegungen finden?
H Ist das Entstehen eines Konfliktes zwischen den Mitarbeiterinnen bei der bevorzugten Lösung wahrscheinlich?

Die dritte Stufe im Modell von Vroom und Yetton ist die Anwendung der sieben Entscheidungsregeln. Erste Regel ist die Informationsregel, wodurch A1 eliminiert wird, wenn die Qualität der Entscheidungen wichtig ist und die Führungskraft nicht genügend Information oder Erfahrung besitzt, um die Entscheidung allein zu fällen.

Die Vertrauensregel eliminiert G11, wenn die Qualität bedeutsam ist und nicht davon ausgegangen werden kann, daß die Gruppe ihre Entscheidungen auf der Basis von organisatorischen Zielen fällen kann. Die Regel des unstrukturierten Problems eliminiert A1, A11 und C1, denn bessere Interaktion führt zur besseren Lösung eines unstrukturierten Problems. Die Akzeptanzregel eliminiert A1 und A11, wenn die Akzeptanz seitens der Gruppe wesentlich für eine effektive Durchführung ist.

Tab. 8.6: **Problemattribute**

A	Wäre es nach Annahme der Entscheidung wichtig, welche Verfahrensweise gewählt wird?
B	Verfüge ich über ausreichende Information für eine qualitativ hochwertige Entscheidung?
C	Haben die Mitarbeiterinnen genügend Zusatzinformationen, um eine qualitativ hochwertige Entscheidung zu treffen?
D	Weiß ich genau, welche Information benötigt wird, wer sie besitzt und wie ich sie erhalte?
E	Ist die Akzeptanz der Entscheidung durch die Mitarbeiterinnen wesentlich für eine effektive Durchführung?
F	Würden meine Mitarbeiter die Entscheidung akzeptieren, wenn ich sie allein fälle?
G	Können die Mitarbeiterinnen Lösungen auf der Grundlage organisatorischer Ideen finden?
H	Wird es bei bevorzugten Lösungen Konflikte zwischen den Mitarbeiterinnen geben?

Aus Vroom V. H. & Yetton, P.W.: Leadership and decision-making. Pittsburgh, 1973, University of Pittsburgh Press. Mit Genehmigung.

Tab. 8.7: **Problemtypen und praktizierbare Entscheidungsmethoden**

Problemtyp	Akzeptable Methoden
1	A1, A11, C1, C11, G11
2	A1, A11, C1, C11, G11
3	G11
4	A1, A11, C1, C11, G11*
5	A1, A11, C1, C11, G11*
6	G11
7	C11
8	C1, C11
9	A1, A11, C1, C11, G11*
10	A1, A11, C1, C11, G11*
11	C11, G11*
12	G11
13	G11
14	C11, G11*

*Nur durchführbar, wenn die Antwort auf Frage G „ja" lautet.

Aus: Vroom V. H. & Yetton, P. W.: Leadership and decision-making. Pittsburgh, 1973, University of Pittsburgh Press. Mit Genehmigung des Verlags.

Die Konfliktregel eliminiert A1, A11 und C1, denn wenn ein Konflikt wahrscheinlich ist, müssen die Gruppenmitglieder offen über den Konflikt diskutieren können. Wenn die Qualität unwichtig, aber die Akzeptanz wesentlich ist, dann ist die Fairnesregel gefragt. A1, A11, C1 und C11 fallen weg, denn die Akzeptanz ist dann am größten, wenn alle Gruppenmitglieder partizipieren. Die letzte Regel, die Akzeptanzprioritätsregel, eliminiert alle Methoden mit Ausnahme von G11, wenn die Akzeptanz entscheidend ist und der Gruppe vertraut werden kann.

Wendet die Führungsperson diese Regeln an, kann sie danach die beste Alternative auswählen, der vierte Schritt im Entscheidungsprozeß. Wenn mehr als eine Entscheidungsmethode nach Anwendung der Regeln übrigbleibt, dann wird die Methode, die sich am weitesten links befindet, gewählt (siehe Tabelle 8.7). Man geht davon aus, daß eine Entscheidung möglichst wenig Arbeitsstunden kosten soll.

Letzter Schritt beim Entscheidungsbaumverfahren ist die Durchführung der Entscheidung. Die Führungskraft hat eine Entscheidungsmethode und einen Führungsstil gewählt, der erfolgreich sein soll, und muß sie jetzt ausführen, d. h. sie muß A1, A11, C1, C11 oder G11 verwenden, um die Entscheidung zu treffen.

Nutzen

Das Modell von Vroom und Yetton erfüllt seinen Zweck schnell und effektiv, nämlich die Wahl eines Führungsstils für den Umgang mit einer Gruppe, die ein Problem hat. Die Führungskraft, die dieses Modell verwendet, muß jedoch noch ein weiteres wählen, mit dem sie eine Entscheidung herbeiführen kann, die das ursprüngliche Bedürfnis oder Problem löst.

Nachteilig ist, daß der erste Schritt des Modells eine subjektive Beurteilung erfordert; der Entscheidungsträger muß bei jeder Frage schätzen, wie sie wohl beantwortet werden wird. Je besser die Führungskraft die Gruppe kennt, desto objektiver können ihre Antworten sein.

Außerdem ist das Modell etwas umständlich, denn die Pflegekraft muß ständig die Tabellen und Regeln bei sich haben, wenn sie eine Entscheidung fällen will. Ist sie jedoch mit dem Modell vertraut, kann es leicht angewendet werden.

Beispiel

In einem kleinen privaten Pflegeheim leidet eine 82jährige Frau an einem schweren Dekubitus am Steißbein. Die Frau wurde hauptsächlich von Pflegeassistentinnen versorgt. Die leitende Krankenschwester Jennifer stellt fest, daß jede Assistentin den Dekubitus auf eine andere Weise behandelt. Jennifer erkennt, daß die Gruppe ein Problem hat und eine Entscheidung getroffen werden muß.

Unter Verwendung des Modells von Vroom und Yetton berücksichtigt Jennifer zuerst die Problemattribute (vgl. Tabelle 8.6). Die Fragen beantwortet sie wie folgt: A, ja; B, ja; E, ja; F, nein und G, ja. Aus dieser Analyse schließt Jennifer, daß ein Problem nach Typ 6 besteht. Mit Tabelle 8.7 erkennt sie, daß als Möglichkeit nur G11 infrage kommt. Deshalb kann sie die dritte Stufe des Modells auslassen und wählt als beste Alternative G11.

Letzter Schritt des Modells ist die tatsächliche Entscheidung. Jennifer setzt eine Teambesprechung an, wobei das Problem der Decubituspflege besprochen wird und die Gruppe über eine einheiltliche Behandlungsmethode entscheidet.

8.3.4 Das Modell der Problemlösung nach Claus-Bailey

Dieses Modell wurde als systematischer Prozeß für Problemlösung und Entscheidungsfindung entworfen. Das Modell weist zehn Stufen auf (siehe Abbildung 8.4), wovon drei sich speziell auf die Entscheidungsfindung beziehen. Diese drei Schritte – 6, 7 und 8 – werden *Entscheidungssequenz* genannt.

Erste Stufe des Modells ist die Identifikation der Bedürfnisse, Zwecke und Ziele. Dies kann schon vorab geschehen sein oder erst, wenn das Problem auftaucht. Die generellen Bedürfnisse, Zwecke und Ziele bilden den Rahmen für die Entscheidung.

Zweite Stufe ist die Identifikation des Problems, welches in diesem Modell eine Diskrepanz genannt wird. Zwischen dem, was eine Person möchte, und dem, was tatsächlich existiert, besteht eine Differenz, oder zwischen dem, was ist, und dem, was sein sollte.

In der dritten Stufe muß die Führungskraft die aus der Situation resultierenden Beeinträchtigungen und Potentiale vergleichen – die Faktoren, die bei der Entscheidungsfindung helfen und die, die sie erschweren –, so daß der Entscheidungsträger weiß, wo er ansetzen muß. Hier identifiziert die Führungskraft auch alle Personen (d. h. die Ansprüche stellende Gruppen), die von der Entscheidung betroffen sind, damit sie abschätzen kann, wie die Entscheidung aufgenommen werden wird.

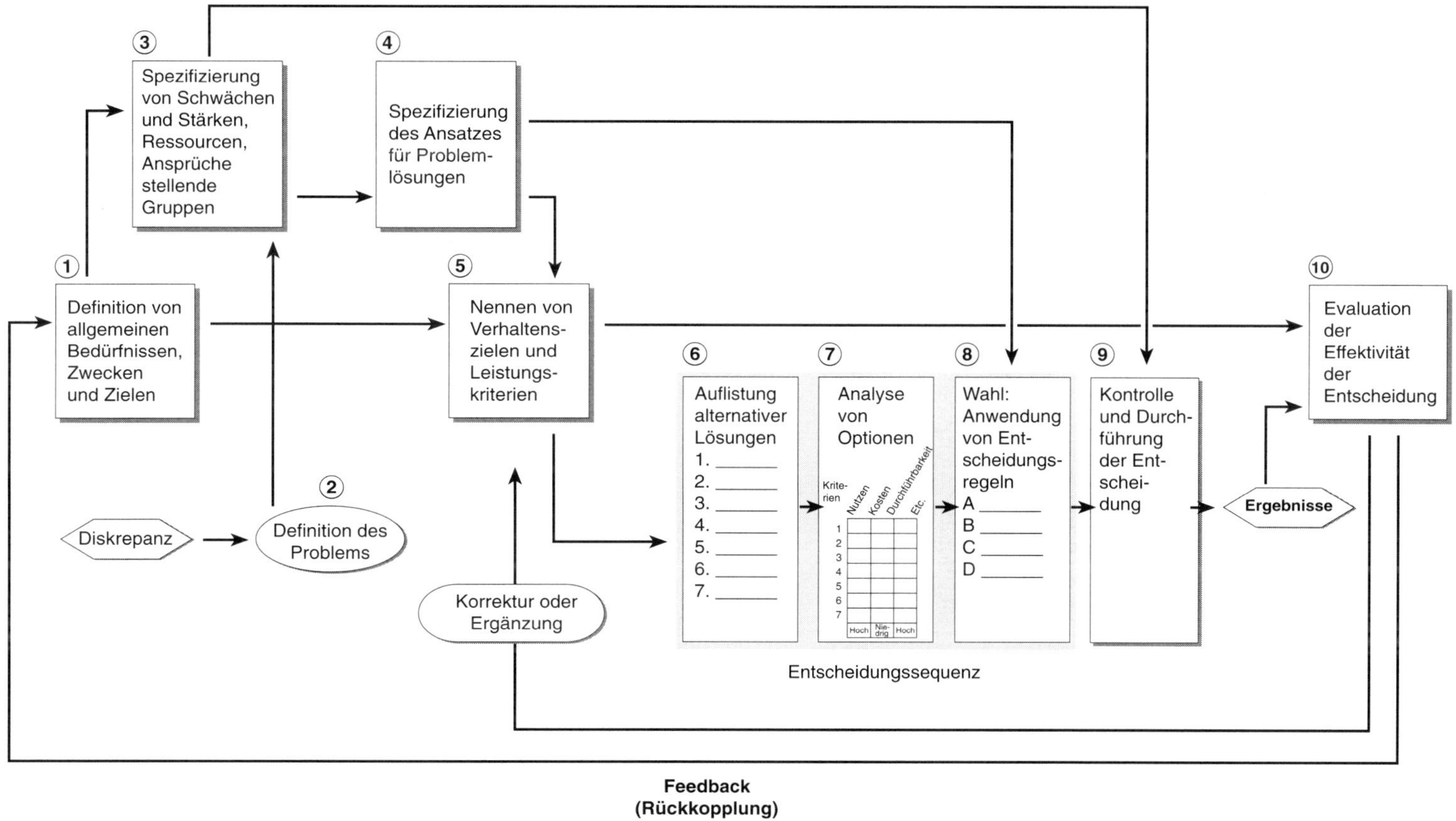

Abb. 8.4: **Entscheidungsmodell nach Claus-Bailey.** (Aus J. T. Bailey & K. E. Claus: Decision making in nursing. St. Louis: Mosby, 1975.)

In der vierten Stufe muß die Führungskraft die Verfahrensweise bekanntgeben. Dazu gehören die Vorstellungen der Führungskraft hinsichtlich der Entscheidungsfindung und die Frage, welche Faktoren als mehr oder weniger wichtig in diesem Prozeß behandelt werden.

Während der nächsten Stufe werden Entscheidungsziele schriftlich festgehalten. Die Ziele oder spezielle erwartete Ergebnisse für die Entscheidung müssen in wesentliche und unwesentliche Ziele unterteilt werden – die, die erfüllt werden müssen, und die, die zwar wünschenswert, aber nicht wesentlich sind.

Die sechste Stufe kann als die der Suche bezeichnet werden, denn zu diesem Zeitpunkt werden Lösungen vorbereitet. Die Führungskraft versucht, so viele Lösungen wie möglich zu finden. Anschließend erfolgt die Analyse der gefundenen Alternativen, d. h. die Führungskraft vergleicht jede Lösung mit den Zielen und anderen Kriterien, die sie für wichtig hält, wie z. B. Risiken oder Kosten.

In der achten Stufe wählt die Führungskraft die beste Alternative auf der Grundlage von Entscheidungsregeln. Diese Regeln resultieren direkt aus dem in Stufe 4 genannten Ansatz. Als neunter Schritt wird die Entscheidung ausgeführt und kontrolliert. Die Führungskraft trifft die Entscheidung und bemüht sich, ihre Akzeptanz zu fördern. Schließlich bewertet die Führungskraft die Effektivität der Entscheidung, um herauszufinden, ob sie erfolgreich war oder ob sie revidiert werden muß.

Nutzen

Das Claus-Bailey-Modell läßt sich in jeder Pflegeumgebung sehr gut anwenden. Durch den systematischen Ansatz kann der Entscheidungsträger alle Schritte zurückverfolgen und die Entscheidung begründen. Außerdem wurde das Modell so angelegt, daß der Entscheidungsträger nur die Entscheidungssequenz (Stufen 6, 7 und 8) anwenden muß, wodurch das Modell noch nützlicher wird. Die Anwendung des zehnstufigen Modells ist sehr zeitaufwendig, so daß es wahrscheinlich im Alltag seltener von den Pflegekräften genutzt wird.

Beispiel

Sandra, eine neue Krankenschwester in der Chirurgie eines großen Allgemeinkrankenhauses, hat bei Patienten mit einer Kolostomie Probleme festgestellt. Sie bespricht das Problem mit der Stationsschwester, die eine Entscheidung Sandras für gut hält. Für den Entscheidungsprozeß verwendet Sandra das Claus-Bailey-Modell.

Sandra weiß, daß sie zuerst allgemeine Bedürfnisse, Zweck und Ziele definieren muß. Außerdem kennt sie die generelle Zielsetzung des Krankenhauses, nämlich die Gewährung einer umfassenden Pflege für alle Patienten. Dazu gehört, daß Patienten der Chirurgie präoperative Instruktionen benötigen, denn aus Untersuchungen ist bekannt, daß derartige Instruktionen die Genesung nach der Operation fördern. Sandra identifiziert folgende Ziele für eine präoperative Unterweisung:

1. Der Patient muß über die durchzuführende Operation genau informiert werden, so daß er weiß, was er von ihr zu erwarten hat.
2. Der Patient muß zum Zwecke einer schnellen Genesung unterstützt werden.
3. Der Patient muß zu einer aktiven Beteiligung an seiner Pflege ermutigt werden.

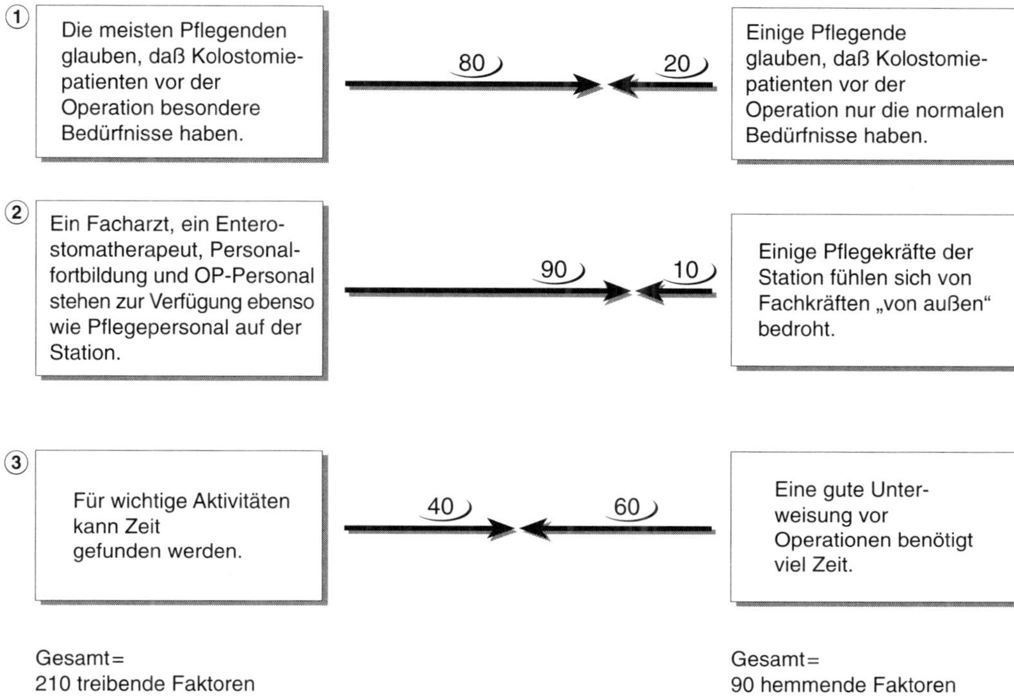

Abb. 8.5: **Treibende und hemmende Faktoren für den Beginn eines speziellen präoperativen Unterweisungsprogramms für Kolostomiepatienten.**

Als nächsten Schritt verlangt das Modell die Problemdefinition. Sandra entdeckte die Diskrepanz, daß Patienten mit einer Kolostomie nur selten vor dem Eingriff ausreichend informiert werden. Sie definiert das Problem als Fehlen eines systematischen, präoperativen Plans für die Unterweisung von Patienten mit einer Kolostomie.

Danach analysiert Sandra Potentiale und Hemmnisse in der Situation. Sie erstellt ein Diagramm wie in Abbildung 8.5 gezeigt. Es führt zu dem Ergebnis, daß in dieser Situation die Potentiale größer sind als die Hemmnisse, so daß Sandra glaubt, daß das Problem gelöst werden kann. Sie bespricht das Problem auch mit der Stationsschwester und den Fachkräften, die sie regelmäßig konsultiert.

Auch die betroffenen Gruppen müssen identifiziert werden. Patienten und ihre Familien werden am meisten vom Unterweisungsprogramm betroffen, welches wahrscheinlich eine positive Auswirkung haben wird. Jedoch werden auch die Pflegekräfte der Station davon berührt, unabhängig davon, wie das Programm realisiert wird. Entweder führen sie dieses selbst durch oder sie werden besser vorbereitete Patienten pflegen, die sich eher an ihrer eigenen Pflege beteiligen können. Auch Ärzte und OP-Personal werden davon tangiert, denn auch sie haben mit besser informierten und selbstbewußteren Patienten zu tun, die wissen, was auf sie zukommt.

Der vierte Schritt ist der systematische Ansatz, der bei Sandra u. a. auf folgenden Annahmen basiert: 1) Patienten sollten aktiv an ihrer Pflege beteiligt sein, 2) Unterweisen ist ein wichtiger Aspekt der ganzheitlichen Krankenpflege, 3) Unterweisung und In-

	Nutzen für Patienten	Konsistenz der Unterweisung	Ausgerichtet auf individuelle Patienten	Zeitbedarf	Unterweisungsqualität	Verfügbarkeit	Kosten	Punktzahl
1	hoch	hoch	niedrig	niedrig	mittel	mittel	mittel	3
2	hoch	hoch	hoch	niedrig	hoch	mittel	niedrig	6
3	hoch	hoch	hoch	hoch	hoch	mittel	niedrig	5
4	hoch	mittel	mittel	hoch	mittel	hoch	niedrig	4
Zeit	hoch	hoch	hoch	hoch	hoch	hoch	niedrig	7

Abb. 8.6: **Entscheidungsmatrix für die Einführung eines präoperativen Unterweisungsprogrammes für Kolostomiepatienten**

formationen vor Operationen sind am effektivsten, wenn ein systematischer Plan dafür existiert, 4) Gruppenunterweisung ist genauso effektiv wie Einzelunterweisung.

Danach legt Sandra die spezifischen Ziele fest. Wichtige Ziele sind: 1) Kolostomiepatienten haben eine zutreffende Vorstellung vom bevorstehenden Eingriff und wissen, was mit ihnen geschieht, 2) alle Kolostomiepatienten erhalten vor dem Eingriff vergleichbare Informationen und 3) die Einweisung wird auf jeden Patienten individuell zugeschnitten. Sandra ergänzt dieses Programm durch ein sekundäres Ziel: die Unterweisung soll 30 Minuten oder weniger dauern.

Die möglichen Lösungen, die Sandra in Absprache mit der Stationsschwester und einer Fachpflegekraft während der sechsten Stufe findet, sind folgende:

1. Entwicklung eines Videoprogrammes für Kolostomiepatienten, welches täglich zu einer bestimmten Zeit vom krankenhauseigenen TV-Sender übertragen wird.
2. Eine Fachkraft unterrichtet die Kolostomiepatienten präoperativ in kleinen Gruppen.
3. Ein Enterostomatherapeut unterrichtet alle Kolostomiepatienten individuell.
4. Entwicklung eines spezifischen präoperativen Unterweisungsplans, welcher dem Krankenblatt aller Kolostomiepatienten beigefügt wird und von der zuständigen Pflegekraft ausgefüllt wird.

Zur Analyse der Optionen (Stufe 7) ordnet Sandra die Daten gemäß Abbildung 8.6, übersetzt die Ziele in Leistungskriterien und fügt einige andere Kriterien hinzu, die sie für wichtig hält.

Da Alternative 2 die höchste Punktzahl erreicht hatte, stellte sie für Sandra die beste Option dar. Sie benötigte keine weiteren Entscheidungsregeln, weil keine andere Alternative gleiche Punktzahl aufwies.

Nun muß Sandra die Entscheidung ausführen. Wahrscheinlich wird sie sich nochmals mit der Fachkraft absprechen, um zu begründen, wie sie zu ihrer Entscheidung gelangt ist. Weil sie sich schon vorher mit der Fachkraft beraten hat, wird die Zusammenarbeit hinsichtlich eines Planes zur Durchführung der Entscheidung erleichtert. Weil diese Fachkraft nun zusätzliche Aufgaben zu ihrer normalen Arbeit zu erledigen hat, müssen zusätzliche Veränderungen stattfinden.

Danach bespricht Sandra sich mit der Stationsschwester und dem übrigen Pflegepersonal, um alle über ihren Plan zu informieren. Sie muß vorsichtig vorgehen, um alle zufriedenzustellen. Zum Schluß muß Sandra ihre Entscheidung bewerten. Nach zwei oder drei Monaten sollte Sandra nochmals mit der Fachkraft und dem übrigen Personal zusammenkommen, um zu besprechen, ob die Lösung funktioniert. Aus Beobachtungen der Patienten kann Sandra auch ableiten, ob diese nach Einführung des Unterweisungsprogrammes besser informiert sind als vorher.

8.4 Entscheidungsmodell nach Bernhard-Walsh

Nach Überprüfung und Bewertung der vorgestellten Entscheidungsmodelle kamen wir zu dem Schluß, daß ein anderes Modell benötigt wird, ein schnell und leicht durchzuführendes Modell, welches überall angewendet werden kann. Deshalb schlagen wir das Bernhard-Walsh-Modell vor, das versucht die Stärken der vorher genannten Modelle zu kombinieren und dennoch einfach zu verwenden ist. Das Modell besteht aus den folgenden sechs Stufen:

1. Identifikation der Parameter der Entscheidungssituation
2. Bestimmung der Merkmale der idealen Lösung
3. Auflistung möglicher Lösungen
4. Wahl der besten Lösung
5. Ausführung der Entscheidung
6. Evaluation der Ergebnisse der Entscheidung

Stufe 1

Erste Stufe des Entscheidungsprozesses ist die Bestimmung der Situationsparameter. Zu diesen Parametern gehören: 1) das Problem oder der Bedarf, 2) die an der Entscheidung beteiligten Personen, und 3) die Umgebung oder Institution, in der die Entscheidung getroffen wird.

Der erste Parameter umfaßt eine klare Identifikation des Problems oder Bedarfs. Der Entscheidungsträger muß den tatsächlichen Bedarf sorgfältig definieren, nicht nur ein Symptom des Problems. Ein hohes Angstniveau auf einer Intensivstation ist nicht das

Problem, sondern das Symptom eines konkreten Problems, wie z. B. der Tod von mehreren Patienten innerhalb kurzer Zeit. Wenn das Problem oder der Bedarf nicht korrekt erkannt wird, ist die getroffene Entscheidung nicht unbedingt ideal.

Zweiter Parameter sind die beteiligten Personen. Dazu gehören all jene, die vom Problem oder Bedarf betroffen sind, ob sie dies erkennen oder nicht. Die Menschen können direkt oder indirekt tangiert werden.

Sobald der Entscheidungsträger die betroffenen Personen ausfindig gemacht hat, sollte er sie nach ihrer Bereitschaft, am Entscheidungsprozeß mitzuwirken, einordnen und nach ihrer Fähigkeit, an allen Stufen des Prozesses teilzunehmen. Diejenigen, die bereit und in der Lage sind, sollten am gesamten Prozeß teilhaben, während die Meinung der nicht willigen oder nicht fähigen Personen berücksichtigt werden sollte und sie eventuell bei einigen Stufen des Prozesses hinzugezogen werden könnten.

Die Umgebung oder Institution, der dritte Parameter, muß vom Entscheidungsträger berücksichtigt werden, da davon die Art der zu treffenden Entscheidung abhängt. Organisationen werden häufig von Philosophien oder von grundsätzlichen Einstellungen geleitet, die bestimmte Arten von Entscheidungen ermöglichen und andere verhindern.

So könnte z. B. die Philosophie einer psychiatrischen Pflegeeinrichtung mit einer Abteilung für Schmerzbehandlung beinhalten, daß Patienten für den Zeitraum von zwei oder drei Wochen während der Verhaltensmodi-Situation von ihren Angehörigen getrennt werden müssen. Danach werden die Angehörigen entsprechend unterrichtet. In diesem Fall wären offene Besuchszeiten für die Erzielung der gewünschten Verhaltensänderung nicht förderlich. Dagegen könnte die Philosophie eines Kinderkrankenhauses besagen, daß Kinder nicht von der Familie getrennt werden sollen, so daß Rooming-in und flexible Besuchszeiten obligatorisch sind.

Stufe 2

Nach der Bestimmung der Parameter sollte die ideale Lösung konzipiert werden. Von der unwilligen und unfähigen Gruppe kann der Entscheidungsträger Input akzeptieren und deren Gefühle, Wertvorstellungen und Prioritäten berücksichtigen. Mit den Gewillten und Fähigen kann die ganze Gruppe die Merkmale der Ideallösung vorschlagen. Diese Merkmale müssen schriftlich festgehalten werden, da sie meßbare Ziele oder Kriterien darstellen, anhand derer später eine Lösung gewählt wird, die dem Ideal möglichst nahe kommt.

Einige Merkmale müssen immer in Betracht gezogen werden. *Durchführbarkeit* ist das erste. Eine Lösung sollte möglich sein, denn wenn sie mit den verfügbaren Ressourcen nicht durchgeführt werden kann, ist sie weder möglich noch durchführbar.

Auch der *Nutzen* der Lösung sollte bedacht werden, d. h. die Lösung sollte positive Konsequenzen haben. Das *Risiko* muß ebenfalls im Auge behalten werden, denn die Ideallösung sollte für keine der betroffenen Personen gefährlich sein und negative Folgen sollten minimal oder nicht vorhanden sein.

Der Entscheidungsträger muß auch die Akzeptanz der Lösung bedenken. Die Betroffenen müssen die Lösung gut finden, d. h. sie müssen sie mögen und als ihre eigene ansehen.

Schließlich müssen auch immer die unmittelbaren wie die langfristigen *Kosten* berücksichtigt werden. Die beste Entscheidung ist häufig mit nur geringen Kosten verbunden. Betroffene Einzelpersonen und Organisationen sind in der Regel über preisgünstige Lösungen besonders glücklich.

Stufe 3

Nachdem die Eigenschaften der Ideallösung festgelegt wurden, können mögliche Lösungen aufgelistet werden. Wenn er so vorgeht, wird der Entscheidungsträger bei der Festlegung der Kriterien nicht so sehr von seiner eigenen „besten Lösung" beeinflußt.

Viele Faktoren haben Auswirkungen auf die Zahl und Qualität der Lösungen, einschließlich Durchführbarkeit, Zeitbedarf sowie Fähigkeiten und Kreativität des Entscheidungsträgers und der Gruppe. Außerdem können viele Ansätze für die Entwicklung von Lösungen verwendet werden. Alle Möglichkeiten können aufgelistet werden, ob sie nun das Ergebnis von Brainstormings oder von Erfahrungen sind.

Stufe 4

Sind die Lösungen festgelegt, müssen sie mit den Merkmale der Ideallösung verglichen werden. Dies geschieht am leichtesten mit einer Tabelle (siehe Tabelle 8.8), besonders wenn es mehrere mögliche Lösungen gibt.

Zuerst entscheidet sich der Entscheidungsträger für eine Tabelle seiner Wahl, die ja – nein, hoch – mittel – niedrig, oder gut – mittel – schlecht für jedes Merkmal der Ideallösung angibt und das gewünschte Ziel auf der Tabelle zeigt. Dann wird jede Lösung gegen jedes Merkmal abgewogen und erhält einen Punktwert auf der Tabelle. Jeder Punktwert, der mit dem Ziel übereinstimmt, wird umkreist und eine Gesamtpunktzahl wird notiert.

Danach kann der Entscheidungsträger die bestmögliche Lösung finden. Erfüllt eine Lösung die meisten Ziele, wird sie gewählt. Haben zwei oder mehr Lösungen die gleiche Punktzahl, muß der Entscheidungsträger zwischen ihnen eine Wahl treffen. Dafür können mindestens zwei Methoden verwendet werden.

Eine Methode liegt in der Neuberechnung der Gesamtpunktzahl für jede Lösung, indem die mittleren Werte einen halben Punkt erhalten. Ergibt sich aus der Gesamtpunktzahl dann immer noch keine beste Lösung, wählt der Entscheidende die zweite Methode.

Tab. 8.8: **Tabelle für einen Vergleich der gewählten Lösungen mit der Ideallösung**

Eigenschaften der Ideallösung	Erwünscht	Lösung 1	Lösung 2	Lösung 3
Durchführbar	ja			
Nutzen	hoch			
Risiko	gering			
Akzeptanz	ja			
Kosten	niedrig			
•				
•				
•				
Punktzahl				

Danach werden die Punktzahlen für die Lösungen nach dem Merkmal bewertet, die der Entscheidungsträger für besonders wichtig hält. Die Lösung mit der besten Punktzahl für dieses Merkmal wird dann ausgewählt.

Stufe 5

Der Entscheidungsträger führt die Entscheidung unter Berücksichtigung aller Eventualfälle aus, damit die Wahrscheinlichkeit möglichst groß ist, daß die Entscheidung akzeptiert werden kann.

Stufe 6

Schließlich muß die Entscheidung evaluiert werden. Dazu werden die Ergebnisse der Entscheidung mit den Merkmalen der Ideallösung verglichen um festzustellen, ob die Entscheidung zufriedenstellend war. Erfüllt die Entscheidung die Erwartungen an die Merkmale, kann der Entscheidungsträger mit dem gewählten Handlungsverlauf fortfahren. Ist dies nicht der Fall, muß der Prozeß erneut durchgeführt werden, damit festgestellt wird, wo eine falsche oder unvollständige Bewertung vorliegt. Danach wird das Verfahren fortgesetzt, und der Erfolg der Entscheidung wird erneut bewertet.

Nutzen

Dieses Modell wurde für die Verwendung in vielen Pflegesituationen entworfen. Jedes der anderen Entscheidungsmodelle hat seine Vorteile; unser Modell versucht, die positiven Aspekte der anderen einzubauen und dennoch einfach zu bleiben. Dieses Modell kombiniert die Berücksichtigung der betroffenen Personen mit den üblichen Schritten des Entscheidungsprozesses. Aufgrund seiner Einfachheit und der genauen Angabe der Eigenschaften einer Ideallösung kann das Modell von den leitenden Pflegekräften bei jeder normalen Entscheidung benutzt werden. Wie bei den anderen Modellen entsteht das Element der Subjektivität an dem Punkt, an dem die Lösungen gegenüber den Merkmale der Ideallösung abgewogen werden.

Beispiel

Marilee, stellvertretende Stationsschwester in einem Rehabilitationszentrum, versorgt den 19jährigen Paraplegiker Clark. Er wurde bei einem Autounfall, den er wegen Alkohol am Steuer verursacht hatte, verletzt. Marilee ist eine attraktive, unverheiratete, 22jährige Krankenschwester. Seit Clark in der Klinik ist, macht er Marilee gegenüber ständig sexuelle Anspielungen und zeigt deutlich sexuell geprägtes Verhalten. Marilee erlebt dieses Verhalten zum ersten Mal, und sie weiß, daß sie eine Entscheidung darüber fällen muß, wie sie damit umzugehen hat. Wenn sie das Bernhard-Walsh-Modell benutzen würde, hätte sie den ersten Schritt schon getan, dann hat sie nämlich erkannt, daß sie bei der Pflege eines bestimmten Patienten ein Problem hat.

Anschließend berücksichtigt Marilee die betroffenen Personen. Sie weiß, daß Clark der Hauptbeteiligte ist und entscheidet, daß er unwillig und unfähig ist, am Entscheidungsprozeß teilzunehmen. Andere Mitglieder des Pflegeteams zeigen ihre Bereitschaft,

Marilee zu unterstützen, so daß sie sich mit ihnen während des Entscheidungsprozesses berät.

Das Umfeld muß ebenfalls von Marilee in Betracht gezogen werden. Sie weiß, daß man sich in der Rehabilitationsklinik Gedanken über die Erfüllung der sexuellen Wünsche der Patienten macht, und daß es bestimmte Dienste und Personen gibt, die sich um diese Wünsche kümmern.

Deshalb geht Marilee zum zweiten Schritt über und legt ihre Ideallösung fest. Zuerst bedenkt sie die geforderten Merkmale. Die Lösung sollte durchführbar und nützlich für Clark sein. Sie soll für Clark, für sie selbst und das übrige Pflegeteam nur ein niedriges Risiko beinhalten. Die Lösung muß kostengünstig und für alle akzeptabel sein.

Zusätzlich legt Marilee weitere Merkmale fest: 1) Clarks eindeutig sexuelles Verhalten gegenüber Marilee muß aufhören, 2) Clark spricht offen über seine sexuellen Gefühle und Ängste, und 3) die therapeutische Krankenschwester-Patient-Beziehung zwischen Marilee und Clark bleibt bestehen.

Nach Beratung mit anderen Pflegepersonen und Mitgliedern des Gesundheitsteams aus anderen Disziplinen und weiteren Information aus Fachzeitschriften und Büchern führt Marilee mögliche Lösungen auf.

Merkmale der Ideallösung	**gewünscht**	**Lösung 1**	**Lösung 2**	**Lösung 3**	**Lösung 4**	**Lösung 5**
durchführbar	ja	ja	ja	ja	ja	ja
Wert	hoch	hoch	mittel	mittel	mittel	mittel
Risiko	gering	mittel	gering	hoch	gering	mittel
annehmbar	ja	ja	ja	ja	nein	nein
Kosten	niedrig	gering	hoch	hoch	niedrig	niedrig
Unterbindung des offenen sexuellen Verhaltens	ja	ja	nein	nein	ja	nein
Sprechen über sexuelle Gefühle	ja	ja	ja	ja	nein	ja
Beziehung zwischen Krankenschwester und Patient	gut	gut	mittel	mittel	schlecht	mittel
Punktzahl	8	7	4	3	4	3

Abb. 8.7: **Entscheidungstabelle nach dem Bernhard-Walsh-Modell für ein Verhaltensproblem**

1. Marilee spricht offen mit Clark über sein Verhalten und sagt ihm, daß er sie nicht beeindrucken muß. Sie teilt ihm mit, daß sie ihn mag und ihn gut pflegen wird.

2. Clarks Psychiater spricht mit ihm über Sex und klärt ihn über sein sexuelles Potential auf.
3. Clark wird einem Sexualtherapeuten zur Beratung überwiesen.
4. Marilee ignoriert das Verhalten und vermeidet, es zu verstärken.
5. Marilee bittet andere junge männliche Paraplegiker, sich mit Clark über Sex zu unterhalten.

Marilee erstellt dann eine Tabelle, so daß sie die Lösungsalternativen gegenüber den Merkmalen der Ideallösung abwägen kann (siehe Abbildung 8.7). Sie wählt die erste Lösung als Ideallösung, da sie die höchste Punktzahl erhält.

Marilee muß nun ihre Entscheidung durchführen und legt eine Zeit fest, zu der sie mit Clark über seine sexuellen Gefühle und Sorgen sprechen wird. Sie möchte ihre Beobachtungen Clark offen mitteilen. Sie plant genau, wie sie sich während des Gesprächs mit Clark verhalten will.

Zum Schluß bewertet Marilee die Ergebnisse ihrer Entscheidung. Sie vergleicht Clarks Verhalten und ihre Beziehung zu ihm mit der Ideallösung. Sind die Ergebnisse positiv, weiß Marilee, daß sie eine gute Entscheidung getroffen hat. Stimmen die Resultate nicht mit den idealen Merkmalen überein, muß sie erneut mit dem Entscheidungsprozeß beginnen um festzustellen, was falsch war, und nach einem neuen Lösungsansatz suchen.

8.5 Die Praxis der Entscheidungsfindung

Leitende Pflegekräfte können alle hier beschriebenen Entscheidungsmodelle verwenden. Jede wird ein Modell wählen, welches am besten zu ihrer eigenen Persönlichkeit und den eigenen Bedürfnissen paßt, und dieses Modell wird dann ständig verwenden. Jedoch gibt es bei jedem Entscheidungsprozeß inhärente Probleme.

Zuerst muß die leitende Pflegekraft und/oder die Gruppe, die die Entscheidung fällt, das tatsächliche Problem ausfindig machen. Obwohl die Problemidentifikation einfach erscheint, kann sie doch der schwierigste Aspekt bei der Entscheidungsfindung sein. Viele Faktoren beeinflussen die Fähigkeit zur Identifikation eines spezifischen Problems; dazu gehört eine vollständige Datenbasis sowie die Kenntnis der eigenen Wertvorstellungen, Einstellung und Erfahrung. Die beste Entscheidung kann nur getroffen werden, wenn das Problem richtig definiert wurde.

Eine weitere Schwierigkeit entsteht durch die Entwicklung von Entscheidungsalternativen. Die Alternativen sind nicht „aus der Luft gegriffen". Sie sind das Ergebnis des persönlichen Wissens über das, was möglich ist, sie stammen aus der Erfahrung in ähnlichen Situationen und von der Fähigkeit, kreativ zu sein. Gibt es keine guten Alternativen, kann keine gute Entscheidung getroffen werden. Ein spezifisches Problem, das während des Prozesses entstehen kann, liegt darin, daß mögliche Alternativen unwahrscheinlich sind, wenn gleich zu Beginn eine gute gefunden wird.

Wenn mehrere Personen an der Suche nach Alternativen beteiligt sind, werden häufig bessere Alternativen entwickelt; in den meisten Fällen benötigt die Entscheidung in der Gruppe jedoch viel mehr Zeit. Die leitende Pflegekraft muß deshalb die Zweckmäßigkeit gegen den Wunsch nach der besten Entscheidung abwägen.

Die Bewertung der Alternativen stellt ebenfalls ein Problem dar. Mehrere mögliche Probleme existieren. Bei Modellen, bei denen der Entscheidungsträger Wahrscheinlichkeitsschätzungen hinsichtlich Risiko, Nutzen und Konsequenzen vornehmen muß, bewertet er sie häufig nicht auf der Basis von empirischen Daten, sondern aufgrund dessen, was sinnvoll erscheint (Kirsch, 1988). Empirische Daten sind häufig nicht vorhanden, aber der Entscheidungsträger fällt Urteile, die die Entscheidung beeinflussen. Wahrscheinlichkeitsrechnungen können angestellt werden, so daß die *angenehmste* Entscheidung gewählt wird. Offensichtlich muß der Entscheidungsträger versuchen möglichst objektiv zu bleiben.

Die Bewertung von Alternativen hinsichtlich des wichtigsten Kriteriums kann zuerst zum *Suboptimieren* führen. Suboptimieren bedeutet die Tendenz, alle Alternativen im Hinblick auf ein Kriterium zu vergleichen, und nicht alle Alternativen mit allen Kriterien zu vergleichen (Kirsch, 1988). Durch Suboptimieren können Alternativen auf der Basis von einem Kriterium eliminiert werden, wodurch nicht unbedingt optimale Entscheidungen gefällt werden.

Schließlich kann die Wahl der besten Alternative problematisch sein. Häufig gibt es keine eindeutig beste Entscheidung und es existieren Hemmnisse. Die Schwierigkeiten hängen von der Zahl und Qualität der Alternativen ab, vom Risiko, der Akzeptanz sowie dem Einfluß dieser Entscheidung auf andere und von Aktivitäten, an denen der Entscheidungsträger beteiligt ist (Lancaster & Lancaster, 1982). Falls es bei den Kriterien Entscheidungsregeln oder Prioritäten gibt, wird der Entscheidungsträger bei der Wahl seiner Entscheidung unterstützt, aber die tatsächliche Entscheidung kann auch willkürlich erfolgen.

Trotz der inhärenten Probleme beim Entscheidungsprozeß muß die leitende Pflegekraft täglich Entscheidungen fällen. Einige werden spontan sein, aber die Pflegekraft sollte den formalisierten Entscheidungsprozeß einsetzen, der für die Entscheidung am angemessensten erscheint; in den meisten Fällen führt dies zum Einsatz eines der umfassenden Entscheidungsmodelle, die in diesem Kapitel vorgestellt wurden.

8.6 Zusammenfassung

Das Treffen einer Entscheidung ist eine Fähigkeit, die für die leitende Pflegekraft sehr wichtig ist. Arten von Entscheidungen und Methoden zur Beurteilung der Effektivität einer Entscheidung wurden beschrieben, um eine effektive Benutzung dieser Strategie durch die Pflegekraft zu ermöglichen. In diesem Kapitel wurden sechs Entscheidungsmodelle mit praktischen Beispielen aus dem Krankenhausalltag vorgestellt. Stärken und Schwächen der Modelle wurden berücksichtigt, und jede leitende Pflegekraft sollte das Modell verwenden, mit dem sie am besten umgehen kann.

Aufgaben

1. Verwenden Sie einmal jedes Entscheidungsmodell für die gleiche Entscheidung. Bewerten Sie die Einfachheit der Anwendung und die benötigte Zeit.
2. Entscheiden Sie sich für ein Entscheidungsmodell und benutzen Sie es dann mehrmals. Überprüfen Sie die Schritte, die Sie jedes Mal tatsächlich durchgeführt haben, um Ihr eigenes Entscheidungsmodell zu finden.
3. Befragen Sie eine leitende Pflegekraft über die Entscheidungen, die während der normalen klinischen Praxis gefällt werden und über den angewandten Entscheidungsprozeß.
4. Fragen Sie eine leitende Pflegekraft nach einer Entscheidung, die sie in den letzten 24 Stunden getroffen hat. Bewerten Sie die Effektivität dieser Entscheidung.

Literatur

American Nurses' Association. (1988). *Peer review guidelines.* Kansas City: The Association.

Bailey, J. T. & Claus, K. E. (1975). *Decision making in nursing.* St. Louis: Mosby.

Bower, F. L. (1982). *The process of planning nursing care* (3rd ed.). St. Louis: Mosby.

Calano, J. & Salzman, J. (1988). The careful manager's guide to snap decisions. *Working Woman,* May, 86-87.

Easton, A. (1973). *Complex managerial decisions involving multiple objectives.* New York: Wiley.

Easton, A. (1975). *Decision making – A short course for professionals.* New York: Wiley.

Kepner, C. H. & Tregoe, B. B. (1965). *The rational manager.* New York: McGraw-Hill.

Kirsch, J. (1988). *The middle manager and the nursing organization.* Norwalk, CT: Appleton & Lange.

Lancaster, W. & Lancaster, J. (1982). Rational decision making: Managing uncertainty. *Journal of Nursing Administration, 12*(9), 23 – 28.

Maier, N. R. F. (1963). *Problem-solving discussions and conferences: Leadership methods and skills.* New York: McGraw-Hill.

March, J. G. & Simon, H. A. (1958). *Organizations.* New York: Wiley.

Marriner, A. (1977). Behavioral aspects of decision making. *Supervisor Nurse, 8*(3), 40 – 47.

Vroom, V. H. & Yetton, P. W. (1973). *Leadership and decision-making.* Pittsburgh: University of Pittsburgh Press.

Weiterführende Literatur

Aspinall, M. J. (1979). Use of a decision tree to improve accuracy of diagnosis. *Nursing Research, 28,* 182 – 185.

Bostrum, J. & Suter, W. N. (1992). Charge nurse decision making about patient assignment. *Nursing Administration Quarterly, 16*(4), 32–38.
Casebeer, L. (1991). Fostering decision making in nursing. *Journal of Nursing Staff Development, 7*(6), 271–274.
Claus, K. E. & Bailey, J. T. (1979). Facilitating change: A problem-solving/decision-making tool. *Nursing Leadership, 2*(2), 32–39.
Corcoran, S. (1986). Decision analysis: A step-by-step guide for making clinical decisions. *Nursing and Health Care, 7,* 149–154.
Ford, J. G., Trygstad-Durland, L. N. & Nelms, B. C. (1979). *Applied decision making for nurses.* St. Louis: Mosby.
Grier, M. R. (1976). Decision making about patient care. *Nursing Research, 25,* 105–110.
Hughes, K. K. & Young, W. B. (1992). Decision making: Stability of decisions. *Nurse Educator, 17*(3), 12–16.
Janis, I. L. & Mann, L. (1977). *Decision making.* New York: Free Press.
Lachman, V. D. (1986). Nine ways to make better decisions. *Nursing 86,* 16(6), 73–74.
LaMonica, E. & Finch, F. E. (1977). Mangerial decision making. *Journal of Nursing Administration, 7*(5), 20–28.
Lang, M. J. & Slayton, L. A. (1984). A way to manage job stress using a decision-making model. *Journal of Continuing Education in Nursing, 15*(3), 82–84.
Marquis, B. L. & Huston, C. J. (1987). *Management decision making for nurses.* Philadelphia: Lippincott.
McKenzie, M. E. (1985). Decisions: How you reach them makes the difference. *Nursing Management, 16*(6), 48–49.
Plachy, R. (1973). These are the elements of decision making. *Modern Hospital,* 120(2), 97–100.
Prescott, P. A., Dennis, K. E. & Jacox, A. K. (1987). Clinical decision making of staff nurses. *Image, 19*(2), 56–62.
Rowe, A. J. & Mason, R. O. (1988). What's your decision style? *Working Woman,* December, 28–35.
Taylor, A. G. (1978). Decision making in nursing: An analytical approach. *Journal of Nursing Administration, 8*(11), 22–30.
Uustal, D. B. (1990). Enhancing your ethical reasoning. *Nursing Clinics of North America, 2*(3), 437–442.
Vestal, K. W. (1988). Making good decisions: A key to managerial success. Journal of *Pediatric Nursing, 3,* 338–340.

9 Die leitende Pflegekraft und der Veränderungsprozeß

Lernziele

Nach Lektüre dieses Kapitels sollten die Leser folgende Lernziele erreicht haben:

- Beschreibung der Unterschiede zwischen geplanter und ungeplanter Veränderung
- Erklärung der für einen „change agent" notwendigen Eigenschaften
- Beschreibung des Stabilisierungs-Modells für eine geplante Veränderung
- Vergleich von drei Veränderungsstrategien

Veränderung ist ein Phänomen, das permanent in allen lebenden Systemen vor sich geht. Veränderung ist jegliche Variation, gleich wie gering oder bedeutend, wie groß oder wie klein. Jede Veränderung führt zu weiteren Änderungen.

Eine Art der Klassifizierung von Veränderungen ist die Berücksichtigung von Mitteln oder Zielen. *Technische* Veränderung bedeutet eine Veränderung der Mittel, nicht der Ziele; *justierende* Veränderung bezieht sich auf eine Veränderung der Ziele, aber nicht auf eine der Mittel; bei der *adaptiven* Veränderung ändern sich Mittel und Ziele (Kaluzny, Warner, Warren & Zelman, 1982). Die Einführung einer neuen Methode zur Beschaffung von Informationen über die Krankheitsgeschichte von Patienten mit Hilfe von Computerdaten wäre ein Beispiel für eine technische Veränderung in einer Pflegestation. Eine *justierende* Veränderung könnte eine Veränderung des Lehrprogramms für Krankenhauspatienten darstellen, indem man das Augenmerk von der reinen *Krankenbehandlung* mehr in Richtung auf Gesundheitsförderung, Risikosenkung und Prävention verschiebt. Bei einer gynäkologischen Klinik, die vorher nur akute Krankenpflege anbot und nun zusätzlich ein Gesundheitszentrum für Frauen eröffnet, kann man von einer adaptiven Veränderung sprechen.

Einige Veränderungen geschehen unmerklich, andere sind offensichtlich. Im menschlichen Körper geschehen unmerkliche Veränderungen, wenn z. B. alte Hautzellen auf der Hautoberfläche durch neue ersetzt werden. Bei der Wundheilung zeigt sich dieser gleiche Prozeß der Zellerneuerung jedoch viel deutlicher.

Die leitende Pflegekraft muß das Phänomen der Veränderung kennen, um effektiv arbeiten zu können. Sie ist kontinuierlich beteiligt an der Einschätzung und Bewertung ihrer Gruppe und Umgebung sowie an den vielen Faktoren, durch die die Arbeitsweise des Teams beeinflußt wird. Veränderung gehört zu diesen Faktoren.

Veränderung kann als Folge eines gut definierten Planes auf der Grundlage einer Analyse von mehreren Optionen stattfinden oder sie findet um ihrer selbst willen statt. Sie kann geplant oder ungeplant sein. Ungeplante Veränderung „geschieht" einfach – sie hängt vom Zufall ab. Geplante Veränderung ist jedoch das Resultat einer bewußten Entscheidung. Sowohl geplante als auch ungeplante Veränderung beeinflussen die Funktion der Gruppe und sind deshalb wichtig für die leitende Pflegekraft.

Schwerpunkt dieses Kapitels ist die geplante Veränderung, denn diese wird von der leitenden Pflegekraft, die als „change agent" (eine die Veränderung auslösende Person) auftritt, durchgeführt. Auch Vorschläge für den Umgang mit ungeplanter Veränderung werden wir geben.

9.1 Die geplante Veränderung

„Geplante Veränderung ist der bewußte, beabsichtigte und gemeinsame Versuch, das Funktionieren menschlicher Systeme zu verbessern, ... und zwar durch die Anwendung eines gültigen Wissensstandes" (Bennis, Benne, & Chin, 1985, S. 4). Geplante Veränderung ist Veränderung mit einem Zweck oder Ziel, welches üblicherweise die Verbesserung eines Systems durch Änderung ist. Darüber hinaus erfolgt die geplante Veränderung kooperativ, d. h. daß eine gemeinsame Entscheidung getroffen wird. Nicht nur eine Person plant die Veränderung, sondern alle, die von der Veränderung betroffen werden, sind aktiv an der Planung beteiligt.

9.1.1 Ziel der Veränderung

Das, was verändert werden soll, wird häufig als *Ziel der Veränderung* bezeichnet. Obwohl viele Dinge verändert werden können (z. B. Richtlinien, Verfahren und Ausrüstung), sind letztendlich Personen oder eine Person oder Gruppen betroffen, die sich ändern müssen. Das Ziel bezieht sich demnach auf den Teil der Person, der verändert werden muß.

Es gibt dabei drei mögliche Ziele: das *Wissen*, die *Einstellung* und das *Verhalten* einer Person. Eine Veränderung des Wissensstandes ist das Ergebnis von erfolgreichem Lernen, was im Lehr-Lernprozeß erreicht werden kann. Eine geänderte Einstellung kann das Ergebnis eines veränderten Wissensstandes sein, wenn man feststellt, daß frühere Überzeugungen falsch oder unvollständig waren. Die Einstellung kann man auch gezielt durch eine Verdeutlichung der Werte oder durch verschiedene Therapien ändern.

Auf eine Einstellungsänderung erfolgt oft eine Änderung des Verhaltens, denn Einstellung und Verhalten einer Person müssen vereinbar sein. Geschieht die Verhaltensänderung vor der Veränderung der Einstellung, entsteht eine Spannung, die gelöst werden muß. Diese Spannung wird *kognitive Dissonanz* genannt, d. h. zwischen Handlung und Überzeugungen besteht ein Konflikt. Falls das dissonanzerzeugende Verhalten gefordert oder verstärkt wird, muß die Einstellung sich ändern, damit die Spannung reduziert wird und die Person eine Kongruenz zwischen innerer Einstellung und Handlung erfährt.

Eine Verhaltensänderung kann sich ergeben aus vermehrtem Wissen oder aus einer Verbesserung der Fertigkeiten, die während des Lernprozesses erworben wurde. Nach einer veränderten Einstellung oder einer Veränderung der Erwartungen kann eine Verhaltensänderung eintreten, entweder selbst auferlegt oder von anderen. Sie kann auch das Ergebnis eines normalen Wachstums- und Entwicklungsprozesses sein.

Hersey und Blanchard (1988) konzeptualisierten diese drei Veränderungsziele auf vier Ebenen unter Betonung der Schwierigkeiten und des Zeitaufwandes, der für Veränderung benötigt wird. Dabei zeigt sich, daß es viel langwieriger ist, das Verhalten einer Gruppe als das einer Einzelperson zu verändern. Nach diesem Modell kann sich eine Veränderung des Wissens, ob für ein Individuum oder für eine Gruppe, weniger problematisch und schneller vollziehen als eine Verhaltensänderung (Hersey & Blanchard, 1988). (siehe Abbildung 9.1.)

9.1.2 Der Change Agent (Veränderer)

Die für die Veränderung des Zielsystems verantwortliche Person wird *Change Agent* genannt. Jeder kann ein Change Agent sein, aber um effektiv zu sein, muß man das jeweilige Zielsystem und den Veränderungsprozeß kennen. Hilfreich ist es auch, wenn der Change Agent von der Person mit der größten Autorität in der jeweiligen Situation Unterstützung und Bestätigung erhält.

Zwei Arten von Change Agents treten auf. Die erste ist ein hinzu gerufener Berater, der die Gruppe beim Veränderungsprozeß unterstützen soll. Da dieser Agent von außerhalb der Institution kommt, wird er oder sie *externer Change Agent* genannt.

Normalerweise ist der externe Change Agent ein anerkannter Experte auf dem Gebiet der beabsichtigten Veränderung oder hinsichtlich des Veränderungsprozesses. Vorteil der externen Beratung liegt in der Objektivität, denn der Change Agent kann durch die vorgeschlagene Veränderung weder gewinnen noch verlieren.

Ein Nachteil könnte die längere Zeitdauer sein, denn der externe Change Agent braucht für die gründliche Bewertung des Zieles viel Zeit. Außerdem könnte die Zielgruppe erkennen, daß der Change Agent aus der Veränderung keinen Nutzen zieht und sich nicht dem Wechsel anpassen muß, so daß sie vielleicht nicht ihre vorbehaltlose Kooperationsbereitschaft und Vertrauen anbietet.

Der *interne Change Agent* stammt aus der Institution oder Gruppe, die von der Veränderung betroffen wird. Dieser Agent kennt Richtlinien, Verfahren und Zielsetzung der Institution. Er sollte auch die Zielgruppe kennen und eine vertrauensvolle Beziehung zu ihr aufgebaut haben. Da die Gruppe davon ausgeht, daß der Change Agent ebenfalls von der Veränderung betroffen ist, gibt sie eher ihm Unterstützung als dem externen Change Agent.

Beide Change Agents erhalten ihre Aufgabe *formell* zugewiesen, d. h. sie sind offiziell mit dem Veränderungsprozeß betraut und haben die erforderliche Autorität für die Planung, Durchführung und gegebenenfalls auch die Bewertung der Veränderung. So wie es eine informelle Führung geben kann, so kann es auch einen *informellen* Change Agent geben. Dieser informelle Agent hat die Zustimmung und Unterstützung der Gruppe und kann deshalb im Veränderungsprozeß eine sehr große Bedeutung erhalten (Kemp, 1984).

Auf jeder Hierarchieebene einer Institution kann es Change Agents geben. Obwohl Menschen in einer hohen Position normalerweise über Macht verfügen und als Experten anerkannt werden, bedeutet dies jedoch häufig auch, mit den alltäglichen Details nicht vertraut zu sein. Arbeitnehmer an der Basis der Unternehmenshierarchie, die von der Veränderung betroffen sind, könnten einen internen Change Agent, der von der Spitze des Unternehmens kommt, als Außenseiter betrachten und ihm nicht ihre volle Unterstützung gewähren.

Ein interner Change Agent, der aus einer niedrigeren Hierarchieebene kommt, kennt üblicherweise alle täglich anfallenden Routinevorgänge. Der Agent, der auch Mitglied der Zielgruppe ist, ist vielleicht am besten in der Lage, die Auswirkungen der Veränderung auf diese Gruppe vorherzusagen.

Beide Change Agents müssen mit der betroffenen Gruppe eine funktionierende Beziehung entwickeln. Die Basis dieser Beziehung ist – wie in jeder Beziehung – Vertrauen. In vieler Hinsicht ist der Change Agent ein neues Gruppenmitglied oder ein Mitglied in einer neuen Rolle; deshalb muß die Gruppe verschiedene Phasen der Gruppenentwicklung vollziehen.

Wichtig ist, daß die Erwartungen zu Anfang der Beziehung verdeutlicht werden. Die Pläne des Change Agent und die Erwartungshaltung der Gruppe müssen konsistent sein. Dies gilt umgekehrt auch dafür, was der Change Agent vom Team erwartet, und wie das Team sich selbst sieht. Die gemeinsame Definition der Erwartungen verringert Probleme während des Veränderungsprozesses.

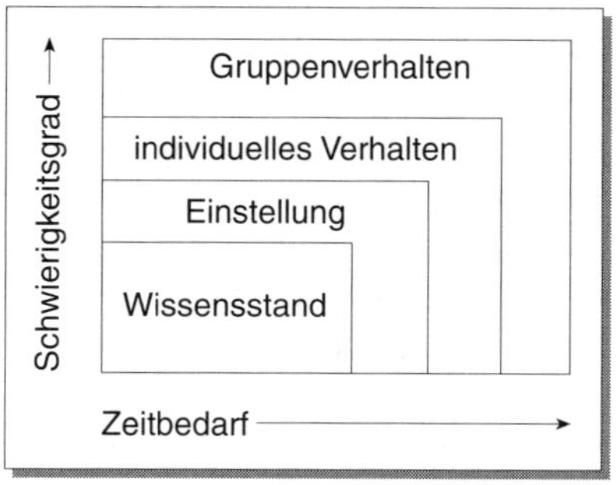

Abb. 9.1: **Vier Veränderungsziele unter Einbeziehung der zunehmenden Schwierigkeiten.** (Aus P. Hersey & K. H.: Blanchard. Management of organizational behavior: Utilizing human resources, 3rd ed. 1977. Mit Genehmigung von Prentice-Hall, Englewood Cliffs, NJ.)

9.1.3 Der Veränderungsprozeß

Geplante Veränderung geschieht in einem dreistufigen Prozeß: destabilisieren (*unfreezing*), bewegen (*moving*) und wieder stabilisieren (*refreezing*) (Lewin, 1951). Diese drei Prozesse kommen aus der Feldtheorie, eine Methode der Analyse kausaler Beziehungen. Nach der Feldtheorie ist Veränderung auf bestimmte Kräfte innerhalb des Feldes zurückzuführen.

Diese Kräfte sind Richtungseinheiten, die entgegengesetzt wirken, um das dynamische Gleichgewicht zu erhalten. Für jede Kraft gibt es eine Gegenkraft. Positive Kräfte heißen *treibende Kräfte;* sie können ein System auf ein gewünschtes Ziel hin bewegen. Negative Kräfte werden *hemmende Kräfte* genannt, da sie Hindernisse darstellen, die das Erreichen des gewünschten Zieles erschweren. Treibende und hemmende Kräfte existieren in vielen Erscheinungsformen; menschliche hemmende und treibende Kräfte sind zum Beispiel der Wunsch nach Veränderung, dem die Angst vor Veränderungen gegenübersteht (Kemp, 1984).

Aus der Analyse der Kräfte innerhalb eines Feldes ergeben sich drei mögliche Situationen (siehe Abbildung 9.2). Entspricht die Summe der treibenden Kräfte der der hemmenden, dann besteht ein Gleichgewicht. Ist die Summe der treibenden Kräfte größer als die der hemmenden, dann entsteht eine Veränderung in die gewünschte Richtung. Übersteigt die Summe der hemmenden Kräfte die der treibenden, entsteht ebenfalls Veränderung, aber diese Veränderung ist vom gewünschten Ziel weit entfernt und stellt einen Rückschlag dar.

Immer wenn die Kräfte innerhalb eines Feldes ungleich sind, entsteht Veränderung. Diese kann geplant oder ungeplant sein. Geplante Veränderung besteht, wenn die Kräfte bewußt und absichtlich verändert werden, um ein System näher an ein gewünschtes Ziel heranzubringen. Ungeplante Veränderung entsteht dann, wenn die Kräfte durch Zufall geändert werden.

Nach der Feldtheorie umfaßt die Veränderung drei Prozesse: destabilisieren des vorhandenen Gleichgewichtes, Bewegung zu einem neuen Gleichgewicht und stabilisieren

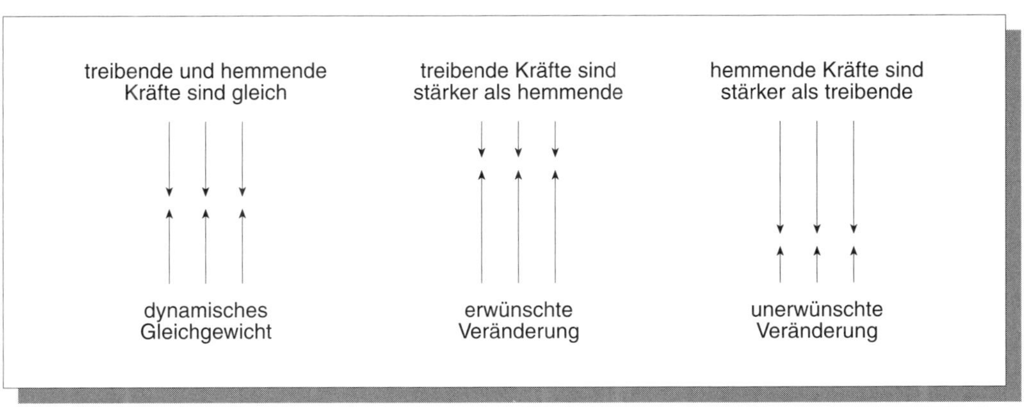

Abb. 9.2: **Drei mögliche Situationen beim Vorhandensein von treibenden und hemmenden Kräften**

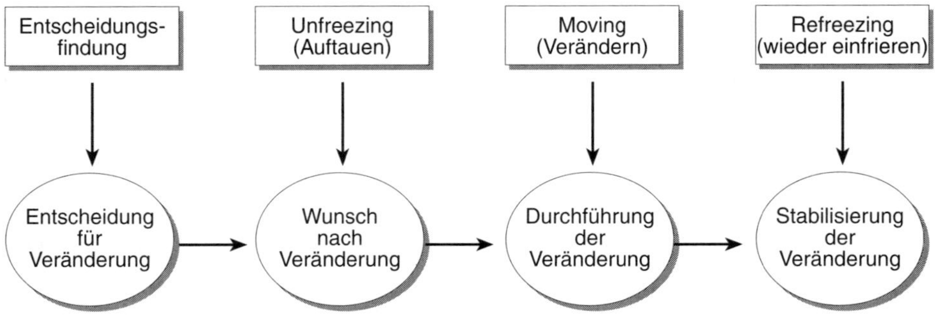

Abb. 9.3: **Beziehung zwischen Entscheidungs- und Veränderungsprozeß**

des neuen Gleichgewichts, so daß es relativ beständig wird (Lewin, 1951). Diese drei Prozesse verlaufen in einer Sequenz, wobei die Phase der Bewegung vom Ergebnis der Destabilisierungs-Phase abhängt und das Ergebnis der Phase der Bewegung die Phase der Stabilisierung beeinflußt.

Der Veränderungsprozeß ist eng mit dem Entscheidungsprozeß verwandt. Die Entscheidungsfindung geschieht entweder vor oder während der Destabilisierungs-Phase. Der Entscheidungsprozeß muß einen Punkt erreicht haben, an dem eine spezifische Option gewählt wurde, bevor die Phase der Bewegung einsetzen kann. Wurde die Veränderung erfolgreich durchgeführt, endet die Phase der Bewegung und die Stabilisierung setzt ein. In Abbildung 9.3 werden diese Beziehungen dargestellt.

Destabilisierung

Veränderung beginnt mit einem *empfundenen Bedarf* – ein gewünschtes Ziel, welches noch nicht erreicht wurde. Jedes Individuum oder jede Gruppe innerhalb einer Institution kann einen Bedarf empfinden. Teilt eine Person ihr Bedürfnis nach einer Veränderung einer anderen Person mit, hat die Destabilisierung begonnen. Entweder die Person, die den Veränderungsbedarf empfunden hat, oder eine andere kann Change Agent werden.

Während der Destabilisierung werden aktuelle Bedingungen kritisch analysiert. Man geht davon aus, daß die Bedingungen stabil oder „betoniert" sind. Ist der gegenwärtige Gleichgewichtszustand bekannt, kann ein Plan zur Maximierung der treibenden und Minimierung der hemmenden Kräfte entworfen werden.

Ziel der Destabilisierung ist die Verdeutlichung der tatsächlichen Situation und die Mitteilung des Veränderungsbedarfs an die Gruppe. Durch die Destabilisierung soll die Gruppe bereit für Veränderungen werden, indem Unzufriedenheit über die aktuelle Situation erzeugt wird. Die leitende Pflegekraft hilft der Gruppe, Fragen zu stellen und Gefühle und die persönliche Einstellung zu vorhandenen Bedingungen zu überprüfen. Zeigen die Gruppenmitglieder in bezug auf die gegenwärtige Situation Unzufriedenheit, dann leiten sie den Veränderungsprozeß ein.

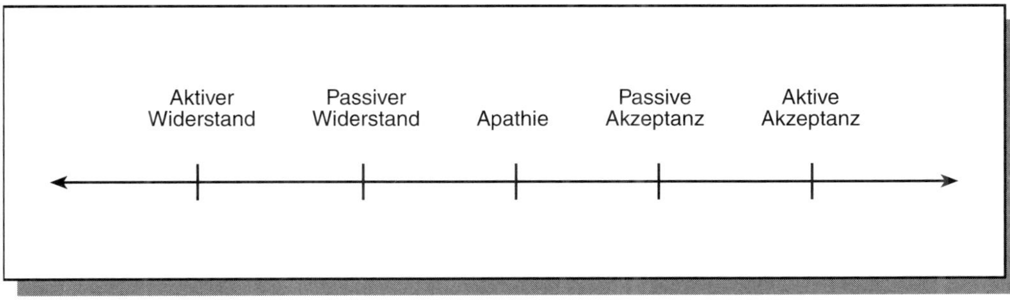

Abb. 9.4: **Widerstand-Akzeptanz-Kontinuum**

Widerstand

Häufig entsteht Widerstand gegen Veränderung in der Phase der Destabilisierung. Widerstand gegen Veränderung ist jegliche Kraft, die den Veränderungsprozeß beeinträchtigt (Lippitt, Watson, & Westley, 1958). Widerstand zeigt sich in Verhaltensweisen, die dazu dienen, den Status quo beizubehalten (Ward & Moran, 1984). In gewisser Weise ist Widerstand eine zusätzliche hemmende Kraft. Eine abwehrende Haltung entsteht häufig am Anfang des Veränderungsprozesses (obwohl sie immer auftreten kann), denn die Gegenwart ist bekannt und vertraut, und jede Veränderung fordert Zeit und Energie. Selbst wenn die augenblickliche Lage alles andere als befriedigend ist, so ist sie dennoch sicher. Veränderung, auf der anderen Seite, kann auch zu Versagen führen und ist deshalb bedrohlich.

Gründe für Ablehnung von Veränderung liegen häufig in der Angst davor, etwas Wertvolles zu verlieren, im Mißverständnis der Veränderung und/oder ihrer Auswirkungen, in der Überzeugung, daß Veränderung für die Gruppe sinnlos ist und in geringer Toleranz für Veränderung (Beyers, 1984). Widerstand kann auch deshalb auftreten, weil die von der Veränderung betroffenen Personen glauben, daß die Kosten für sie persönlich höher als der Nutzen sind (New & Couillard, 1981).

Widerstand kann auf einem Kontinuum dargestellt werden, wobei Akzeptanz den Gegenpol darstellt (siehe Abbildung 9.4). Widerstand kann aktiv oder passiv stattfinden. Aktiver Widerstand ist die offen ausgesprochene Ablehnung der Veränderung. Passiver Widerstand findet im Verborgenen statt, verhindert jedoch die Durchführung der Veränderung. Diejenigen, die passiven Widerstand betreiben, verbergen ihre Einstellung vor dem Change Agent, während sie versuchen, andere von ihrem Standpunkt zu überzeugen. Diese Art des Widerstandes kann schwieriger zu bekämpfen sein, denn die Personen akzeptieren scheinbar den vorgeschlagenen Wechsel, versuchen aber, ihn bei jeder Gelegenheit zu unterminieren.

Einige Menschen stehen der Veränderung weder positiv noch negativ gegenüber. Sie sind oft gleichgültig oder apathisch und geben kein Urteil ab, weil sie lieber beobachten und abwarten, welche Folgen die Veränderung haben wird, wenn sie eingeführt ist.

Auch Akzeptanz kann aktiv oder passiv sein. Passiv Akzeptierende passen sich dem Wandel an, aber sie unternehmen nichts, um andere zu beeinflussen. Sie bleiben für sich und erledigen die ihnen übertragenen Aufgaben. Die Aktiven unterstützen die Veränderung begeistert und versuchen, durch Gespräche und Handlungen andere davon zu überzeugen, ebenfalls für den Wechsel einzutreten. Personen, die eine aktive Akzeptanz zeigen, ermutigen und unterstützen permanent den Change Agent während des Veränderungsprozesses.

Die leitende Pflegekraft als Change Agent muß den auftretenden Widerstand sorgfältig einschätzen. Manchmal ist nicht einmal die Veränderung selbst Anlaß zum Widerstand, sondern die Art, wie sie präsentiert wurde. Unklarheit hinsichtlich der vorgeschlagenen Veränderung kann die betroffene Gruppe beunruhigen. Deshalb sollte der Change Agent deutlich machen, was mit der Veränderung bewirkt wird. Außerdem sollte der Gruppe gezeigt werden, warum die Veränderung notwendig ist und welcher Nutzen daraus gezogen werden kann.

Der Zeitfaktor kann ebenfalls den Grad des Widerstandes beeinflussen. Wird der Wechsel lange genug vor der Durchführung angekündigt, hat die Gruppe genug Zeit, sich an den Gedanken der Veränderung zu gewöhnen, und der Widerstand wird minimal sein. Jedoch muß der Zeitraum zwischen der Initiierung und der Realisierung oder Vollendung der Veränderung so kurz wie möglich gehalten werden, denn je länger dieser Zeitraum, desto stärker der Widerstand (Asprec, 1975).

Der Umfang des Widerstandes kann auch von der Art der Veränderung abhängen. Technologische Veränderungen rufen oft weniger Widerstand hervor als Veränderungen der Sozialstruktur, von Sitten oder Werten (Ward & Moran, 1984). So kann z. B. der Wechsel zu einer neuen Art der patientengesteuerten Analgesie von chirurgischen Patienten in einer bestimmten Pflegeeinheit weniger Widerstand erzeugen als die Veränderung der Art der Patienten auf der gleichen Station. Bei ersterer geht man von einer positiven technologischen Veränderung aus, während die zweite eine Änderung der Empfindungen des Personals, der Arbeit und der Beziehung untereinander und zu den Patienten mit sich zieht.

Frühere Erlebnisse mit Veränderung, der persönliche Hintergrund, Kultur und Erfahrungen beeinflussen ebenfalls die negative Haltung gegenüber Veränderungen. Hat eine Einzelperson oder Gruppe eine positive Veränderung erfahren, dann steht sie auch einer weiteren offen gegenüber. Dies kann jedoch fehlschlagen, wenn Gruppenmitglieder der Meinung sind, daß man von ihnen einen Wechsel nach dem anderen verlangt. Selbst wenn die Veränderung gut sein sollte, könnte die Gruppe sich dieser erneuten Veränderung widersetzen. Eine Periode der Stabilität ist erforderlich, damit sich die Menschen wohl fühlen und wieder bereit sind, einen erneuten Veränderungsprozeß zuzulassen.

Widerstand gegen die vorgeschlagene Veränderung kann die Destabilisierung fördern, da Fragen zum intendierten Wechsel gestellt werden. Eine Verdeutlichung des Ist- und des Sollzustandes resultiert normalerweise aus einem gut organisierten Widerstand.

Die leitende Pflegekraft als Change Agent, die versucht mit Widerständen fertig zu werden, muß zwei Punkte beachten: 1) sie muß zulassen, daß die Gruppe einen Veränderungsbedarf spürt, bevor sie Vorschläge unterbreitet und 2) sie muß der Gruppe dabei helfen, die Optionen langsam zu untersuchen (Lippitt et al., 1958). Wenn eine Lösung zu schnell erreicht werden soll, kann die Motivation für Veränderung verlorengehen und ein Vorschlag, der zu schnell gewählt wird, erfüllt vielleicht nicht alle Bedürfnisse. In einer Phase der Unsicherheit muß die Gruppe unterstützt werden, und alle Möglichkeiten müssen genau durchdacht werden. Eine Beteiligung der Gruppe an der Analyse von Alternativen erhöht das Engagement der Gruppe für Veränderungen und senkt den Widerstand.

Ein positiver Ansatz der Pflegekraft als Change Agent für den Umgang mit Widerstand ist die Förderung der Akzeptanz der Veränderung (Beyers, 1984). Dann agiert sie anstatt zu reagieren. Die leitende Pflegekraft könnte die Personen, die von der Veränderung betroffen sind, ermutigen, sich aktiv an der Planung der Veränderung zu beteiligen, sie während der Veränderungsphase unterstützen und vielleicht Anreize bieten, um das Engagement für Veränderung zu verstärken.

Bewegung

Diese Phase wird auch Veränderungsphase genannt, denn nun wird die Veränderung durchgeführt. Sie hängt vom Ergebnis des Destabilisierungs-Prozesses ab. Wurde das Gleichgewicht positiv verändert (d. h. die treibende Kräfte übertreffen die hemmenden), dann kann Veränderung stattfinden.

Veränderungsstrategien

Ziel der Phase der Bewegung ist die Ausführung der gewünschten Veränderung. Zu diesem Zweck muß die leitende Pflegekraft bedenken, mit welcher Strategie die Gruppe am besten die Veränderung vollzieht. Strategien sind Ansätze zur Beeinflussung einer Gruppe, eine vorgeschlagene Veränderung anzunehmen.

Eine Vielzahl von Strategien kann während des Veränderungsprozesses eingesetzt werden. Drei bekannte Strategien sind die empirisch-rationale, die normative-reeducative-umerziehende und die power-coer-cive – stark erzwingende. Diese Strategien können einzeln oder kombiniert angewendet werden.

Die *empirisch-rationale Strategie* basiert auf zwei Annahmen: 1) Menschen sind vernünftig und 2) Menschen verfolgen eigene Interessen. Daraus folgt, daß Menschen sich verändern, wenn ihnen gezeigt wird, daß die vorgeschlagene Veränderung rational begründet werden kann und sie davon profitieren (Chin & Benne, 1985).

Diese Strategie ist die älteste und wird am häufigsten verwendet. Ihre Basis sind Vernunft und Intelligenz. Häufig wird diese Strategie genutzt, um die Finanzierung von Forschungs- und Ausbildungsprogrammen zu sichern, die Versprechen, den Zustand der Menschheit zu verbessern. Alle Menschen z. B. wünschen sich Gesundheit und eine schmerzfreie Existenz. Da sie nach Gesundheit streben, kann man sie leicht überzeugen, Forschungsprojekte finanziell zu unterstützen, die sich mit der Linderung von Krankheiten befassen. Außerdem möchten sie über die Ursachen der Krankheit und über Präventionsmaßnahmen aufgeklärt werden. Wenn man den Menschen zeigt, daß ein Programm der Immunisierung das Risiko der Erkrankung verringert, dann unterstützen sie dieses, weil sie es für vernünftig halten.

Die *normativ-umerziehende Strategie* hängt auch mit dem Lernen zusammen, ist aber aktiver. Handlungen der Menschen sind bestimmt von den Normen, an die sie glauben, und von ihrem Engagement für diese Normen. Normen resultieren aus der Gesellschaft, Kultur, Religion, Familie oder aus anderen Quellen. Veränderung entsteht dann, wenn das Engagement für vorhandene Normen nachläßt, so daß neue Normen akzeptiert werden können. Aus diesem Grunde ist die Veränderung, die sich aus der normativ- Strategie ergibt, mehr als nur erweitertes Wissen, denn sie ist eine Modifizierung der Werte und Einstellungen sowie des Verhaltens (Chin & Benne, 1985).

Die normativ-umerziehende Strategie erfordert die direkte Intervention des Change Agent. Der Mensch, der sich ändern soll, muß sich aktiv an diesem Prozeß beteiligen.

Zu Beginn des Prozesses muß das Individuum dabei unterstützt werden, die Art der erforderlichen Veränderung ebenso zu sehen wie der Change Agent. Die geforderte Veränderung ist jedoch nicht nur eine Verhaltensänderung, sondern auch eine Änderung der Einstellung der Werte und/oder Normen.

Die Einzelperson und der Change Agent arbeiten aktiv zusammen, um die Veränderung herbeizuführen. Techniken aus den Verhaltenswissenschaften werden häufig verwendet, damit die Klienten sich ihrer unbewußten Werte und Normen bewußt werden, so daß sie einen vollständigen Wechsel zum Neuen vollziehen können (Chin & Benne, 1985). Für den Prozeß ist es nützlich, wenn der Change Agent die Gruppe oder Einzelperson von dem Ort entfernt, wo die mit der Veränderung verbundenen Aktivitäten üblicherweise stattfinden.

Wenn z. B. eine Krankenschwestern-Organisation entscheidet, das System des Charting by exception (CBE) anzuwenden, muß ein Change Agent ernannt werden, der die Pflegekräfte dabei unterstützt, ihre Wertvorstellungen und Normen über das benutzte Dokumentationssystem zu ändern, damit sie das neue System akzeptieren können. Die leitende Pflegekraft als Change Agent kann einige Unterrichtsstunden über das CBE-System einführen, damit die Pflegekräfte umlernen und Neues lernen können. Für den Unterricht wird ein neutraler Ort gewählt, bzw. er findet nicht an dem Ort statt, wo die Dokumentation üblicherweise durchgeführt wird.

Am Anfang bezieht sich der Unterricht hauptsächlich auf die gegenwärtigen Wertvorstellungen und Normen der Pflegekräfte in bezug auf die Art der Dokumentation. Die leitende Pflegekraft als Change Agent kann eine Klärung der Wertvorstellungen vornehmen oder Techniken aus der Gruppentherapie anwenden, damit die Pflegekräfte ihre unbewußte Einstellung zur Dokumentation im Allgemeinen und über die Dokumentations-Methode kennenlernen, die sie gegenwärtig verwenden.

Nach der Analyse der vorhandenen Einstellung gegenüber der Dokumentation können sich die Pflegekräfte gemeinsam mit der leitenden Pflegekraft über das CBE informieren und es in ihre Normen und in ihr Verhalten integrieren. Die kooperative Beziehung zwischen der leitenden Pflegekraft und dem Pflegepersonal bietet Unterstützung während des unangenehmen Prozesses des Umlernens und gewährt positive Verstärkung für den Lernprozeß.

Die *stark erzwingende* Strategie verwendet Formen der legitimen Machtausübung, um die Zustimmung zu Veränderungen zu forcieren. Einfach ausgedrückt bedeutet dies, daß diejenigen mit mehr Macht die mit weniger Macht beeinflussen und kontrollieren (Chin & Benne, 1985).

Diese Strategie kann von einer Person in einer hohen Position der Hierarchie innerhalb einer Organisation verwendet werden, um eine Veränderung herbeizuführen, die sie persönlich für wünschenswert oder notwendig hält. Die von der Veränderung betroffene Gruppe wird gezwungen zuzustimmen, ohne daß sie einen Input geben kann. Die Gruppe kann die Veränderung akzeptieren, weil sie glaubt, daß dies der Lauf der Dinge sei (Chin/Benne, 1985) oder sie entwickelt starken Widerstand.

Wenn ein Krankenhaus nur schwach belegt ist, könnte die Verwaltung beschließen, eine bestimmte Station zu schließen. Wird dem Personal dieser Station mitgeteilt, daß ihre Station geschlossen wird und die Pflegekräfte auf die übrigen Stationen verteilt werden, akzeptieren einige diese Entscheidung ohne zu fragen, während andere sehr erregt und verärgert sein werden.

Ein Change Agent, der die stark erzwingende Strategie benutzt, teilt der Gruppe nur mit, daß sie die getroffene Entscheidung akzeptieren muß. Die Gruppe kann keinen Input geben. Man könnte der Gruppe z. B. folgendes mitteilen: „Von heute an werden alle Diabetiker im Umgang mit dem Akku-Check-Glucometer unterwiesen. Im Krankenhaus wird keine andere Methode zur Glukoseüberwachung zugelassen.“

Offensichtlich birgt diese Strategie viele Nachteile, sie kann jedoch mit einer anderen Strategie kombiniert werden, um die Akzeptanz durch die Gruppe zu fördern. Bei dem o. g. Beispiel könnte die leitende Pflegekraft, die zum Change Agent ernannt wurde, die Veränderungen für die Gruppe angenehmer gestalten, wenn sie eine Kombination von Strategien einsetzt. Zuerst sollte sie bei der Gruppe das eingeschliffene Verhalten hinsichtlich der Verwendung von Glucometern in Frage stellen. Danach muß sie der Gruppe mitteilen, daß die Entscheidung für den Akku-Check getroffen wurde, eine zwingende Strategie, die unumgänglich ist. Anschließend kann sie die empirisch-rationale Strategie verwenden, um der Gruppe zu zeigen, warum die Veränderung von Nutzen ist oder die normativ-reeducative-umerziehende Strategie, damit Einstellung und Verhalten geändert werden können. Diese Kombination mehrerer Strategien kann den Wechsel erleichtern.

Eine weitere, stark erzwingende Strategie wird von der Gesetzgebung benutzt. Wenn ein Gesetz über das Gesundheitswesen von einer Stadt, einem Bundesstaat oder der Bundesregierung verabschiedet wird, betrifft dies auch die leitende Pflegekraft, denn die Bürger müssen dem Gesetz gehorchen.

Wenn z. B. in einem Krankenhaus ein generelles Rauchverbot ausgesprochen wird, dann könnte eine leitende Pflegekraft zum Change Agent ernannt werden, um die Veränderung durchzusetzen. Da die davon betroffene Gruppe sehr groß ist (alle Mitarbeiter, Patienten und Besucher des Krankenhauses), kann unmöglich die gesamte Gruppe bei der Durchführung der Veränderung beteiligt werdeb. Der Agent wird jedoch mehr Erfolg haben, wenn er mit Vertretern der Gruppen die Veränderung bespricht und dabei die empirisch-rationale oder die normativ-umerziehende Strategie verwendet, anstelle der zwingenden.

Wahl einer Strategie

Im Verlaufe des Veränderungsprozesses entsteht zwischen dem Change Agent und der Gruppe eine Beziehung, wodurch die angemessenste Strategie festgelegt werden könnte. Die Beziehung des Change Agent zur Gruppe beeinflußt auch die gewählte Strategie.

Wenn die Gruppe den Change Agent als einen Experten betrachtet, der alle ihre Probleme lösen kann, so sucht sie anfangs wahrscheinlich viele Anregungen vom Agenten. Ist die Gruppe jedoch mehr im Veränderungsprozeß involviert, gibt der Change Agent nicht mehr so viele Anweisungen, sondern ermutigt die Gruppe, eine aktivere und kooperativere Rolle zu übernehmen. Der Change Agent koordiniert dann die Aktivitäten der Gruppe, um die Veränderung herbeizuführen.

Anfangs verwendet der Change Agent die stark erzwingende Strategie, was für die Gruppe zu diesem Zeitpunkt auch akzeptabel ist. Ist die Gruppe kooperationsbereit, benutzt der Agent die normativ-umerziehende Strategie um der Gruppe Verantwortung für die Veränderung zu übertragen und fortlaufend zu unterstützen.

Hat der Change Agent eine höhere Position innerhalb der Institution als die betroffene Person inne, dann hat er die Macht die erzwingende Strategie zu verwenden, denn er kann die der Gruppe zugesprochene Belohnung kontrollieren (z. B. Arbeitsplatzsicherheit, Gehalt und Status).

Befinden sich Change Agent und die Gruppe auf einer Hierarchieebene, verfügt der Change Agent nur über Macht, wenn diese ihm von der Gruppe übertragen wurde. Die Gruppe kann zulassen, daß der Change Agent Zwang einsetzt, aber es bleibt ihr überlassen, ob sie seine/ihre Anweisungen befolgt oder ob sie die Kompetenz wieder zurücknimmt. In dieser Situation hat der Change Agent wahrscheinlich mehr Erfolg, wenn er die empirisch-rationale oder die normativ-umerziehende Strategie wählt.

Jeder Change Agent der eine produktive Arbeitsbeziehung zu einer Gruppe aufrechterhalten will, muß mehr als die erzwingende Strategie einsetzen, denn eine Gruppe, der man sagt, was sie zu tun hat, zeigt üblicherweise mehr Widerstand als eine, die am Veränderungsprozeß beteiligt ist. Einige Gruppenmitglieder sind vielleicht verärgert, wenn der Change Agent ihnen Vorschriften macht und die Beziehung zum Change Agent verschlechtert sich. Dadurch wird die für das Verändern benötigte Zeit verlängert. Andererseits sind Gruppenmitglieder zufriedener mit der Veränderung und gewöhnen sich schneller daran, wenn sie vom Change Agent unter Verwendung der empirisch-rationalen oder der normativ-umerziehenden Strategie in den Prozeß miteinbezogen werden.

Auch das Ziel der Veränderung beeinflußt die Wahl der Strategie. Heißt das Ziel Wissen, dann kann die empirisch-rationale Strategie verwendet werden. Diejenigen, die eine Erweiterung oder eine Veränderung des Wissensstandes für vernünftig halten, nehmen an dem vom Change Agent vorgeschlagenen Projekt teil. Die Anwendung der empirisch-rationalen Strategie allein erzeugt jedoch keine dauerhafte Veränderung (Haffer, 1986). Der Change Agent muß auch die normativ-reeducative Strategie benutzen, damit die Gruppe das neue Wissen schätzt. Diese Strategie auch dazu verwendet werden Lernbereitschaft zu erzeugen.

Ist das Ziel die Veränderung der Einstellung, dann sollte die normativ-umerziehende Strategie benutzt werden, da sie speziell für Veränderungen der Einstellung entworfen wurde. Die empirisch-rationale und die Strategie der Erzwingung fördern nicht die Entwicklung der Einsicht, welche wesentlich für eine veränderte Einstellung ist.

Soll das Verhalten geändert werden, können alle drei Strategien verwendet werden, weil das Verhalten durch viele Faktoren motiviert wird, einschließlich Wissen, Einstellung und Anpassung an Autorität. Manche Verhaltensänderungen entstehen durch eine Vermehrung des Wissens, welches sich aus der empirisch-rationalen Strategie ergibt. Veränderungen des Verhaltens sind auch auf die Übernahme neuer Normen zurückzuführen, die durch die normativ-umerziehende Strategie entstehen. Schließlich führt auch die stark erzwingende Strategie der Gewaltanwendung zu Verhaltensänderungen, wenn Widerstand für die von der Veränderung betroffene Gruppe zu großen Verlusten führen würde.

Bei der Auswahl einer Strategie muß die leitende Pflegekraft als Change Agent ihre Beziehung zur Gruppe und das Ziel der Veränderung berücksichtigen. Am effektivsten ist sie, wenn ihre Strategie mit den Gesamtzielen der geplanten Veränderung übereinstimmt und ihre Beziehung zur Gruppe nicht gefährdet.

Bei jeder Strategie benötigt die Gruppe genügend Zeit, sich an die geänderten Verfahrensweisen zu gewöhnen. In dieser Zeit der Versuchsperiode kann die Gruppe sich an die Veränderung gewöhnen und die Vorteile der neuen Situation feststellen. Danach kann die Gruppe ihr neues Wissen, ihre Einstellung oder ihr Verhalten bewerten. Wenn sie feststellt, daß infolge ihres neuen Verhaltens, der Einstellungen oder des Wissens das angestrebte Ziel erreicht wird, dann wird sie nicht mehr zum alten Denken und Handeln zurückkehren wollen.

Diese Bewegungsphase endet, wenn die Veränderung vollständig durchgeführt wurde, d. h. wenn die gewünschte Veränderung des Wissens, der Einstellung oder des Verhaltens eingetreten ist. Wurde das Ziel verändert, kann die Phase der Stabilisierung beginnen.

Stabilisierung

Ziel dieser Phase ist die Stabilisierung der Veränderung. Das neue Wissen, die Einstellung oder das Verhalten, welches während der Phase der Veränderung erlernt wurde, muß weiterhin praktiziert werden, bis es so vertraut wird wie das Frühere. Durch Handlungen zur Legitimierung der Veränderung kann der Change Agent der Gruppe bei der Stabilisierung behilflich sein. Er könnte der Gruppe Artikel zur Verfügung stellen, in denen von Situationen berichtet wird, in denen die gleichen oder ähnliche Veränderungen durchgeführt wurden; die Gruppenleitung (z. B. Stationsschwester) könnte dazu bewogen werden, positives Feedback für die erfolgreiche Durchführung der Veränderung zu geben und der Gruppe die Verarbeitung des Wechsels zu ermöglichen, indem Unterstützung gewährt wird und die Klagen über Schwierigkeiten mit der Veränderung angehört werden.

Die leitende Pflegekraft wird wissen, daß wieder Stabilität eingetreten ist, wenn die Gruppenmitglieder die neue Einstellung oder das geänderte Verhalten deutlich zeigen und sich positiv darüber äußern und wenn ihre Handlungen mit ihren Äußerungen kongruent sind. Steht fest, daß Stabilität eingetreten ist, muß die Leistung der Gruppe periodisch bewertet werden, um zu bestätigen, daß die geplante Veränderung tatsächlich internalisiert ist. Diese Stabilisierungsphase zeigt das Ende des Prozesses, d. h. die Veränderung wurde voll akzeptiert und verinnerlicht.

9.2 Geplante Veränderung: Ein Beispiel

Eine Gruppe von Pflegekräften auf der onkologischen Station eines großen Krankenhauses hat vor sechs Monaten die Veränderung von der Funktionspflege zur Bereichspflege vollzogen. Die Veränderung war erfolgreich, die Situation hat sich stabilisiert, und die Pflegekräfte fühlen sich in der neuen Rolle wohl. Sie sind jedoch unzufrieden mit der Übergabe. Sie beschweren sich über die Zeit, die die Übergabe in Anspruch nimmt, und über die Art der erhaltenen Information.

Aufgrund ihrer Unzufriedenheit mit der Übergabe sind einige Pflegekräfte früher zur Arbeit gekommen, um die Patientenstammblätter vorher zu lesen. Das hat jedoch nicht funktioniert, da sie, wenn sie früher erschienen, der vorausgegangenen Schicht bei der Arbeit helfen mußten.

9.2.1 Bewertung der aktuellen Situation

Alle Pflegekräfte aus beiden Schichten treffen sich für die Übergabe im Stationszimmer, während die Pflegehelfer bei den Patienten sind. Während der Übergabe versorgen die Pflegehelfer die Patienten.

Die Übergabe dauert 30 bis 45 Minuten, und es wird über alles mögliche geschwätzt. Nicht einmal zwei Pflegekräfte informieren die Gruppe auf die gleiche Weise, und die Information wird nicht geordnet präsentiert. Der Kardex wird verwendet, aber nicht die Patientenstammblätter oder Anordnung der Ärzte. Die gesamte Gruppe wird über jeden Patienten unterrichtet.

9.2.2 Destabilisierung

Aus der Situation ergibt sich, daß die Destabilisierung eingesetzt hat. Fast alle Pflegekräfte fühlen und äußern den Bedarf nach einer Veränderung der Übergabe. Ziel der Veränderung ist das Verhalten, und die Station erfordert einen Change Agent. Mehrere Personen könnten Change Agent werden: eine der Krankenschwestern, die Stationsschwester, jemand aus der Personalentwicklungsabteilung, ein Berater von einer anderen Institution.

In diesem Falle wird Cindy, eine examinierte Krankenschwester der Station, interner Change Agent. Sie will sich über verschiedene Arten der Übergabe informieren, und die übrigen Pflegekräfte wollen mit ihr zusammenarbeiten. Die Gruppe hat demnach Cindy die Vollmacht für ihre Arbeit als Change Agent erteilt.

Treibende und hemmende Kräfte

Zuerst analysiert Cindy die treibenden und die hemmenden Kräfte. Sie stellt fest, daß die Pflegekräfte wirklich eine Änderung der Übergabe wünschen und hält dies für eine starke Antriebskraft. Außerdem ist die Tatsache, daß man ihr die Führungsrolle beim Veränderungsprozeß zugesprochen hat und daß alle sie mögen, ein weiterer positiver Faktor.

Zwei Kräfte treten jedoch gemischt auf, d. h. sie findet treibende und hemmende Anteile: 1) einige Pflegekräfte möchten sich am Anfang und Ende der Übergabe gern privat unterhalten; andere möchten vor, während und nach der Übergabe miteinander reden; und wieder andere glauben, daß erst nach der Arbeit über Privates gesprochen werden sollte; sowie 2) bestimmte Pflegekräfte möchten gern über alle Patienten informiert werden, nicht nur über die, die sie pflegen, aber die meisten halten es für ausreichend, wenn sie nur über ihre eigenen Patienten unterrichtet werden.

Die stärkste hemmende Kraft liegt darin, daß nicht jeder in den beiden Schichten die gleichen Patienten hat. Eine Krankenschwester aus dem Spätdienst wird vielleicht mit der Pflege einer Gruppe von Patienten betraut, die im Frühdienst von verschiedenen Pflegekräften versorgt werden (siehe Abbildung 9.5). Aus diesem Grund kann die Übergabe verwirren, und es wäre möglich, daß ein Bericht über einen bestimmten Patienten unbemerkt bleibt, wenn nicht alle Pflegekräfte aufmerksam zuhören. Cindy kommt zu dem Ergebnis, daß die treibenden Kräfte insgesamt stärker als die hemmenden sind und daß ein Wechsel stattfinden kann (siehe Abbildung 9.6).

Frühdienst

	Sara	Jean	Cindy
Patienten	A	F	K
	B	G	L
	C	H	M
	D	I	N
	E	J	O

Spätdienst

	Tom	Laura	Carol
Patienten	A	B	E
	F	C	J
	G	D	M
	K	H	N
	L	I	O

Abb. 9.5: **Patientenzuteilung**

Kraft	**treibend/hemmend**
1 Pflegekräfte wollen eine Veränderung	————————→
2 Pflegekräfte übertragen Cindy Vollmacht und Führungsrolle	————————→
3 Pflegekräfte möchten sich während der Übergabe auch privat unterhalten	—→ ←———————
4 Pflegekräfte möchten Übergabebericht hören	———————→ ←—
5 Pflegekräfte aus unterschiedlichen Diensten haben verschiedene Patienten	←————————

Abb. 9.6: **Analyse von Kräften bei der gewünschten Veränderung der Übergabe**

Cindy versorgt ihre Station mit Artikeln aus Fachzeitschriften und sonstigen Informationen zum Thema Übergabe und ermutigt die Gruppe, über eine andere Art der Übergabe nachzudenken. Während der Destabilisierung diskutieren Cindy und die Gruppe viele Formen der Übergabe, und gemeinsam entscheiden sie sich für die Änderung: Übergabe von der bisher zuständigen Pflegekraft an die danach zuständige Pflegekraft.

Die vorgeschlagene Veränderung

Alle Pflegekräfte des Spätdienstes treffen sich zur Übergabe im Stationszimmer. Die Pflegekräfte aus dem Frühdienst kommen einzeln in den Raum, um direkt der Pflegekraft, die die Patienten während des Spätdienstes versorgen wird, zu reden. Der Bericht ist organisiert und hält sich an die Ordnung der Informationen auf dem Kardex. Die Pflegekräfte aus dem Spätdienst können sich sämtliche Berichte anhören oder nur die über ihre eigenen Patienten.

Hat eine Krankenschwester aus dem Spätdienst sämtliche Informationen über ihre Patienten erhalten, kann sie das Zimmer verlassen. Mindestens zwei Pflegekräfte ebenso wie die Pflegehelfer befinden sich auf der Station, um die Patienten zu versorgen.

Widerstand

Cindy stieß auf einigen Widerstand seitens der Pflegekräfte, die vor, während und nach der Übergabe Privatgespräche führen wollten, weil sich deren soziales Muster veränderte. Cindy ließ sie ihren Unmut äußern und ermutigte sie, sich an der Veränderung zur neuen Übergabemethode aktiv zu beteiligen. Sie ließ ihnen genug Zeit, um mit der Veränderung vertraut zu werden.

Ein Alternativvorschlag besagte, daß sich die Pflegekräfte im Flur gegenseitig informieren könnten, aber einige hielten dies für verwirrend und kompliziert. Schließlich einigten sich Cindy und die Gruppe darauf, daß diese Methode tatsächlich zu Verunsicherung führe. In diesem Falle führte Widerstand zu der Klarstellung einer Option und endete positiv.

9.2.3 Bewegung

Zur Durchführung der Veränderung benutzte Cindy die empirisch-rationale Strategie. Sie traf sich mit allen Pflegekräften aus jedem Dienst, um die neue Übergabemethode zu erläutern, d. h. sie teilte ihnen mit, was berichtet werden sollten und wie das Material zu organisieren sei. Außerdem erklärte sie daß zwei Pflegekräfte auf der Station sein sollten, während vier an der Übergabe teilnehmen.

Cindy zeigte der Gruppe, daß die Veränderung für sie und ihre Patienten aus folgenden Gründen von Nutzen sei: die Übergabe von Pflegekraft zu Pflegekraft ist viel persönlicher, die Krankenschwester des Frühdienstes weiß, wer ihre Patienten während des Spätdienstes versorgt, und die aus dem Spätdienst kann Fragen stellen. Der Bericht nimmt weniger Zeit in Anspruch, da er festen Regeln folgt und Privatgespräche nicht zugelassen werden.

Die Gruppe hielt die Veränderung für vernünftig und gemeinsam mit Cindy einigte sie sich auf eine dreimonatige Probezeit für die neue Übergabemethode. Dadurch hätte man die Möglichkeit, die neue Methode zu testen und festzustellen, ob man wirklich damit zufrieden sei.

9.2.4 Stabilisierung

Während der Probezeit beobachtete Cindy die neue Übergabemethode genau und nahm an jeder der drei täglichen Übergaben mehrmals teil. Sie beantwortete Fragen, ermutigte die Pflegekräfte und unterstützte sie bei der Arbeit.

Am Ende der drei Monate bewertete Cindy mit der Gruppe anläßlich einer Teambesprechung die Ergebnisse. Es zeigte sich, daß alle von der neuen Methode begeistert waren. Die Berichte waren vollständiger und präziser, es gab weniger Privatgespräche, und die Pflegekräfte wollten mit der neuen Methode fortfahren.

Daraus schloß Cindy, daß die Veränderung erfolgreich und tatsächlich stabil war. Darüber hinaus war sie mit ihrer Führungsrolle in dem Prozeß zufrieden – sie hatte eine Herausforderung gemeistert und ihre Persönlichkeit hatte sich durch diese Erfahrung weiterentwickelt. Sie war bereit und willig, nochmals als Change Agent aktiv zu werden.

9.3 Ungeplante Veränderungen

Leider sind nicht alle Veränderungen, mit denen die leitende Pflegekraft in der Praxis konfrontiert wird, geplant; z. B. stürzt der Computer ab und Laborergebnisse müssen telefonisch erfragt werden oder ein Teammitglied hat einen Autounfall und wird lange krank sein. Wie kann die leitende Pflegekraft diese ungeplante Veränderung bewältigen?

Wenn eine leitende Pflegekraft von einer ungeplanten Veränderung erfährt, muß sie zuerst ihre eigenen Gefühle und Einstellung gegenüber der Veränderung erkennen und sie sich bewußt machen, damit sie realistisch damit umgehen kann. Bei einer Konfrontation mit ungeplanter Veränderung sollte die Pflegekraft versuchen, konstruktiv statt defensiv zu reagieren.

Für alle Betroffenen ist es hilfreich, wenn die leitende Pflegekraft herausfindet, warum die ungeplante Veränderung eingetreten ist. Wenn es einen guten Grund für die Veränderung gibt, wird sie leichter akzeptiert. Die Gründe für die Veränderung sowie alle ihre positiven und negativen Aspekte sollten analysiert werden. Dieses Vorgehen führt zu einer realistischeren Einschätzung der potentiellen Auswirkungen der ungeplanten Veränderung. Scheint die ungeplante Veränderung mehr Vor- als Nachteile zu haben, dann sollte die führende Pflegekraft eine Probezeit festlegen und eine systematische Methode für die Bewertung des Veränderungsergebnisses auswählen.

Die leitende Pflegekraft muß die von der Veränderung betroffenen Personen unterstützen. Jegliche Veränderung verursacht ein Durcheinanderbringen der üblichen Routine, aber im Falle der ungeplanten Veränderung zeigt die Gruppe wahrscheinlich mehr Widerstand und hat mehr Schwierigkeiten bei der Anpassung. Deshalb muß die führende Pflegekraft alles unternehmen, um das effektive Funktionieren des Teams zu ermöglichen und mit der Veränderung fertig zu werden.

9.4 Zusammenfassung

Leitende Pflegekräfte werden häufig mit geplanten und ungeplanten Veränderungen konfrontiert. Strategien für Veränderungen und ihre Anwendung im Krankenhaus wurden in diesem Kapitel vorgestellt. Widerstand wurde angesprochen, wobei die positiven Interventionen betont wurden, die die leitende Pflegekraft als Change Agent durchführen kann.

Aufgaben

1. Analysieren Sie eine eingetretene Veränderung. War sie geplant oder ungeplant? Wer war der Change Agent? Welche Strategien wurden vom Change Agent verwendet?
2. Befragen Sie eine leitende Pflegekraft zu Veränderungen, die im letzten Monat eingetreten sind. Wie war sie und ihre Gruppe am Veränderungsprozeß beteiligt?
3. Schlagen Sie einen Plan für eine Veränderung vor. Beschreiben Sie den wahrscheinlich auftretenden Widerstand und Methoden zur Bewältigung des Widerstands.
4. Identifizieren Sie einen Veränderungsbedarf in Ihrer Gesundheitseinrichtung. Welches sind die treibenden und hemmenden Kräfte, die die Veränderung ermöglichen oder verhindern?

Literatur

Asprec, E. S. (1975). The process of change. *Supervisor Nurse,* 6(10), 15–24.

Bennis, W. G., Benne, K. D. & Chin, R. (Eds.). (1985). *The planning of change* (4th ed.). New York: Holt, Rinehart & Winston.

Beyers, M. (1984). Getting on top of organizational change: 1. Process and development. *Journal of Nursing Administration, 14*(10), 32–39.

Chin, R. & Benne, K. D. (1985). General strategies for effecting changes in human systems. In W. G. Bennis, K. D. Benne & R. Chin (Eds.). *The planning of change* (4th ed.) (S. 22–45). New York: Holt, Rinehart & Winston.

Haffer, A. (1986). Facilitating change: Choosing the most appropriate strategy. *Journal of Nursing Administration, 16*(4), 18–22.

Hersey, P. & Blanchard, K. H. (1988). *Management of organizational behavior: Utilizing human resources* (5th ed.). Englewood Cliffs, NJ: Prentice-Hall.

Kaluzny, A. D., Warner, D. M., Warren, D. G. & Zelman, W. N. (1982). *Management of health services.* Englewood Cliffs, NJ: Prentice-Hall.

Kemp, V. H. (1984). An overview of change and leadership. *Topics in Clinical Nursing,* 6(1) 1–9.

Lewin, K. (1951). *Field theory in social science.* New York: Harper.

Lippitt, R., Watson, J. & Westley, B. (1958). *The dynamics of planned change.* Chicago: Harcourt.
New, J. R. & Couillard, N. A. (1981), Guidelines for introducing change. *Journal of Nursing Administration, 11*(3), 17 – 21.
Ward, M. J. & Moran, S. G. (1984). Resistance to change: Recognize, respond, overcome. *Nursing Management, 15*(1), 30 – 33.

Weiterführende Literatur

Brooten, D. A., Hayman, L. L. & Naylor, M. D. (1988). *Leadership for change: An action guide for nurses* (2nd ed.). Philadelphia: Lippincott.
Deal, J. (1977). The timing of change. *Supervisor Nurse, 8*(9), 73 – 79.
Grossman, L. (1974). *The change agent.* New York: AMACOM
Lancaster, J. & Lancaster, W. (Eds.) (1982). *The nurse as a change agent.* St Louis: Mosby.
Mann, J. (1965). *Changing human behavior.* New York: Scribner.
Marriner, A. (1979). Planned change as a leadership strategy. *Nursing Leadership,* 2(2), 9 – 14.
McGovern, W. N. & Rodgers, J. A. (1986). Change theory. *American Journal of Nursing,* 86, 566 – 567.
McLemore, M. M. & Bevis, E. O. (1979). Planned change. In A. Marriner (Ed.), *Current perspectives in nursing management* (S. 93 – 108). St. Louis: Mosby.
Moreau, D., Poster, E. C. & Niemela, K. (1993). Implementing and evaluating an attending nurse model. *Nursing Management, 24*(6), 56 – 64.
Natapoff, J. N. & Loetterle, B. C. (1985). Making a difference: The courage to change. In D. J. Masin & S. W. Talbott (Eds.), *Political action handbook for nurses* (S. 101 – 114). Menlo Park, CA: Addison-Wesley.
Olson, E. M. (1979). Strategies and techniques for the nurse change agent. *Nursing Clinics of North America, 14,* 323 – 336.
Perlman, D. & Takacs, G. J. (1990). The 10 stages of change. *Nursing Management, 21*(4), 33 – 38.
Ritchie, J. & Hagel, C. (1993). Managing change: Introducing ancillary caregivers to the ICU. *Nursing Management, 24*(10), 64A – 64H.
Rodgers, J. A. (1973). Theoretical considerations involved in the process of change. *Nursing Forum, 12,* 160 – 174.
Schwitzgebel, R. K. & Kolb, D. A. (1974). *Changing human behavior: Principles of planned intervention.* New York: McGraw-Hill.
Silver, C. (1973). The clinical specialist as a change agent. *Supervisor Nurse, 4*(9), 19 – 27.
Stevens, B. J. (1977). Management of continuity and change in nursing. *Journal of Nursing Administration, 7*(4), 26 – 31.
Watzlawick, P., Weakland, J. H. & Fisch, R. (1974). *Change: Principles of problem formation and problem resolution.* New York: W. W. Norton.
Welch, L. B. (1979). Planned change in nursing: The theory. *Nursing Clinics of North America, 14,* 307 – 321.
Zimmerman, B. M. (1979). Changes of the second order. Nursing Outlook, 27, 199 – 201.

10 Die leitende Pflegekraft und das Konfliktmanagement

Lernziele

Nach Lektüre dieses Kapitels sollten die Leser folgende Lernziele erreicht haben:

- Erklärung der verschiedenen Konfliktarten.
- Diskussion von Arten der Konfliktbetrachtung.
- Beschreibung von Strategien für das effektive Konfliktmanagement.

Konflikte sind ein Teil des täglichen Lebens. Ein Konflikt besteht, wenn zwei oder mehr Parteien (Einzelpersonen, Gruppen oder Organisationen) bezüglich Fakten, Meinungen, Überzeugungen, Gefühlen, Trieben, Bedürfnissen, Zielen, Methoden, Werten, usw. unterschiedliche Vorstellungen haben. Quellen für einen Konflikt sind vielfältig. Konflikt erzeugt ein Gefühl der Spannung, und die Menschen möchten etwas unternehmen, um das sich aus der Spannung ergebende Unbehagen zu beseitigen.

Bei einer Konfliktsituation können fünf Merkmale identifiziert werden: 1) mindestens zwei Parteien befinden sich in einer Form der Interaktion, 2) tatsächliche oder von den Parteien empfundene Differenz von Zielen und/oder Werten, 3) zur Interaktion gehört ein Verhalten, wodurch der Gegner geschlagen, geschwächt oder unterdrückt wird, bzw. ein Sieg erlangt wird, 4) die Parteien begegnen sich mit entgegengesetzten Aktionen und Konteraktionen, und 5) jede Partei versucht ein Ungleichgewicht oder eine günstige Machtposition zu schaffen (Filley, 1975).

Aufgrund des Unbehagens, das durch Konflikte erzeugt wird, betrachtet man einen Konflikt im allgemeinen als etwas Negatives, den die meisten Menschen gern vermeiden. Es stimmt, daß einige Konflikte zu einer Verschlechterung der Beziehungen, zu geschmälertem Selbstbewußtsein und zu einer verringerten Produktion führen können. Jedoch ist der Konflikt auch ein unvermeidlicher Bestandteil menschlicher Beziehungen, der einen wachstumsfördernden Prozeß hervorrufen kann, wenn man ihn effektiv bewältigt. Konflikte können z. B. Veränderung und Innovation durch die Infragestellung existierender Normen und Praktiken hervorrufen. Sie können Menschen dazu motivieren sich selbst, ihre Ziele und die Art der Zielerreichung zu überprüfen; und sie können Beziehungen stärken. Ohne Konflikte wäre das Leben uninteressant und langweilig.

10.1 Konflikte in der Pflege

Bei der Pflege gibt es viele Quellen für mögliche Konflikte, und die leitenden Pflegekräfte müssen täglich Konflikte bewältigen. Sie können entstehen zwischen dem Pflegepersonal, den Pflegekräften und anderen im Krankenhaus beschäftigten Personen sowie zwischen dem Pflegepersonal und den Klienten. Die Ursachen resultieren aus der Krankenpflege selbst, aus Problemen der Gesundheitsfürsorge und aus Pflegeplänen. Die leitende Pflegekraft kann den Konflikt unmittelbar als Person erfahren oder als Mitglied ihrer Gruppe. Ebenso kann sie indirekt Konflikte zwischen den Mitgliedern ihrer Gruppe als Beobachter erleben.

Wann immer die leitende Pflegekraft einen Konflikt vorfindet, muß sie ihn ernst nehmen und sich damit beschäftigen. Sie muß in der Lage sein, den Konflikt konstruktiv und kreativ zu bewältigen, damit sie für ihre Gruppe und für andere ein gutes Beispiel darstellt. Außerdem muß sie andere unterstützen, die Hilfe beim Konfliktmanagement benötigen.

Besonders beachten muß die leitende Pflegekraft Konflikte innerhalb ihres eigenen Teams. Manchmal läßt sie die Gruppe die Konflikte allein bewältigen, aber es gibt drei Fälle, bei denen sie einschreiten muß. Wenn Menschen, die vorher nichts mit dem Konflikt zu tun hatten, plötzlich darin verwickelt werden, muß die leitende Pflegekraft ihnen helfen, neutral zu bleiben. Spaltet ein Konflikt die Gruppe, muß die leitende Pflegekraft der Gruppe beim Konfliktmanagement beistehen, damit diese nicht zerstört wird. Falls für die Bewältigung des Konfliktes mehr Zeit verwendet wird als für die eigentliche Arbeit, dann muß die Pflegekraft beim Konfliktmanagement behilflich sein, damit die Qualität der Pflege nicht beeinträchtigt wird (De Lodzia & Greenhalgh, 1973).

10.2 Konfliktlösung versus Konfliktmanagement

In der Literatur über Konflikte tauchen die beiden unterschiedlichen Begriffe Konfliktlösung und Konfliktmanagement auf. *Konfliktlösung* ist eine Lösung, die alle am Konflikt beteiligten Parteien vollständig zufriedenstellt. Es ist jedoch selten möglich, die Bedürfnisse aller Parteien zu befriedigen, denn häufig sind Kompromisse nötig, wenn eine Einigung erzielt werden soll. Deshalb ist es angemessener von *Konfliktmanagement* zu sprechen, das das bewußte Bemühen der Bewältigung des Konfliktes und der Kontrolle des Problems beinhaltet. Man kann nicht garantieren, alle Beteiligten zufriedenzustellen, aber man versucht so viele Bedürfnisse wie möglich zu erfüllen.

10.3 Konfliktarten

10.3.1 Interpersonelle Konflikte

Es gibt viele Arten von Konflikten. Interpersonelle Konflikte sind die zwischen zwei Personen. Sie treten am häufigsten auf, denn Menschen interagieren ständig und sind deshalb unterschiedlicher Meinung. Zwei Krankenschwestern, die über die Behandlung eines depressiven Patienten uneinig sind, haben ebenso einen Konflikt wie zwei Kinder, die mit dem selben Spielzeug spielen wollen.

10.3.2 Intergruppenkonflikte

Gruppenkonflikte können zwischen zwei kleinen Gruppen, zwei großen Gruppen oder zwischen einer großen und einer kleinen Gruppe entstehen. Eine kleine Gruppe kann eine Familie oder eine Gruppe mit zehn oder weniger Personen sein. Die Gruppe kann auch nur in Relation zu einer anderen klein sein. Das Personal einer Station in einem Krankenhaus könnte zwanzig oder mehr Personen umfassen, aber im Vergleich zu allen anderen Abteilungen würde es sich um eine kleine Gruppe handeln. Eine Organisation oder eine organisierte Gruppe von Menschen mit vielen Mitgliedern wird üblicherweise als große Gruppe angesehen.

Unabhängig von der Größe der betroffenen Gruppe haben Intergruppenkonflikte bestimmte vorhersehbare Konsequenzen. Innerhalb jeder Gruppe nimmt die Kohäsion zu, aber die Mitglieder werden aufgabenorientierter und weniger interessiert an den Bedürfnissen der einzelnen Mitglieder. Die Gruppenführung wird autokratischer, aber die Mitglieder akzeptieren das. Die Gruppen werden stark strukturiert, so daß dem Gegner eine einheitliche Front präsentiert wird (Schein, 1980).

Darüber hinaus betrachtet jede Gruppe die andere als Gegner oder Feind und nicht als neutrale Kraft. Jede Gruppe sieht bei sich nur positive Eigenschaften und ausschließlich negative Aspekte bei der anderen Gruppe. Es bilden sich negative Stereotypen, und bei steigender Feindseligkeit und abnehmender Kommunikation zwischen den Gruppen können sich die Stereotypen leicht verfestigen. Treffen sich die Gruppen, dann hören und sehen sie nur die Aspekte der anderen Gruppe, die ihre Meinungen bestätigen (Schein, 1980).

Diese Konsequenzen des Konfliktes sind sowohl positiv als auch negativ. Die zunehmende Kohäsion und Struktur erhöht wahrscheinlich die Produktion, aber das stereotype und feindliche Verhalten gegenüber der anderen Gruppe ist für die beteiligten Personen destruktiv. Strategien zum Konfliktmanagement sollten verwendet werden, damit der Konflikt in einer positiven Weise gelöst wird.

10.3.3 Konflikte zwischen Personen und Gruppen

Konflikte zwischen einer Person und einer kleinen Gruppe oder zwischen einer Person und einer großen Gruppe werden Personen-Gruppen-Konflikte genannt. Hierbei ist die

Einzelperson mit der Gruppe zerstritten. Die Krankenschwester, die ihre Patienten nicht gewaschen hat, bevor sie zum Mittagessen geht, steht im Konflikt zum übrigen Personal, welches der Meinung ist, daß die Patienten mittags gewaschen sein sollten. Diese Konfliktart ist für den Einzelnen sehr schwierig, denn er oder sie fühlt sich von der Situation überwältigt und machtlos. Alles spricht gegen dieses Individuum.

10.3.4 Intrapersonelle Konflikte

Konflikte können auch intrapersonell (d. h. innerhalb der Person) sein. Die Person empfindet Spannung aufgrund eines inneren Widerstreits. Intrapersonelle Konflikte können entstehen, wenn eine Wahl zwischen zwei gleichwertigen Dingen (positiv oder negativ) getroffen werden muß, durch Ambivalenz, etwas zu tun oder zu unterlassen, oder aufgrund von notwendigen Entscheidungen, zwischen zwei oder mehreren Rollen wählen zu müssen. Eine leitende Pflegekraft, der eine Stelle in der Abteilung für Schmerzbehandlung angeboten wird, verspürt einen intrapersonellen Konflikt, wenn sie die neue Stelle antreten möchte aber gleichzeitig mit ihrer Position in der Psychiatrie zufrieden ist. Eine leitende Pflegekraft, die gleichzeitig Mutter ist, empfindet einen Rollenkonflikt, wenn sie entscheiden muß, ob sie an einem Elternsprechtag oder an einer Personalversammlung teilnehmen soll.

Intrapersonelle Konflikte entstehen auch, wenn eine Person etwas entbehren muß, was sie gern hätte und nicht aufhört, sich darum zu bemühen. Ein Krankenpfleger, der sich schon zweimal für ein Amt in seinem regionalen Berufsverband beworben hat und nicht gewählt wurde kann einen Konflikt empfinden, wenn er überlegt, ob er nochmals kandidieren soll.

Das Management des intrapersonellen Konfliktes muß von der betroffenen Person selbst durchgeführt werden. Mehrere Möglichkeiten stehen zur Verfügung, jedoch muß die Person zuerst entscheiden, was am wichtigsten ist und danach daran arbeiten, die Umgebung oder ihre Einstellung zu ändern oder einen systematischen Entscheidungsprozeß anwenden, um eine Lösung des Problems zu finden. Während dieses Prozesses kann die Person auch Hilfe von anderen suchen, um den Kern des Problems zu finden.

10.4 Konfliktmanagement

Deutsch (1971) hat einige Variablen vorgeschlagen, mit denen der Verlauf eines Konfliktes beschrieben werden kann. Die *persönlichen Merkmale* der Beteiligten – ihre Wertvorstellungen, Ziele, Ressourcen, Überzeugungen, usw. – beeinflussen ihre Art der Konfliktbewältigung. Auch die *frühere Beziehung* zwischen den Parteien beeinflußt das Konfliktmanagement. Faktoren wie Vertrauen, Respekt und Sympathie sind verantwortlich für das Maß ihres Engagements im Konfliktmanagement.

Die *Art des Problems*, welches zum Konflikt geführt hat – seine Größe, Komplexität und Bedeutung – muß ebenfalls berücksichtigt werden. Darüber hinaus kann die *Umgebung*, in der der Konflikt stattfindet, die Art der Interaktion und des Konfliktmanagements bestimmen. Interessant ist die Berücksichtigung des *Publikums*; diejenigen, die den Konflikt beobachten, können seine Lösung fördern oder behindern.

Strategien und *Taktiken* der Beteiligten haben starken Einfluß auf das Ergebnis des Konfliktmanagements. Zum Schluß müssen auch die *Konsequenzen* des Konfliktes für beide Parteien und das Publikum bestimmt werden. Manchmal sind Gewinne und Verluste wichtiger als die Verfahrensweise (Deutsch, 1971).

Die genannten Variablen sind besonders nützlich für eine dritte Person, die einen Konflikt bewertet oder andere Parteien dabei unterstützt. Eine Einschätzung dieser Variablen kann der dritten Partei einen Einblick in die Situation verschaffen. Durch die Präsentation dieser Daten können die sich im Konflikt befindlichen Parteien eine Einsicht gewinnen und das Konfliktmanagement leichter erreichen.

10.4.1 Umgang mit Konflikten

Es gibt viele Möglichkeiten Konflikten zu begegnen. Die erste ist die *Verneinung* des Konfliktes, die bewußt, aber häufig eher unbewußt erfolgt. Zum Beispiel beklagen sich alle Pflegekräfte einer Abteilung über eine bestimmte Krankenschwester. Als die Stationsschwester diese Krankenschwester fragt, was nicht stimme und warum sie keinen Kontakt zu den anderen habe, sagt sie, daß alles in Ordnung sei oder, daß sie kein Problem sieht.

Der Konflikt kann auch *ignoriert* oder *verdrängt* werden. Die betroffene Person versucht, den Konflikt bewußt zu verdrängen, indem sie sagt: „Wenn ich ihn nicht wahrnehme, wird er schon verschwinden." Durch dieses Verhalten kann die Spannung für kurze Zeit reduziert werden, aber da der Konflikt immer noch besteht, ist die Erleichterung nur von kurzer Dauer. Die Beziehungen verschlechtern sich, und die Parteien fühlen sich weiterhin unwohl. Diese Konfliktverdrängung und die sich daraus ergebenden Probleme führen dazu, daß Menschen Konflikte als negativ und destruktiv ansehen.

Für einen dritten Ansatz beim Konfliktmanagement steht das Motto: *Gewinnen oder Verlieren!* Indem sie sagt: „Ich werde gewinnen! Den kriege ich schon!" versucht eine Person, einem Konflikt zu begegnen. Dabei will sie nicht nur gewinnen, sondern die andere Person soll verlieren. Dem Konflikt aus dieser Perspektive zu begegnen ist riskant, denn man kann ebenso gut verlieren. Es gibt kein Mittelding, und der Gegner könnte stärker und aggressiver sein. Ein interpersoneller Konflikt bei einer Gruppe, der zu einer Abstimmung führt, ist ein weiteres Beispiel einer Gewinn-Verlust-Situation.

Der Gewinn-Verlust-Ansatz führt häufig zu einer dauerhaften Fehde oder im Falle von Nationen zu Krieg. Der Verlierer gibt nicht einfach auf und kann erneut angreifen. Außerdem wird er nachtragend und erzürnt sein. Vielleicht fühlt der Sieger sich in seiner Rolle schuldig, kann die Siegerposition aber nicht aufgeben, weil sie so schwer zu erreichen war.

Das Gegenteil der Gewinn-Verlust-Perspektive ist der *Verlust-Gewinn-Ansatz*. Menschen die Konflikte so betrachten glauben, daß sie immer verlieren und ihre Gegner immer siegreich sind. Entweder verneinen sie, daß sie selbst Macht haben oder sie geben die Macht auf. Diese Personen verzichten entweder ganz darauf ihre Position darzustellen, oder sie machen dies so ineffektiv, daß niemand zuhört. Jedoch hören sie immer zu, wenn der Gegner etwas sagt.

Solche Verlust-Gewinn-Personen wollen vielleicht nur immer gefallen, oder sie glauben, daß die andere Partei automatisch alles besser weiß. Normalerweise ist die Selbstachtung dieser Menschen sehr gering. Unabhängig vom Grund des Verhaltens fühlt sich der typische Verlierer immer verletzt und mißbraucht. Er ist nachtragend und nicht in der Lage, den Konflikt zu bewältigen.

Verhandlung oder einen *Kompromiß anstreben* ist eine andere Art des Konfliktmanagements.

Die Parteien einigen sich auf eine Lösung, die irgendwo zwischen ihren Standpunkten liegt. Die Verhandlung ähnelt dem Gewinn-Verlust-Ansatz, denn jede Partei möchte sowenig wie möglich verlieren oder aufgeben. Jedoch wissen beide, daß sie nicht alles aufgeben werden, wie dies bei einem strengen Gewinn-Verlust-Ansatz der Fall ist.

Wenn eine Partei etwas hat was die andere möchte, wird verhandelt. Bei den meisten Verhandlungen geht es um Geld wie beim Angestellten, der seinen Arbeitgeber um eine Gehaltserhöhung bittet. Es kann auch über andere Dinge verhandelt werden. So kann z. B. eine Stationsschwester die von einer Pflegekraft um einen freien Tag gebeten wird dieser mitteilen, daß sie den Tag nur frei bekommt, wenn sie am Wochenende arbeitet. Die Person die das hat was die andere möchte, befindet sich offensichtlich im Vorteil.

Bei einer Verhandlungssituation muß man die Grenzen kennen. Eine Krankenschwester, die ein bestimmtes Gehalt fordert muß wissen, wie weit sie mit ihren Forderungen gehen kann bevor sie riskiert, daß der potentielle Arbeitgeber sie nicht einstellt. Andererseits muß der Arbeitgeber wissen wie niedrig sein Angebot liegen darf, damit die potentielle Arbeitskraft nicht auf die Stelle verzichtet.

Vermittlung oder *Schlichtung* bedarf einer dritten, neutralen Partei. Ein Vermittler wird bestellt, wenn andere Methoden des Konfliktmanagements nicht zu einer akzeptablen Lösung geführt haben. Nach der Wahl des Vermittlers, legt ihm jede Partei ihren Standpunkt über den Konflikt dar. Danach fällt der Vermittler eine Entscheidung oder umreißt eine Lösung, die für beide Parteien fair ist.

Für ein Funktionieren der Vermittlung müssen drei Bedingungen erfüllt werden: 1) beide Parteien müssen sich einig sein, daß eine Lösung besser ist als den Konflikt fortzuführen, 2) beide Parteien müssen sich auf einen Vermittler einigen und 3) beide Parteien müssen die Entscheidung des Vermittlers akzeptieren (Hasling, 1975) Einigen sich die Parteien nicht auf diese Bedingungen, wäre es unvernünftig und teuer, einen Vermittler einzuberufen.

Die Rolle des Vermittlers ist häufig unangenehm, denn zum Schluß wird er oft von beiden Parteien angefeindet. Dennoch war die Vermittlung erfolgreich, wenn der Konflikt beigelegt wird.

Eine leitende Pflegekraft könnte zum Vermittler bestimmt werden, wenn sich Mitglieder ihrer Gruppe im Konflikt befinden. Dabei muß sie versuchen, neutral und objektiv zu bleiben und nicht als Ergebnis der Vermittlung selbst zur Konfliktpartei zu werden.

Problemlösung oder Kooperation ist eine Methode zur Konfliktbewältigung, bei der sich beide Parteien um eine Lösung bemühen. Hierbei handelt es sich um einen kreativen, konstruktiven Ansatz zum Konfliktmanagement, der jedoch gleichzeitig sehr riskant ist. Beide Parteien müssen eine offene und ehrliche Kommunikation betreiben und einander vertrauen. Die ganze Energie muß sich auf die Lösung des Konflikts oder des Problems richten und nicht auf die Bekämpfung der anderen Partei. Aufgrund der Zusammenarbeit der Parteien erzeugt diese Problemlösung häufig das beste Ergebnis; Forschungsergebnisse zeigen, daß dieser Ansatz am häufigsten bei der erfolgreichen Konfliktbewältigung verwendet wurde (Marriner, 1982).

Ein letzter Ansatz zum Konfliktmanagement muß noch berücksichtigt werden: der Rückzug. Dies ist kein allgemein anerkannter Ansatz, aber manchmal ist er der beste.

Rückzug ist eine kostspielige Entscheidung für die Einzelperson und die Gruppe, und aus diesem Grund sollte diese Möglichkeit erst zuletzt in Betracht gezogen werden (Kielinen, 1978). Nur wenn Differenzen auf keine andere Art und Weise beigelegt werden können, sollte eine Person sich zurückziehen. Trifft sie die Entscheidung, daß Rückzug die beste Lösung ist, kann sie beruhigt ihren Weg weitergehen.

Verhandlung und Problemlösung erzeugen am ehesten ein positives Ergebnis. Deshalb wird die leitende Pflegekraft diese Methoden häufig verwenden wollen.

10.4.2 Konfrontation

Ist eine leitende Pflegekraft oder eine am Konflikt beteiligte Partei bereit sich mit dem Konflikt zu beschäftigen, muß sie die andere Partei informieren. Dieser Prozeß heißt in der Fachsprache Konfrontation.

Bei der Konfrontation handelt es sich um eine direkte Begegnung von Angesicht zu Angesicht mit einer anderen Person. Sie wurde definiert als ein Versuch, die andere Person von außen zu betrachten, damit sie zu einem akzeptableren Verhalten finden kann (Johnson, 1972). Bei interpersonellen Beziehungen sollte eine Konfrontation vor dem Konflikt stattfinden, damit dieser erst gar nicht entsteht. Existiert der Konflikt bereits, sollte der Konfrontierende ebenfalls bereit sein, sein eigenes Verhalten zu überprüfen, damit der Konflikt bewältigt werden kann. Der Konfrontierende sollte die andere Person nicht in die Defensive bringen und muß ihr deshalb mitteilen, daß er ebenfalls Verantwortung für den Konflikt übernimmt.

Wenn eine an einem Konflikt beteiligte Person die andere Partei konfrontiert, geht sie das Risiko ein zuzugeben, daß ein Konflikt besteht und sie handeln möchte. Sie teilt ihre Sicht des Problems mit und ihre Gefühle, die aus dem Konflikt resultieren (Keenan/ Hurst, 1985). Sie glaubt, daß ein erfolgreiches Konfliktmanagement und eine gestärkte Beziehung dieses Risiko wert sind.

Die konfrontierte Partei kann auf verschiedene Weise reagieren. Sie könnte leugnen, daß es einen Konflikt gibt, oder sie könnte der Problemlösung zustimmen.

Konfrontation ist ein wichtiger Bestandteil des Konfliktmanagements und muß deshalb überlegt durchgeführt werden. Zweck der Konfrontation für beide Parteien ist die Anerkennung eines Konfliktes und das Bemühen, gemeinsam an seiner Lösung zu arbeiten. Aus diesem Grund muß die konfrontierende Partei den richtigen Zeitpunkt und Ort für die Konfrontation suchen.

Im Idealfall findet die Konfrontation nur zwischen den betroffenen Parteien an einem Ort statt, an dem sie entspannt und frei von anderen Problemen verhandeln können. Leider ist dies in der Krankenpflege selten möglich; deshalb muß die leitende Pflegekraft eine Zeit und einen Ort wählen, die dem Idealfall am nächsten kommen. Die Konfrontation sollte nicht auf dem Flur der Station stattfinden, wo Patienten, Besucher und andere Teammitglieder anwesend sind. Auch während der Dokumentation sollte keine Konfrontation erfolgen. Statt dessen könnte sie am Ende eines Dienstes, wenn sie mit der anderen Person allein im Besprechungszimmer oder im Umkleideraum ist, stattfinden. Manchmal muß auch ein Termin vereinbart werden. Zum Beispiel könnte sie sagen: „Könnte ich Sie heute nachmittag kurz unter vier Augen sprechen, wenn wir beide frei haben?“

Reagiert die konfrontierte Partei mit einer Leugnung des Konflikts, dann muß der Konfrontierende warten, bis die Person bereit ist, sich mit dem Konflikt auseinanderzusetzen. Reagiert die konfrontierte Partei mit dem Gewinn-Verlust-Ansatz, sollte die konfrontierende Partei nicht defensiv reagieren, sondern darauf hinweisen, daß sie gern zu einem anderen Zeitpunkt nochmals über das Thema reden möchte.

Ist die andere Partei der Meinung, daß ein Konflikt besteht, und ist sie bereit zu verhandeln oder das Problem zu lösen, dann können sich beide Parteien auf einen Ort und eine Zeit für ein Treffen einigen. Die Zeit sollte für beide angenehm sein, und die Dauer des Gespräches vorher festgelegt werden. Wissen beide Parteien, wie lange das Gespräch dauern wird, können sie ihre Strategie für diesen Zeitraum planen oder beschließen, daß weitere Treffen erforderlich sind.

Sehr wichtig ist der Ort des Gespräches. Es sollte an neutraler Stelle (nicht im Arbeitsbereich der Parteien) sein. Das Büro der Stationsschwester ist kein geeigneter Ort für ein Gespräch mit einer Pflegekraft, mit der sie eine Auseinandersetzung hat. Ein Besprechungszimmer oder Konferenzraum wäre dafür besser geeignet.

Und schließlich sollten sich während der Konfrontation die Parteien über die zugelassenen Ressourcen einigen. Dazu gehören Personen, Unterlagen oder Daten. Besteht Uneinigkeit über Daten oder über die Interpretation von Daten, dann sollten diese beim Treffen verfügbar sein. Wenn die Parteien einen Anwalt oder einen Zeugen dabei haben wollen, sollte deren Rolle klar umschrieben sein.

10.4.3 Strategien zum Konfliktmanagement

Gleichgewicht der Macht

Die erste Strategie beim Konfliktmanagement ist das Erreichen und/oder Aufrechterhalten eines Gleichgewichts der Macht zwischen den Konfliktparteien. Sinn der Macht ist die Förderung der Kooperation und der Zusammenarbeit bei der Erfüllung einer spezifischen Aufgabe (Claus & Bailey, 1977), und wenn beide Parteien nicht die gleiche Macht haben, kann die Situation leicht dazu führen, daß es nur um Gewinn oder Verlust geht.

Die Wahl eines neutralen Ortes ist der erste Schritt zur Herstellung eines Machtgleichgewichtes. Da man auf eigenem Territorium stärker ist, wird ein Gleichgewicht besser erreicht, wenn beide Parteien sich an einem neutralen Ort treffen.

Eine leitende Pflegekraft, die sich mit einem Arzt im Konflikt befindet, muß ihre persönliche Macht und Ressourcen einsetzen, um die traditionelle Dominanz der Ärzte in der Beziehung zum Pflegepersonal zu überwinden (Kalisch & Kalisch, 1977). Eventuell muß sie über den Rollenkonflikt Arzt-Pfleger hinausgehen, um den spezifischen Konflikt zu bewältigen. Ein Treffen außerhalb der Institution, in der sie beide arbeiten, würde ein Gleichgewicht der Macht herzustellen erleichtern.

Auch in einem Person/Gruppe oder Intergruppenkonflikt sollte ein Gleichgewicht der Macht herrschen. So könnte z. B. beim Treffen nur eine Person jede Partei vertreten, damit der Konflikt bewältigt wird. Auch könnte eine neutrale dritte Person als Beobachter an dem Gespräch teilnehmen. Umfaßt der Gruppenkonflikt zwei große Gruppen, könnte ein kleines Komitee jede Partei repräsentieren. Die Gruppe wird dafür natürlich die selbstsichersten und redegewandtesten Mitglieder auswählen.

Kommunikationsfähigkeiten

Menschen, die am Konfliktmanagement beteiligt sind, benötigen gute Kommunikationsfähigkeiten. Zur Kommunikation gehören Senden und Empfangen von Nachrichten. Beide Parteien müssen ihre Nachricht so klar wie möglich gestalten, damit sie so empfangen wird wie beabsichtigt. Durch aktives Zuhören kann die Nachricht korrekt empfangen werden.

Die Kommunikation sollte in Form eines aktiven, dynamischen Dialogs erfolgen. Beide Parteien sollten klare Aussagen über ihre Position machen und den Standpunkt der anderen Partei konkret beantworten. Durch Fragen sollten alle Mißverständnisse geklärt werden. Bemühen sich beide Parteien um eine deutliche und effektive Kommunikation, können sie eventuell feststellen, daß der Konflikt auf einer unklaren Kommunikation in der Vergangenheit beruhte. Beide Parteien müssen ihre Wünsche, Bedürfnisse und Gefühle klar zum Ausdruck bringen, während sie die der anderen respektieren.

In der Sprache der Transaktionsanalyse (Harris, 1969) sollten beide Parteien Aussagen auf Erwachsenen-Ebene formulieren und sich wie reife Personen verhalten, die den anderen zuhören und sie respektieren. Sie sind im Konflikt gleichrangig – sie tragen gleiche Verantwortung für sein Entstehen und sollten deshalb auch die Verantwortung für dessen Management teilen.

Definition des Konfliktes

Eine weitere wichtige Strategie ist die Definition des Problems oder des Konfliktes, so wie jede Partei dieses sieht. Danach müssen sich die beiden Parteien auf eine gemeinsame Definition des tatsächlichen Problems einigen. Solange sich die Parteien nicht über die Art des Konfliktes einig sind, bleibt das Thema kontrovers und nichts wird unternommen, um den Konflikt zu bewältigen. Wenn z. B. eine leitende Pflegekraft das Problem als „die Pflegekräfte in dieser Abteilung sind faul" definiert und eine andere als „die Pflegekräfte glauben, daß sie nicht mit Ihnen arbeiten können", dann wird wahrscheinlich viel Zeit benötigt, um sich darauf zu verständigen, was das Problem wirklich ist.

Ist das Problem identifiziert, muß es ausdrücklich benannt werden, damit es zu bewältigen ist. „Die Pflegekräfte hier sind faul" ist keine Aussage, mit der man gut umgehen kann. Das Problem ließe sich lösen, wenn es „in unserer Abteilung fehlt der Teamgeist" benannt würde.

Hat man sich über den Konflikt geeinigt und wurde er in handhabbaren Begriffen definiert, muß man sich in der weiteren Diskussion an diese Definition halten. Nebensächlichkeiten und frühere Konflikte sollten nicht einbezogen werden, denn sie halten die Parteien von der Bewältigung des aktuellen Konfliktes ab und führen zu einer Eskalation der Emotionen, wodurch die Kommunikation erschwert wird.*

Manchmal, besonders bei Konflikten über Wertvorstellungen können die Parteien nicht zu einer Einigung kommen. Sie können sich jedoch darauf „einigen, uneinig zu sein", d. h. der Konflikt bleibt zwar bestehen, berührt aber nicht die übrigen Beziehungen. Zwei Krankenschwestern haben z. B. verschiedene Ansichten über Euthanasie, aber

* Nach Bewältigung des gegenwärtigen Konfliktes können sich die Parteien darauf einigen, ein anderes Problem zu behandeln.

sie können dennoch zusammenarbeiten, indem sie den Standpunkt der jeweils anderen verstehen und gleichzeitig klarstellen, daß er nicht ihr eigener ist.

Anerkennung menschlicher Bedürfnisse

Die Anerkennung der eigenen Bedürfnisse und Empathie für die der anderen Menschen ist eine weitere Strategie im Konfliktmanagement. Jeder Mensch weiß, wie er am liebsten behandelt wird, und wenn er andere ebenso behandelt, kann ein produktiveres Konfliktmanagement erfolgen.

Weiterhin müssen die spezifischen Bedürfnisse jeder Konfliktpartei berücksichtigt werden, wenn eine Einigung erzielt oder der Konflikt bewältigt werden soll. Trotzdem sollte jede Partei ihre „Minimalforderung" nennen, d. h. den Punkt, bis zu dem sie bereit ist, nachzugeben (Jandt, 1987). Das Pflegepersonal in einem Pflegeheim hat z. B. mit der Verwaltung einen Konflikt hinsichtlich der Personalausstattung. Die Pflegekräfte sind der Meinung, daß zu wenig Personal vorhanden ist, während der Verwaltungsleiter die Zahl der Kräfte für ausreichend hält. Zu den spezifischen Bedürfnissen des Pflegepersonals gehören ausreichend Zeit zur Erledigung der Arbeit und Hilfe beim Heben, damit sie nicht dauernd an physischer Erschöpfung und Rückenschmerzen leiden. Ihre Minimalforderung ist der Kauf eines Patientenlifters, falls kein zusätzliches Personal eingestellt wird. Die spezifischen Bedürfnisse der Verwaltung beziehen sich auf die Kosten.

Selten ist eine Erfüllung sämtlicher Bedürfnisse aller Parteien möglich. Ziel des Konfliktmanagements ist es vielmehr, möglichst viele Bedürfnisse zu erfüllen. Wenn jede Partei weiß, daß die andere die Bedürfnisse beider erfüllen will, kann ein kooperativeres, konstruktives Konfliktmanagement stattfinden. Bei o. g. Beispiel könnte eine mögliche Lösung für die Erfüllung der Bedürfnisse beider Parteien in einer neuen Zeitplanung für das vorhandene Personal bestehen.

10.5 Zusammenfassung

Da Konflikte ein unvermeidlicher Bestandteil der menschlichen Existenz sind, müssen die Menschen lernen, sie effektiv zu bewältigen. Verschiedene Ansätze des Konfliktmanagements wurden dargestellt sowie spezifische Strategien für eine kreative Konfliktbewältigung, die für die leitende Pflegekraft nützlich sein können. Wenn mehr leitende Pflegekräfte – und andere Führungspersonen – die Anwendung dieser Strategien erlernen, kann ein Konflikt als weniger negativ empfunden werden. Im folgenden Zitat wird das Problem am besten deutlich:

I was angry with my friend.	(Ich war über einen Freund verärgert.
I told my wrath; my wrath did end.	Ich äußerte meinen Zorn, und der Zorn verschwand.
I was angry with my foe.	Ich war über einen Gegner verärgert.
I told it not, my wrath did grow.	Ich sagte nichts, und der Zorn wuchs.)

Aus „A Poison Tree" (Ein Gift-Baum) von William Blake.

Aufgaben

1. Stellen Sie im Rollenspiel eine Konfliktsituation dar. Bewerten Sie die Machtverteilung zwischen den Parteien und die Kommunikationsfähigkeit der Akteure.
2. Beobachten Sie die Interaktion, in der ein Konflikt entsteht. Bestimmen Sie die Konfliktart und die zur Bewältigung eingesetzten Strategien. Schlagen Sie Alternativen zur Konfliktlösung vor.
3. Befragen Sie eine leitende Pflegekraft über die verschiedenen Konfliktsituationen in einer typischen Arbeitswoche. Wie werden diese Konflikte bewältigt? Was geschieht, wenn sie nicht bewältigt werden?

Literatur

Claus, K. E. & Bailey, J. T. (1977). *Power and influence in health care*. St. Louis: Mosby.

De Lodzia, G. & Greenhalgh, L. (1973). Recognizing change and conflict in a nursing environment. *Supervisor Nurse, 4*(6), 14 – 25.

Deutsch, M. (1971). Conflict and its resolution. In C. G. Smith (Ed.), *Conflict resolution: Contributions of the behavioral sciences* (S. 36 – 57). Notre Dame, IN: University of Notre Dame Press.

Filley, A. C. (1975). *Interpersonal conflict resolution.* Glenview, IL: Scott, Foresman.

Harris, T. A. (1969). *I'm OK – You're OK.* New York: Harper & Row.

Hasling, J. (1975). *Group discussion and decision making*. New York: Crowell.

Jandt, F. E. (1987). Managing conflict in hospitals. *Nursing Management, 18*(11), 115.

Johnson, D. W. (1972). *Reaching out*. Englewood Cliffs, NJ: Prentice-Hall.

Kalisch, B. J. & Kalisch, P. A. (1977). An analysis of the sources of physician-nurse conflict. *Journal of Nursing Administration, 7*(1), 51 – 57.

Keenan, M. & Hurst, J. B. (1985). Conflict management: Problem solving through collaboration. *Nursing Success Today, 2*(12), 10 – 14.

Kielinen, C. E. (1978). Conflict resolution: Communication – good: withdrawal – bad. *Journal of Nursing Education, 17*(5), 12 – 15.

Marriner, A. (1982). Managing conflict. *Nursing Management. 13*(6), 29 – 31.

Schein, E. H. (1980). *Organizational psychology* (3rd ed.). Englewood Cliffs, NJ: Prentice-Hall.

Weiterführende Literatur

Adams, R. H. & Applegeet, C. J. (1987). Managing conflict: Techniques managers can use. *AORN Journal, 46*, 1116 – 1120.

Bacon, C. A. (1993). On the job conflict: How to survive. *AAOHN Journal, 41*(11), 529 – 532.

Booth, R. Z. (1993). Dynamics of conflict and conflict management. In D. J. Mason, S. W. Talbott & J. K. Leavitt (Eds.), *Policy and politics for nurses* (S. 149 – 165). Philadelphia: Saunders.

Burleson, E. J. (1987). Creative tension: Problem solving in conflict. *Nursing Management, 18*(5), 64J – 64N.

Clark, C. C. (1987). *The nurse as group leader* (2nd ed.). New York: Springer.

Cushnie, P. (1988). Conflict: Developing resolution skills. *AORN Journal*, 47, 733 – 742.

Donohue, W. A. & Kolt, R. (1992). *Managing interpersonal conflict*. Newbury Park: Sage.

Gordon, T. (1977) *Leader effectiveness training.* New York: Wyden Books.

Hersey, P. & Blanchard, K. H. (1988). *Management of organizational behavior: Utilizing human resources* (5th ed.). Englewood Cliffs, NJ: Prentice-Hall.

Hughes, E. (1979). Helping staff to manage conflict well. *Hospital Progress, 60*(7) 68 – 71, 83.

Isaac, S. (1986). Five ways to resolve conflict. *Nursing 86, 16*(3), 89 – 91.

Jones, K. (1993). Confrontation: Methods and skills. *Nursing Management, 24*(5), 68 – 70.

Kramer, M. & Schmalenberg, C. E. (1976). Conflict: The cutting edge of growth. *Journal of Nursing Administration, 6*(8), 19 – 25.

Leininger, M. M. (1975). Conflict and conflict resolution. *American Journal of Nursing, 75*, 292 – 296.

Levenstein, A. (1984). Negotiation vs. confrontation. *Nursing Management, 15* (1), 52 – 53.

Lewis, J. H. (1976). Conflict management. *Journal of Nursing Administration, 6*(10), 18 – 22.

Mariano, C. (1978). The dynamics of conflict. *Journal of Nursing Education, 17*(5), 7 – 11.

Marriner, A. (1979). Conflict theory. *Supervisor Nurse, 10*(4), 12 – 16.

Robert, M. (1982). *Managing conflict: From the inside out.* Austin, TX: Learning Concepts.

Sessa, V. I., Bennett, J. & Birdsall, C. (1993). Conflict with less distress: Promoting team effectiveness. Nursing Administration Quarterly, 18(1), 57 – 65.

Silber, M. B. (1984). Managing confrontations. Once more into the breach. *Nursing Management, 15*(4), 54 – 58.

Smoyak, S. (1974). The confrontation process. *American Journal of Nursing, 74*, 1632 – 1635.

Swingle, P. (Ed.). (1970). *The structure of conflict.* New York: Academic Press.

Tappen, R. M. (1978). Strategies for dealing with conflict: Using confrontation. *Journal of Nursing Education, 17*(5), 47 – 52.

Thurkettle, M. A. & Jones, S. L. (1978). Conflict as a systems process: Theory and management. *Journal of Nursing Administration, 8*(1), 39 – 43.

Veninga, R. L. (1982). *The human side of health administration.* Englewood Cliffs, NJ: Prentice-Hall.

Watson, J. (1976). The quasi-rational element in conflict. *Nursing Research, 25*, 19 – 23.

11 Die leitende Pflegekraft und der Prozeß der Evaluation

Lernziele

Nach Lektüre dieses Kapitels sollten die Leser folgende Lernziele erreicht haben:

- Beschreibung des Evaluationsprozesses in der Pflege.
- Vergleich von drei Evaluationskriterien.
- Erklärung des Prozesses der Qualitätsbewertung und -verbesserung in der Pflege.

Evaluation ist ein komplexer Prozeß, um zur Beurteilung eines erzielten Resultats zu gelangen. Der Begriff Evaluation stammt vom Lateinischen „valere", d. h. stark sein, etwas wert sein. Mit Hilfe der Evaluation wird entschieden, ob etwas akzeptabel oder inakzeptabel ist. Das Ergebnis des Prozesses ist ein wertendes Urteil. Täglich evaluieren wir, wenn wir Urteile über unsere Umgebung fällen. Beklagen wir uns über Kälte, fällen wir ein Urteil. Dies kann eine objektive Behauptung sein, z. B., wenn auf dem Thermometer ein numerischer Wert unter dem Gefrierpunkt abgelesen werden kann, aber es kann sich auch um die rein subjektive Aussage einer Person handeln, die Wärme liebt und sie vermißt.

Die Evaluation wird als Endstufe vieler Prozesse angesehen. Zum Pflegeprozeß gehören z. B. Einschätzung, Planung, Durchführung und zuletzt Evaluation. Evaluation geschieht nach abgeschlossenen Handlungen, sie kann aber auch den Verlauf weiterer Handlungen bestimmen (siehe Abbildung 11.1). Ist das Ergebnis einer Evaluation günstig oder zufriedenstellend, wird das Verhalten oder die Handlung, die bewertet wurde, fortgesetzt. Falls das Ergebnis ungünstig oder unbefriedigend ausfällt, wird das Verfahren geändert.

Evaluationen erfolgen in vielen Situationen, jedoch ist der Zweck immer der gleiche: eine Rückmeldung zu erhalten. Das Feedback kann eine positive Verstärkung darstellen, wenn ein System effektiv funktioniert oder wunschgemäß abläuft. Es kann aber auch Probleme oder Schwierigkeiten aufdecken, die Aufmerksamkeit werden müssen.

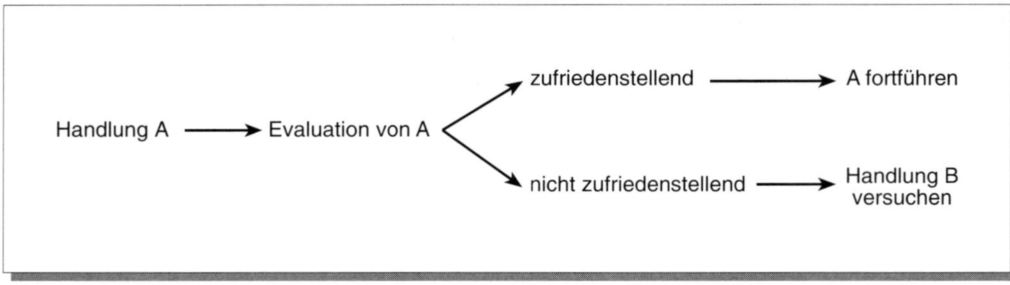

Abb. 11.1: **Evaluation folgt auf Handlungen und geht Handlungen voraus**

11.1 Arten von Evaluierungen

Evaluationen können formativ oder summativ sein. *Formative Evaluationen* sind Prozeßevaluationen, d. h., sie geschehen während eines Prozesses. Zweck der formativen Evaluation ist die Bestimmung der erfüllten Kriterien und das Hervorheben von nicht erreichten Kriterien, so daß Energien in Bereiche gelenkt werden, die noch nicht ausreichend abgedeckt sind (Bloom, Hastings, & Madaus, 1971).

Da formative Evaluationen durchgeführt werden, um zu bestimmen, ob auf dem Weg zum gewünschten Ziel Fortschritte erzielt wurden, sollten sie in regelmäßigen Abständen während des Prozesses Evaluationeneingeplant werden, um von größtmöglichem Nutzen zu erreichen. Leitende Pflegekräfte benutzen die formative Evaluation während der Unterrichtung der Patienten, um festzustellen, wieviel sie gelernt haben, und um ihnen bei der vollständigen Bewältigung des Lernprogramms zu helfen.

Eine *summative Evaluation* wird bei Beendigung des Prozesses vorgenommen und ist eine wertende Beurteilung von Ergebnissen. Hierbei wird bestimmt, welche Kriterien am Ende des Prozesses erfüllt wurden. Die summative Evaluation ist allgemeiner als die formative, denn sie bezieht sich auf das Ergebnis, während die formative Evaluation spezifische Gebiete die der Verbesserung bedürfen ausfindig macht. Entlassungsberichte der leitenden Pflegekräfte nach einem Krankenhausaufenthalt der Patienten sind Beispiele für summative Evaluationen.

Evaluationen können auch als Norm-bezogen oder als Kriterien-bezogen klassifiziert werden. *Norm-bezogene Evaluationen* identifizieren die Leistung einer Einzelperson und vergleichen sie mit einer normativen oder durchschnittlichen Gruppe. Diese Art der Evaluation bestimmt die Fähigkeiten eines speziellen Klienten im Vergleich zu einer Durchschnittsgruppe. Häufig wird ein Standardtest verwendet. Eine leitende Pflegekraft, die mit Kindern arbeitet, könnte den Denver-Developmental-Screening-Test als normatives Evaluationsmittel einsetzen.

Kriterium-bezogene Evaluationen definieren die Leistung eines Individuums um festzustellen, ob eine bestimmte, erwartete Leistung tatsächlich erzielt wurde. Diese Evaluation erfordert meßbare Kriterien, einen Ausführenden und einen Beobachter. Die American Heart Association und das Rote Kreuz verwenden eine auf Kriterien bezogene Evaluation für die Tätigkeit bei einer Herz-Lungen-Wiederbelebung. Um den Kurs erfolgreich abzuschließen, muß man die von der Organisation geforderten spezifischen Verfahrensweisen demonstrieren oder den entsprechenden Kriterien gerecht werden.

Die Kriterium-bezogene Evaluation ist einfacher zu verwenden als die Norm-bezogene Evaluation, da sie allein von der Fähigkeit der Einzelperson abhängt, ein gewünschtes Verhalten zu zeigen. Die Norm-bezogene Evaluation hängt von einer Standardisierung ab, was ein komplexer und kostspieliger Prozeß ist. Ohne Standardisierung ist die auf Normen bezogene Evaluation rein subjektiv und stellt den Bewertenden vor Schwierigkeiten, denn er muß entscheiden, was „durchschnittlich“ bedeutet.

Für jede Art der Evaluation gibt es viele Anwendungsmöglichkeiten. Die leitende Pflegekraft muß sehr sorgfältig diejenige auswählen, die für das System oder den Prozeß den sie bewerten möchte angemessen ist.

11.2 Der Prozeß der Evaluation

Zur Durchführung der Evaluation muß die leitende Pflegekraft einen dreistufigen Prozeß verwenden. Erster Schritt des Prozesses ist die *Festlegung von Kriterien.* Dieser Schritt ist wesentlich, denn die Kriterien sind die Grundlage, auf der das Urteil gefällt werden kann. Die *Datenerfassung* ist der zweite Schritt und liefert das Beweismaterial für die letzte Stufe. Diese besteht in einem *Vergleich der Daten,* die bezüglich der festgelegten Kriterien erfaßt wurden, und das abschließende *Werturteil.* Die Genauigkeit dieses Werturteils hängt von der Angemessenheit der festgelegten Kriterien und der erfaßten Daten sowie von der Objektivität des Bewertenden ab. Zu jeder Stufe des Evaluationsprozesses gehören bestimmte Aktivitäten, die im folgenden weiter erklärt werden.

11.2.1 Festlegung von Kriterien

Kriterien sind Aussagen über erwartete Leistungen und müssen sich deshalb auf die evaluierte Sache oder Person beziehen. In der Pflege werden drei Arten von Kriterien häufig verwendet: Struktur-, Prozeß- und Ergebniskriterien.

Strukturkriterien bezieht sich auf die erwartete Leistung einer Organisation. Sie umfaßt räumliche Gegebenheiten wie Gebäude und Sicherheitsmerkmale, die generelle Zielsetzung der Institution, das Pflegesystem und das Personal, das von der Institution beschäftigt wird. Strukturkriterien wird bei der Evaluation der Pflege häufig verwendet, aber die Beziehung von Struktur und qualitativer Pflege ist noch spekulativ (Brett, 1989).

Prozeßkriterien beziehen sich auf die erwarteten Leistungen der Pflegekräfte und werden in der Terminologie des Pflegeprozesses schriftlich festgehalten. Diese Kriterien geben in meßbarer Form die erwartete Leistung des Pflegepersonals an. Mit Prozeßkriterien kann die pflegerische Leistung des Personals als Gruppe beurteilt werden, aber auch die einer einzelnen Pflegekraft.

Ergebniskriterien, auch als erwartete Ergebnisse bekannt, und Entlassungskriterien beziehen sich auf die erwartete Leistung der Patienten oder Klienten. Für spezifische Klienten werden – bezogen auf seine spezifischen Umstände oder Probleme – Ergebniskriterien festgelegt. Ein Ergebniskriterium hält in meßbarer Form die erwartete Leistung fest, so daß sowohl Patienten als auch die übrigen Mitglieder des Pflegeteams den Fortschritt der Patienten überwachen können.

Ergebnisse sind das entscheidende Kriterium für die Bewertung von Struktur und Prozeß. Ergebnisse sind die Produkte von Tätigkeiten, und ohne die Bewertung von Ergebnissen kann nicht festgelegt werden, ob die patientenbezogenen Ziele erreicht wurden (Brett, 1989). Obwohl Ergebniskriterien die wichtigsten sind, werden alle drei Arten von Kriterien benötigt.

Die American Nurses' Association hat Standards für die Pflege festgelegt und veröffentlicht, die zur Bewertung der Arbeit einer Pflegekraft oder eines Teams herangezogen werden können. Die *Standards of Clinical Nursing Practice* (ANA, 1991) sind allgemeine Standards, die auf sämtliche Gebiete der Pflege angewandt werden können. Die ANA hat auch Standards für die großen Spezialpflegegebiete erstellt, wie die *Standards of Maternal and Child Nursing Practice* (ANA, 1983), und die *Standards of Psychiatric and Mental Health Nursing Practice* (ANA, 1982). Darüber hinaus wurden noch speziellere Standards entworfen, wie die *Standards and Scope of Hospice Nursing Practice* (ANA, 1987). Viele der sehr spezialisierten Standards wie die *Standards of Addictions Nursing Practice with Selected Diagnoses and Criteria* (ANA & NNSA, 1988) und die *Standards of Rehabilitation Nursing Practice* (ANA & ARN, 1986) wurden in Zusammenarbeit zwischen der ANA und den jeweiligenspeziellen Organisationen erarbeitet.

Gute Stellenbeschreibungen sind eine ausgezeichnete Quelle für Kriterien, die zur Bewertung der Leistung des Pflegepersonals herangezogen werden können. In der Stellenbeschreibung sollen die Verhaltensweisen, auf die die Stelleninhaberin verpflichtet ist, aufgeführt werden und dementsprechend sollte sie bewertet werden. „Teilnahme an Planung, Durchführung, Koordination und Evaluation der Pflege“ ist eine Aussage, die in einer Stellenbeschreibung enthalten sein und als Bewertungskriterium für eine examinierte Pflegekraft verwendet werden könnte.

Organisationen wie die National League for Nursing (NLN) und die Joint Commission on Accreditation of Healthcare Organizations (JCAHO), die für die Zulassung von Pflegeschulen, häuslichen Pflegediensten und Hospitälern zuständig sind, haben Kriterien für die Anerkennung verfaßt. Diese Kriterien können von leitenden Pflegekräften in spezifischen Umgebungen modifiziert werden.

Jede dieser Quellen kann von einer leitenden Pflegekraft zur Entwicklung spezifischer Struktur-, Prozeß- und Ergebniskriterien benutzt werden. Durch Spezifizierung der Strukturkriterien ist die leitende Pflegekraft in der Lage anzugeben, was die Organisation unternimmt, um die Pflegekräfte beim Erreichen der Prozeßkriterien zu unterstützen. Die Prozeßkriterien zeigen an, was die Pflegekräfte unternehmen, damit die Patienten die Ergebniskriterien erfüllen. Bei der Verwendung bestehender Kriterien muß die leitende Pflegekraft jedes Kriterium in die tätigkeitsspezifische Terminologie übersetzen und alle drei Arten von Kriterien spezifizieren (siehe Abbildung 11.2).

Gleichgültig, ob die leitende Pflegekraft ihre eigenen Kriterien entwickelt oder vorhandene an ihre Situation anpaßt, sie sollte die Eigenschaften vernünftiger Zielsetzungen im Auge behalten. Gut formulierte Kriterien haben die gleichen Eigenschaften wie gute Ziele: sie sind akzeptabel, erreichbar, einfach, kommunikativ und motivierend (Jucius/ Deitzer & Schlender, 1973).

Ein akzeptables Kriterium ist ein gültiger (valider) Indikator der erwarteten Leistung. Das heißt, daß das Kriterium akkurat ist und mißt, was es messen soll. So ist z. B. der Radialispuls ein valider Indikator des Pulsschlags, während arterieller Blutdruck oder

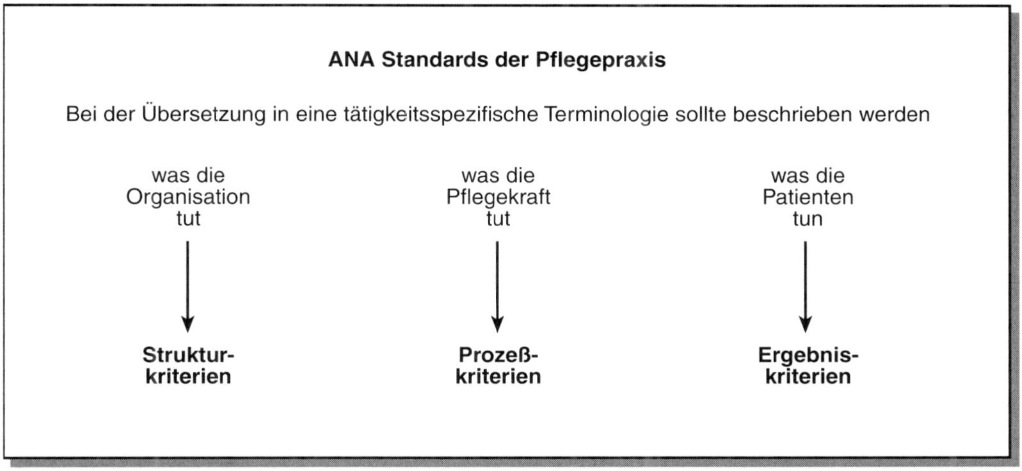

Abb. 11.2: **Allgemeine Standards werden zu spezifischen Kriterien**

respiratorische Exkursion inakzeptable Kriterien sind, da mit ihnen nicht der Pulsschlag gemessen wird.

Erreichbar ist ein Kriterium, wenn es für die Person und die Situation in der die Evaluation stattfindet realistisch ist. Das bedeutet nicht, daß jeder das Kriterium täglich erreicht, aber es ist zumindest theoretisch möglich, daß jeder das Kriterium zu einem bestimmten Zeitpunkt erreichen kann. Ein erreichbares Kriterium für einen Erwachsenen, der sich einer Magenoperation unterzieht, könnte lauten: „selbständig gehen". Nicht alle Patienten werden nach dem Eingriff gehen können, aber vor der Entlassung sollten sie dazu in der Lage sein.

Ein einfaches Kriterium sollte klar und präzise schriftlich fixiert sein; es sollte nicht vage oder zweideutig und muß spezifisch sein. Auf den ersten Blick würde das Kriterium „der Patient ist fieberfrei" spezifisch erscheinen. Aber für einen könnte fieberfrei bedeuten, daß die Körpertemperatur bei 37 °C oder darunter liegt, und für einen anderen bei unter 38 °C. Offensichtlich ist „fieberfrei" kein spezifisches, klar beschriebenes Kriterium und deshalb nicht einfach.

Leistungskriterien müssen unzweideutig und präzise mitgeteilt werden. Vor der Leistungsbewertung müssen der Evaluierer und die Person, die die Leistung erbringen soll, die Kriterien kennen und die gleiche Leistungserwartung haben. Die Kriterien müssen offen und klar mitgeteilt werden. Fassen Evaluierer und Evaluierter die Kriterien gleich auf, dann sind die Ergebnisse der Evaluation für beide leichter zu akzeptieren. Hat jedoch der Evaluierte ein anderes Verständnis der Kriterien oder kennt sie nicht, dann wird er die Ergebnisse der Evaluation wahrscheinlich nicht anerkennen.

Um zu zeigen, was gewünscht wird, sollten Kriterien auch motivierend sein. Sie sollten als positives, beobachtbares Verhalten beschrieben werden und nicht als Fehlen eines unerwünschten Verhaltens oder Maßstabs. Es wäre besser zu sagen „schmutzige Wäsche kommt in den Korb," als „schmutzige Wäsche nicht auf den Boden werfen." Beide Aussagen weisen auf das erwünschte Verhalten hin, aber die erste ist positiver und direktiver. Positive Aussagen motivieren eher zu gewünschtem Verhalten als negative.

11.2.2 Datenerfassung

Nach Festlegung der Kriterien kann die zweite Stufe des Evaluationsprozesses – die Datenerfassung – beginnen. Die Kriterien weisen auf die Art der benötigten Daten hin; in der zweiten Stufe wird deutlich, wie die Daten erfaßt werden sollen.

Vor der Entscheidung über eine Methode zur Datenerfassung muß die leitende Pflegekraft ihre eigenen Gefühle und Einstellungen hinsichtlich der zu evaluierenden Person oder des Systems analysieren. Beim Einsatz jedes Instruments zur Datenerfassung ist Objektivität notwendig. Der Evaluierer könnte entweder das sehen, was er sehen möchte, oder das, was tatsächlich vorhanden ist. Eine Evaluation ist nur so objektiv wie die Person, die sie ausführt.

Methoden der Datenerfassung

Eine *Checkliste* wird häufig für die Erfassung von Daten eingesetzt. Sie ist leicht zu erstellen und einzusetzen. Eine Checkliste enthält normalerweise die gewünschten Kriterien sowie Spalten oder Kästchen, in denen man einträgt, ob ein Kriterium erfüllt wird (siehe Abbildung 11.3).

Ein Nachteil dieser Methode ist die Länge der Liste, wenn jedes einzelne Kriterium eines komplexen Prozesses aufgeführt werden soll. Darüber hinaus stellt eine Checkliste normalerweise nur eine einzelne Leistung dar, die nicht unbedingt typisch für die bewertete Person sein muß.

Eine zweite Methode der Datenerfassung ist die *Bewertungsskala* (Rating-Skala). Sie ist ebenso einfach konstruiert und leicht zu verwenden wie die Checkliste. Auch sie besteht normalerweise aus einer Liste von Kriterien und einer Spalte, in der eingetragen wird, ob die Kriterien erfüllt werden. Bei der Bewertungsskala muß jedoch beurteilt werden, wie gut oder wie oft das Kriterium erfüllt wird (siehe Abbildung 11.3).

Für die Skala kann eine beliebige Anzahl von Worten verwendet werden. Bei einigen werden Zahlen anstelle von Worten benutzt, wieder andere bestehen aus einer Kombination von Worten und Zahlen.

Der Evaluierer muß bei der Bewertungsskala mehr interpretieren und die Leistung wird öfter als nur einmal gemessen. Für Evaluierer und Evaluierte ist es hilfreich, wenn die Worte, die in der Skala verwendet werden, genau definiert sind. „Häufig" könnte als

	Ja	Nein
1 Wäscht Hände vor dem Anziehen	☑	☐
2 Holt sauberes Nachthemd aus dem Schrank	☑	☐
3 Schließt Tür nach Betreten des Raumes	☐	☑

Abb. 11.3: **Beispiel einer Checkliste**

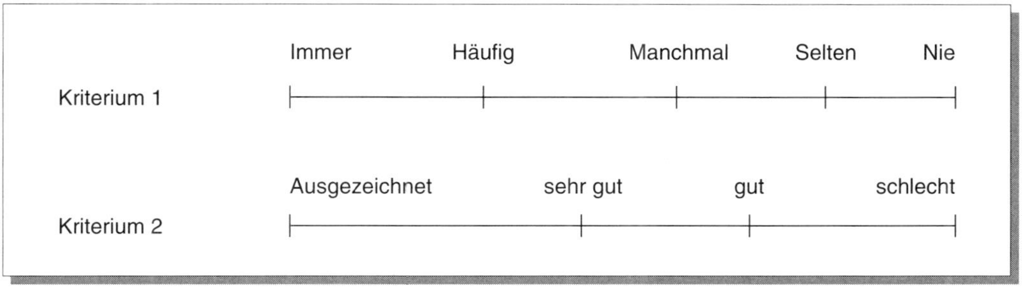

Abb. 11.4: **Beispiele von Bewertungsskalen**

drei von vier Mal definiert werden, „manchmal" als zwei von vier Mal, und „selten" als einmal in vier Fällen.

Zur Maximierung des Nutzens der Bewertungsskala kann sie noch auf andere Weise erstellt werden. Bei dieser Methode werden Kriterien für jede Leistungsstufe aufgeschrieben (siehe Abbildung 11.5). Durch die Spezifizierung jeder Leistungsstufe kann die Skala von jedem Bewerter auf gleiche Weise interpretiert werden. Die auf der Skala dargestellten Stufen dienen auch als Richtlinie für die bewertete Person, denn die Skala weist insbesondere auf das beste Verhalten hin. Zum Beispiel ist es für Pflegekräfte erwünschtes Verhalten, wenn sie die Patienten sowie die Angehörigen an der Pflegeplanung beteiligen. Eine Krankenschwester könnte sich mit ihren Patienten unterhalten und Interesse an ihnen und ihren Familien und Freunden zeigen. Wenn diese Krankenschwester nach dem Kriterium „die Krankenschwester beteiligt den Patienten und Angehörige an der Pflegeplanung" bewertet wird, könnte sie überrascht sein, wenn sie mit „schlecht" oder mit „2" auf einer Skala von 0–5 bewertet würde. Hat sie jedoch Zugang zu der in Abbildung 11.5 dargestellten Skala, kann sie ihre eigene Leistung realistisch bewerten und wird sich der Bedeutung des Kriteriums stärker bewußt.

Eine dritte Methode der Datenerfassung ist der erzählende *Bericht.* Diese Methode unterscheidet sich in Form und Anwendung von den vorherigen. Bei dieser Methode schreibt der Evaluierer Ereignisse sofort oder so bald wie möglich auf. Eine vollständige und objektive Beschreibung eines Ereignisses wird in narrativer Form dargestellt. Die Situation, in der das Ereignis stattfand, wird detailliert beschrieben, damit der Kontext deutlich wird. Das beschriebene Ereignis ist entweder verhaltenstypisch oder ist deshalb wesentlich, weil es sich vom üblichen Verhalten der Person deutlich unterscheidet. Das wichtige Ereignis kann auch ein kritischer Vorfall sein. Ein guter erzählender Bericht enthält außerdem die Interpretation des Evaluierenden, die separat als solche bezeichnet, aufgeschrieben wird (Thorndike Hagen, 1969).

Im folgenden das Beispiel eines erzählenden Berichtes:

> Heute sollte Sara sechs Patienten versorgen. Drei der Patienten benötigen Infusionen. Während des Dienstes ertönte mehrmals das Signal „Infusion beendet". Eine Patientin (Frau K.M.) war sehr aufgeregt, da sie das System der Infusionspumpe nicht verstand.

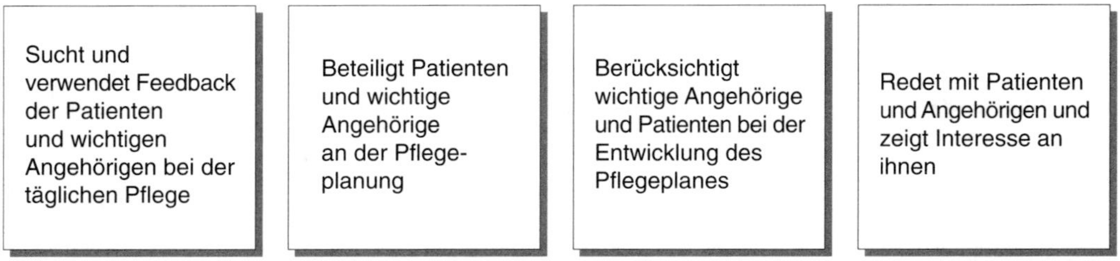

Abb. 11.5: **Beispiel für eine Skala zur Leistungsbeurteilung**

Interpretation: Obwohl Sara eine schwierige Aufgabe zu erledigen hatte, ist eine fehlende Überwachung der Infusionen nicht akzeptabel. Sara muß ihre Infusionen genauer beobachten, und zu diesem Zweck erhielt sie Vorschläge hinsichtlich der Organisation der Pflege; ihr wurde zu einer mindestens stündlichen Überwachung eines jeden Patienten mit einer Infusion geraten. Es wurde auch empfohlen, daß Sara die Funktion der Infusionspumpe Frau K.M erläutert.

J. Cook, RN (Unterschrift)

Bevor ein Urteil gefällt werden kann, müssen mehrere Berichte gesammelt werden, um ein Verhaltensmuster zu erkennen. Erzählende Berichte sind nützlich für die leitende Pflegekraft, die Gruppenmitglieder evaluieren muß. Sie dienen als laufende Dokumentation von Ereignissen, die die Pflegekraft für wichtig hält, und sind akkurater als bloße Erinnerung, denn Tage oder Monate nach dem Ereignis sind eigentlich wichtige Merkmale verloren gegangen. Erzählende Berichte sollten am besten regelmäßig verfaßt werden, täglich oder wöchentlich, und die Informationen sollten in einem bestimmten Intervall zusammengefaßt werden.

Die *Prozeßbeschreibung* ist ein weiteres Datenerfassungsinstrument. Dazu gehören schriftlich festgehaltene Gespräche zwischen Patienten und Pflegekraft und eine Interpretation der Interaktion oder eine Begründung des Evaluierenden. Häufig wird eine dritte Spalte verwendet, in der wichtiges theoretisches oder Hintergrundmaterial angegeben werden (siehe Tabelle 11.1).

Die Prozeßbeschreibung dient zur Analyse der Kommunikation. Sie wird häufig eingesetzt, wenn Studenten oder frisch examinierte Pflegekräfte lernen, mit speziellen Patienten zu kommunizieren. Auch für die Selbstevaluation ist sie ein nützliches Instrument. Ein Problem bei der Prozeßbeschreibung liegt darin, daß man sich an Gespräche erinnern muß, was eine schwierige Aufgabe darstellt. Die Bedeutung von Aussagen kann entweder absichtlich oder unabsichtlich durch Auslassungen geändert werden. Aufgrund der damit verbundenen Subjektivität wird die Prozeßbeschreibung selten verwendet.

11.2.3 Vergleich und Beurteilung

Sobald die Daten vorliegen, werden sie sinnvoll geordnet. Falls eine Checkliste oder Bewertungsskala verwendet wurde, wird eine Punktzahl festgelegt. Bei der Verwendung einer anderen Methode sollten die Daten chronologisch angeordnet werden und wichtige

Tab. 11.1: **Beispiel eines Prozeßberichtes**

Interaktion	Interpretation/Begründung	Theoretische Grundlage
Krankenschwester: Wie fühlen Sie sich heute?	Da die leitende Pflegekraft gesagt hatte, daß der Patient deprimiert zu sein schien, wollte ich das selbst herausfinden.	Durch offene Fragen kann der Patient das Gespräch steuern.
Patient: Schlecht.	Er sah wirklich müde und deprimiert aus.	
Krankenschwester: Schlecht?	Ich wollte, daß er mir erklärte, was er meinte.	Eine reflektive Technik kann Patienten helfen, ihre Gefühle zum Ausdruck zu bringen.
Patient: Ja, letzte Nacht habe ich kein Auge zugetan.	Nun hörte er sich ärgerlich an.	

Informationen markiert werden. Die Zahl der positiven, negativen und neutralen Ereignisse kann auch vermerkt werden. Zweck der Zusammenstellung der Daten ist es, in der letzten Stufe des Evaluationsprozesses über wertvolle Informationen verfügen zu können.

Nach Erfassung und Zusammenstellung der Daten in organisierter, sinnvoller Weise, vergleicht die leitende Pflegekraft die Daten mit den festgelegten Kriterien. Es wird beurteilt, ob und in welchem Umfang diese Kriterien erfüllt wurden.

Beim Vergleich der Daten mit den festgelegten Kriterien und bei der Beurteilung muß die Datenquelle berücksichtigt werden. Stammen die Daten aus einer direkten oder indirekten Quelle? Direkte Daten werden durch Beobachtung des Verhaltens selbst oder des Ereignisses, welches bewertet wird, gewonnen. Indirekte Daten stammen aus der Beurteilung des Produktes oder des Ergebnisses oder aus der schriftlichen Dokumentation des Ereignisses.

Die Genauigkeit der direkten Daten hängt von der Wahrnehmungsfähigkeit und der Objektivität des Beobachters ab. Direkte Daten bieten gewöhnlich die genaue Darstellung eines Ereignisses, indirekte Daten sind nicht so zuverlässig, da mehrere Variablen das Produkt oder Ergebnis eines Prozesses beeinflussen können.

Was z. B. als Ergebnis einer bestimmten Handlung angesehen wird, kann tatsächlich das Ergebnis einer anderen Handlung oder die Folge von Zufällen sein. Außerdem enthalten schriftliche Dokumente Berichte von Personen, deren Glaubwürdigkeit angenommen wird, aber nicht bewiesen ist. Wesentliche Faktoren können unbeabsichtigt in einem schriftlichen Bericht ausgelassen werden.

Eine leitende Pflegekraft könnte gebeten werden, eine Pflegehelferin am Ende eines Orientierungsprogrammes in einer großen Klinik zu bewerten. Ein spezielles Kriterium, welches die Pflegehelferin hinsichtlich der Körperpflege des Klienten zu erfüllen hat, lautet: „wäscht die Füße von Patienten, die dazu nicht in der Lage sind." Die leitende Pflegekraft kann sich das Stammblatt eines Patienten ansehen und feststellen, daß die Pflegehelferin „Ganzkörperwaschung im Bett" notiert hat. Nun kann die leitende Pflegekraft zwar davon ausgehen, daß die Füße des Patienten gewaschen wurden, aber sie kann nicht sicher sein.

Sie könnte die Füße des Patienten untersuchen. Sind sie sauber, kann sie wirklich davon ausgehen, daß die Pflegehelferin sie gewaschen hat. Jetzt hätte ihre Annahme schon mehr Grundlage, aber sie kann auch jetzt noch nicht ganz sicher sein. Hat die leitende Pflegekraft jedoch beobachtet, daß die Pflegehelferin die Füße des Patienten gewaschen hat, dann kann sie ohne einen Zweifel festhalten, daß diese das gewünschte Kriterium erfüllt hat.

An diesem Beispiel läßt sich erkennen, daß die Daten aus einer direkten Quelle viel genauer als aus einer indirekten Quelle sind. Warum werden sie dann überhaupt verwendet? In manchen Fällen gibt es keine Alternative. Der Evaluierer erhält eventuell keine direkten Daten. Ist eine Handlung beendet, kann sie nicht mehr beobachtet werden und deshalb können nur noch das Ergebnis und die schriftlichen Dokumente überprüft werden. In anderen Fällen wäre es zu kostspielig und zeitaufwendig, wenn ein Beobachter während eines langen Zeitraumes ausreichend Daten erfassen würde. (Eine einzige Beobachtung reicht normalerweise nicht aus.) In der Pflege kann auch das Recht auf Privatsphäre der Patienten die Anwesenheit eines Beobachters ausschließen.

Da das Ziel der Pflege die Förderung, Wahrung und Wiederherstellung der Gesundheit der Klienten ist, scheint es vernünftig, deren Reaktion als gültigen Indikator für die Pflege anzusehen. Hat der Klient die erwarteten Ziele oder Ergebnisse erreicht, dann kann der Pflegeprozeß als erfolgreich angesehen werden. Erreicht er die Ziele nicht, gibt es Probleme und man muß sich fragen, ob der Pflegeprozeß erfolglos war. Je nach Fall kann die Antwort darauf „ja“ oder „nein“ lauten.

Beim Vergleich der Daten mit den Kriterien sind verschiedene Urteile möglich: 1) die Kriterien wurden übertroffen, so daß diese Person besondere Anerkennung und Ermutigung verdient, 2) die Kriterien wurden erfüllt, so daß die Person gelobt werden sollte und 3) die Kriterien wurden nicht erfüllt, so daß die Person unterstützt werden muß, um sie doch noch zu erfüllen. Ist die Beurteilung erfolgt, dann ist der Evaluationsprozeß beendet.

11.3 Der Evaluationsprozeß in der Pflege

In der Pflege beinhaltet der Evaluationsprozeß die Selbstevaluation der einzelnen Pflegekraft und die Evaluation durch Kollegen. Sowohl Beurteilung durch Gleichgestellte (Peer Review) als auch Evaluation durch Supervisoren geben der einzelnen leitenden Pflegekraft ein Feedback; diese Art der Prüfung wird Leistungsbeurteilung genannt. Im folgenden werden Selbstevaluation, Leistungsbeurteilung und Beurteilung durch Gleichgestellte genauer erläutert.

11.3.1 Selbstevaluation

Häufig benutzen Menschen die Selbstevaluation formlos und unbewußt, wenn sie sich selbst einschätzen. Viele Selbstevaluationen erfolgen ohne spezielle Kriterien oder mit unrealistischen oder schlecht definierten Kriterien. Die Selbstevaluationen sind natürlich wertvoller, wenn ausdrückliche, klare Kriterien verwendet werden. Oft finden sich in der

Stellenbeschreibung realistische Kriterien. Persönliche Ziele, sowohl unmittelbare als auch langfristige, können für ihre Verwendung im Evaluationsprozeß formuliert werden.

Für leitende Pflegekräfte ist die Selbstevaluation wichtig, denn durch die Kenntnis der eigenen Person werden Führungsqualität und -potential gesteigert. Die Selbstevaluation kann eine sehr genaue Form der Bewertung sein, denn niemand kennt die Motivation, die Gründe und Leistungen einer Person besser als diese selbst. Vor der Selbstevaluation sollte die leitende Pflegekraft ihre persönliche Auffassung von der Pflege überprüfen sowie ihre unmittelbaren und langfristigen Ziele; davon ausgehend kann sie Kriterien festlegen.

Eine Methode der Selbstevaluation ist die Sammlung von Pflegeplänen, die nach zwei bis drei Monaten kritisch überprüft werden, um festzustellen, welche Probleme formuliert und mit welchen Methoden sie angegangen wurden. Durch diese Prüfung kann die leitende Pflegekraft Trends in ihrer eigenen Leistung erkennen. Sie kann feststellen, daß sie sich auf bestimmte Probleme und Ansätze konzentriert, aber andere übersieht. Durch die Bewertung verschiedener Pflegepläne über einen bestimmten Zeitraum könnte sie ihre Stärken und Schwächen bei der Pflegeplanung erkennen. Danach setzt sie sich selbst Ziele, die für die nächste Selbstevaluation als Kriterien dienen.

Für die Selbstevaluation kann jede Datenerfassungsmethode verwendet werden. Die Eigenevaluation ist immer formativ, da die beteiligte Person ständig darum bemüht ist, ihr Potential zu entwickeln und zu maximieren.

11.3.2 Leistungsbeurteilung

Die Beurteilung von Gruppenmitgliedern geschieht auf verschiedene Arten. In der Pflege erfolgt sie im allgemeinen durch die leitende Pflegekraft in Form einer Leistungsbeurteilung einer jeden Mitarbeiterin.

Leistungsbeurteilungen sind Bewertungen eines Angestellten, die in regelmäßigen Abständen von einem Arbeitgeber durchgeführt werden. Diese Beurteilungen erfolgen auch durch Personen in Linienpositionen innerhalb eines Unternehmens; jede Linienposition wird von der nächst höheren Position evaluiert. In der Pflege bedeutet dies, daß eine Stationsschwester die Leistung der Pflegekräfte beurteilt, die Oberschwester die Leistung der Stationsschwester, usw.

Aufgabe der Leistungsbeurteilung ist die Förderung der Entwicklung der Mitarbeiter, die die Ziele der Organisation erfüllen sollen. Aus der Sicht der Unternehmen sind produktive Angestellte wünschenswert und werden deshalb häufig belohnt. Andererseits verursachen diejenigen, die die Erwartungen der Organisation nicht erfüllen, hohe Kosten und sind im Gesundheitswesen sogar gefährlich. Durch die Leistungsbeurteilung erhält man ein Profil der Stärken und Schwächen der Beschäftigten. Die Schwächen oder Leistungsdiskrepanzen werden dann analysiert, damit sie zum Nutzen von Mitarbeitern wie der Institution eliminiert, korrigiert oder verändert werden.

Wird eine Leistungsdiskrepanz festgestellt, müssen bestimmte Themen angesprochen werden. Ist die Diskrepanz auf mangelnde Fertigkeiten oder fehlendes Wissen zurückzuführen? Falls das eine oder das andere zutrifft, wären Fortbildungsprogramme eine angemessene Lösung. Die Diskrepanz kann auch an fehlender Motivation liegen oder die Teammitglieder glauben, daß die Untätigkeit höher bewertet wird als das Erfüllen der

Kriterien. In diesem Falle würde eine Weiterbildung nicht zu einer Leistungsänderung führen. Die Aktivität und die daraus resultierenden Konsequenzen müßten vermutlich restrukturiert werden, damit die erwartete Leistung belohnt werden kann, wenn sie erzielt wird.

Zur Durchführung einer produktiven Leistungsbeurteilung sollte die leitende Pflegekraft ein einfaches Verfahren und einen Stil wählen, der ein Gespräch zwischen ihr und dem zu evaluierenden Gruppenmitglied ermöglicht. Wichtig ist, daß beide am Evaluationsprozeß beteiligten Parteien ein ähnliches Verständnis der Stellenbeschreibung und des Verantwortungsbereiches des Gruppenmitgliedes aufweisen. Sinnvoll wäre, die Leistungsbeurteilung mit einer Überprüfung der Stellenbeschreibung und der Kriterien zusammen mit der beurteilten Person zu beginnen. Danach können leitende Pflegekraft und Teammitglied diskutieren und vergleichen, ob und wie die Kriterien erreicht wurden.

Nützlich ist es normalerweise, sich zuerst auf die positiven Aspekte der Leistung zu konzentrieren, da dies für beide Parteien angenehmer ist. Das Teammitglied wird sich bereitwilliger Kommentare über zu verbessernde Leistungen anhören, wenn der Bewerter vorher gute Leistungen gelobt hat. Alle Kriterien müssen diskutiert werden sowie die damit verbundenen akzeptablen und inakzeptablen Leistungen.

Das Gespräch endet mit der Entwicklung eines Plans zur Verbesserung der Leistung des Gruppenmitgliedes. Die für diesen Plan bewilligte Zeit ist der Zeitraum zwischen dieser Beurteilung und der nächsten – häufig ein Jahr. Im Plan sind die Methoden zur Erreichung des Zieles festgehalten.

Anschließend faßt die leitende Pflegekraft die Diskussion in schriftlicher Form zusammen und dokumentiert Stärken, Schwächen, Ziele sowie Pläne zu deren Erreichung und gibt zudem eine allgemeine Bewertung des Gruppenmitglieds ab. Für beide Parteien wäre ein Arbeitsdokument wichtig, in dem die gesetzten Ziele und Methoden zum Erreichen derselben enthalten sind. Beide können eine Kopie dieses Dokumentes aufbewahren und den Fortschritt des Gruppenmitglieds verfolgen. Die so gewonnenen Daten können als Ausgangspunkt bei der nächsten Leistungsbeurteilung dienen (Smith & Brouwer, 1977).

Vorbereiten kann sich die leitende Pflegekraft auf die Beurteilung durch die Überprüfung des Verfahrens und ihrer Beobachtungen mit ihrer Vorgesetzten oder mit einer anderen führenden Pflegekraft. Dadurch könnte die Methode die sie verwenden möchte bestätigt werden, und sie könnte zudem Ratschläge hinsichtlich der Formulierung negativer Kommentare erhalten, damit das Gruppenmitglied möglichst nicht abwehrend reagiert. Die leitende Pflegekraft muß sich daran erinnern, die Leistung aufgrund ihrer eigenen Beobachtungen und Erfahrungen mit dem Gruppenmitglied zu bewerten und nicht aufgrund von Mitteilungen von dritten. Sie sollte sich um eine offene Kommunikation mit den Gruppenmitgliedern bemühen und Vorfälle direkt bei ihrem Auftreten besprechen und nicht erst bei der nächsten Leistungsbeurteilung, denn dieser Termin dient der Überprüfung und einer Art summativen Evaluation und nicht der Erörterung von außerplanmäßigen Vorfällen.

Wenn möglich sollte die bewertende Pflegekraft das Gruppenmitglied dazu veranlassen, sich vor der Leistungsbeurteilung selbst zu bewerten. So können leitende Pflegekraft und Gruppenmitglied ihre Bewertungen vergleichen. Dadurch wird eine Gesprächsgrundlage geschaffen und üblicherweise auch eine objektivere, faire und vollständigere Evaluation des Gruppenmitgliedes erzielt (Smith & Brouwer, 1977).

11.3.3 Beurteilung durch Gleichgestellte

Eine weitere Form der Evaluation von Gruppenmitgliedern ist die Beurteilung durch Gleichgestellte (*Peer Review*). Hierbei geht es um die Bewertung von Personen durch andere mit gleichem Status. Zwei examinierte Pflegekräfte in der gleichen Abteilung mit ähnlichem Verantwortungsbereich können als gleichrangig angesehen werden.

Die Beurteilung durch Gleichgestellte unterscheidet sich von der Leistungsbeurteilung, da hier die Bewertung von Personen erfolgt, die sich auf der gleichen Stufe der Organisation befinden. Außerdem ist eine Selbstbewertung bei der Leistungsbeurteilung freiwillig, auch wenn sie nachdrücklich empfohlen wird, jedoch ist sie ein notwendiger Bestandteil der Beurteilung durch Gleichgestellte.

Sinn der Beurteilung durch Gleichgestellte ist, daß sich Personen mit gleichem Status dabei unterstützen, die positiven und negativen Aspekte ihrer Leistung zu erkennen. Ein Gleichrangiger kann eine kritische, aber empathische Evaluation abgeben. Da Gleichgestellte die gleichen Kriterien erfüllen wollen, ist ihre Evaluation realistisch, wenn sie alle Facetten ihres Arbeitsbereiches mit denen sie vertraut sind berücksichtigen. Normalerweise resultiert aus der Beurteilung durch Gleichgestellte ein Verbesserungsplan.

Das größte Problem bei dieser Art der Beurteilung ist allerdings, daß manche Menschen kein negatives Feedback geben wollen, da sie davon ausgehen, daß sie dann auch selbst negativ beurteilt werden. Die Lösung für das Problem besteht darin, daß eine solide Vertrauensbasis zwischen den Gruppenmitgliedern geschaffen wird. Darüber hinaus sollten alle Prinzipien einer guten Leistungsbeurteilung befolgt werden.

11.4 Qualitätsbeurteilung und -verbesserung

In der Pflege wird der Evaluationsprozeß als Teil des umfangreichen Prozesses der Qualitätsbeurteilung und -verbesserung (QA&I = *Quality assessment and improvement*) verwendet. Qualitätsbeurteilung und -verbesserung sind die von der *Joint Commission on Accreditation of Healthcare Organisations* (JCAHO) geschaffenen Begriffe, die den früheren Terminus „Qualitätssicherung" ersetzen. Dennis O'Leary (1991), Präsident der JCAHO, hielt den Begriff „Qualitätssicherung" für „unglücklich", da Qualität niemals gesichert, sondern höchstens verbessert werden kann.

Durch die Ergänzungen zum *Social Security Act* (Gesetz zur sozialen Sicherung in der USA) im Jahre 1972 wurde ein Evaluationssystem für Gesundheitseinrichtungen erforderlich. Die *Professional Standards Review Organization* (PSRO) wurde aufgrund dieser Gesetzgebung geschaffen. Obwohl der Schwerpunkt der PSRO die ärztliche Versorgung war, wurde auch die Pflege eingeschlossen. Heute ist die JCAHO hauptsächlich zuständig für die Bewertung von Krankenhäusern, häuslichen Pflegediensten und sonstigen Gesundheitseinrichtungen.

Das zukünftige System der Kostenübernahme, basierend auf Diagnostic Related Groupings (DRGs) diagnosebezogene Fallpauschalen, wurde 1983 von Washington als *Public Law* 98-21 verabschiedet, eine Ergänzung zum *Social Security Act*. Vor diesem Wechsel übernahm *Medicare* (staatliche Krankenversicherung in den USA) die Aufwendungen für die Betreuung von Patienten. Seit der Veränderung richtet sich der von *Medi-*

care erstattete Betrag nach der Summe, die durch das DRG zugebilligt werden. Deshalb erhalten die Krankenhäuser heute häufig nicht alle tatsächlich entstandenen Kosten.

Überprüfung des Effektivitätsgrades war eine Evaluationsmethode, die von Gesundheitseinrichtungen zur Feststellung der Verwendung von Ressourcen eingesetzt wurde. Es sollte bestimmt werden, ob die gewährte Pflege sachlich notwendig und zeitlich angemessen war. Die vom Pflegepersonal und anderen Mitgliedern des Gesundheitsteams erbrachte Pflege wurde kontrolliert und evaluiert. Heute wird die Überprüfung der Effektivität, das Risikomanagement und die Infektionskontrolle häufig mit der QA&I als Gesamtprogramm des Qualitätsmanagements (Koch & Fairly, 1993) kombiniert.

Zweck der QA&I in einer Gesundheitseinrichtung ist die effektive Verwendung der Ressourcen zu gewährleisten, um die Qualität der Pflege zu garantieren (Koch & Fairly, 1993). Man geht davon aus, daß Qualität immer verbessert werden kann; die Einstellung „wenn es nicht völlig defekt ist, muß es nicht repariert werden", kann nicht mehr akzeptiert werden. QA&I ist ein Prozeß, der den gesamten Evaluationsprozeß beinhaltet und auf den häufig ein Veränderungsprozeß folgt.

Die JCAHO (1991) schuf ein zehnstufiges Modell für die Durchführung von QA&I:

1. Übertragung von Verantwortung für Überwachung und Evaluation von Qualität und Angemessenheit der Pflege. In Pflegeeinrichtungen wird die Verantwortung im allgemeinen von der Krankenhausleitung auf die Pflegedienstleitung übertragen (Koch & Fairly, 1993).
2. Beschreibung des Pflegeumfanges. Dazu gehört die Bestandsaufnahme darüber: wer, was, wann und wo in der Organisation welche Pflege gewährt sowie eine Beschreibung der Aktivitäten und Funktionen. Alle weiteren Schritte hängen vom Umfang der Pflege ab.
3. Identifikation von wichtigen Pflegeaspekten. QA&I muß sich nur auf die wichtigsten Pflegeaspekte beziehen. Wichtigkeit definiert sich durch die Häufigkeit von Geschehnissen, hohe Risiken mit einschneidenden Konsequenzen sowie eine Tendenz zur Erzeugung von Problemen für Personal, Klienten oder andere wichtige Gruppen.
4. Identifikation von Indikatoren. Indikatoren sind quantitative Maßeinheiten für Qualität, die sich auf Struktur, Prozeß und Ergebnis beziehen können. Indikatoren können „unvorhergesehene" Ereignisse sein, bei denen schwerwiegende, unerwünschte Ergebnisse in der Pflege auftauchen können, die genau untersucht werden müssen; oder sie basieren auf normalen Abläufen, wobei Trends über einen bestimmten Zeitraum beobachtet oder gemessen werden.
5. Schwellenwerte für die Evaluation. Der Schwellenwert ist das annehmbare Beurteilungsniveau. Schwellenwerte liegen üblicherweise bei 0 % (für negative Faktoren) oder 100 % (für positive Faktoren). Für einige Organisationen mögen 95 % noch akzeptabel sein, während andere nur den höchsten Schwellenwert akzeptieren.
6. Erfassung und Organisation von Daten. Hierbei handelt es sich um die übliche Datenerfassung, die von allen leitenden Pflegekräften durchgeführt werden kann. Es ist der Teil der QA&I, der die meiste Zeit benötigt.
7. Evaluieren der Pflege. In dieser Stufe werden die Ergebnisse mit dem Schwellenwert verglichen und dann auf ihre Bedeutung hin untersucht. Der Evaluierer sucht nach Veränderungen – Trends oder Möglichkeiten zu weiteren Verbesserungen. Ob-

wohl die Organisation normalerweise nur ihren eigenen Zielen verpflichtet ist, kann Information für die vergleichende Evaluation jedoch auch von anderen Quellen, wie z. B. von anderen Institutionen oder Forschungsergebnissen (JCAHO, 1993) stammen.

8. Aktivitäten für eine Verbesserung der Pflege. Die Aktivitäten beziehen sich auf Stufe 7, wenn der Schwellenwert nicht erfüllt wurde oder andere Verbesserungsmöglichkeiten festgestellt wurden. Die Handlung muß dem Problem oder der Verbesserungsmöglichkeit angemessen sein.
9. Beurteilung der Verbesserung der Aktivitäten und deren Dokumentation. Dies ist die Reevaluationsphase, da die in Stufe 8 durchgeführten Tätigkeiten bewertet werden. Die Kontrolle sollte fortgeführt werden, bis über einen größeren Zeitraum stabile Resultate erzielt werden und keine weiteren Verbesserungsmöglichkeiten gefunden werden.
10. Mitteilung der Ergebnisse an wichtige Personen und Gruppen. Die Ergebnisse des QA&I-Prozesses müssen den davon Betroffenen und den Erstellern des Organisationsplanes ständig mitgeteilt werden.

Obwohl das zehnstufige Modell in weiten Kreisen bekannt und akzeptiert wurde, veröffentlichte die JCAHO (1993) kürzlich ein Fließdiagramm dieses Systemmodells, aus dem sich ergibt, daß Verbesserung ein spiralförmiger Prozeß ist, der an jeder beliebigen Stelle ansetzen kann und nie aufhört. Das Modell schließt die zehn Stufen mit ein, aber verzichtet auf die lineare Perspektive. Für die leitenden Pflegekräfte wird der Prozeß dadurch eventuell weniger komplex und praxisbezogener.

11.4.1 Pflegeaudit

Der Pflegeaudit ist eine alte Methode der Qualitätsbewertung von Pflege, aber er kann in einigen QA&I-Programmen noch enthalten sein. Anstelle einer Einzelperson wird beim Pflegeaudit die Leistung einer Gruppe überprüft. Beim Pflegeaudit wird die den Klienten gewährte Pflege untersucht und geprüft, ob akzeptierbare Standards erfüllt wurden. Der Audit wird nach der Pflege durchgeführt und ist eine Methode zur Erklärung der erzielten Ergebnisse. Bei einem Audit geht man davon aus, daß auch die Prozeßkriterien der Pflege erfüllt werden, wenn die erwarteten Ergebnisse für die Patienten erreicht sind.

Man unterscheidet zwei Arten von Pflegeaudits: den *begleitenden (Concurrent)* und den rückwirkenden *(retrospektiv)*. Der laufende Audit wird in den USA auch *open chart audit* genannt, weil er durchgeführt wird, während ein Patient in einer Einrichtung des Gesundheitswesens gepflegt wird. Der rückwirkende oder *closed chart audit* erfolgt nach Beendigung der Pflege, d. h. nach der Entlassung aus der Pflegeeinrichtung.

Zweck des begleitenden Audit ist die Beurteilung der früheren und aktuellen Pflege, die ein Klient erhält. Aus diesem Audit können sich für Pflegende Informationen ergeben, die den Pflegeplan für einen bestimmten Patienten verändern können. Beim rückwirkenden Audit wird auch die Pflege bewertet, die die Klienten schon erhalten haben. Hierbei hierbei geht es darum, wie gut die Gruppe einen bestimmten Patienten versorgt hat. Die Pflege von Patienten, deren Krankenblätter überprüft werden, wird nicht durch das Ergebnis eines rückwirkenden Audit beeinflußt. Anderen Patienten könnte jedoch geholfen werden, denn die Teammitglieder können die Qualität ihrer Pflege auf der Grundlage der Ergebnisse des Audit verbessern.

Rückwirkende Audits sind kostengünstiger als begleitende und benötigen weniger Zeit, da hierbei Berichte als Datenbasis verwendet werden. Zu den begleitenden Audits werden auch Berichte hinzugezogen, aber zusätzlich beinhalten sie Gespräche mit den Klienten und den Mitgliedern des Gesundheitsteams. Durch diese zusätzlichen Daten wird die Genauigkeit des begleitenden Audit gewährleistet. Wenn ein Bericht unklar ist, muß der rückwirkende Auditor davon ausgehen, daß die Kriterien nicht erfüllt wurden, während der begleitende Auditor weitere Informationen beschaffen kann. Das Urteil eines begleitenden Auditors ist demnach genauer als das eines rückwirkenden Auditors.

Von jeder Institution werden Audits entwickelt, die für sie wichtige Kriterien spezifizieren. Die meisten Audits haben die Form einer Checkliste mit Raum für Anmerkungen des Bewertenden. Auditberichte werden normalerweise in Tabellenform mit Prozentwerten dargestellt. Einige Organisationen schließen den Bericht ab mit Vorschlägen zur Korrektur von Mängeln. Von Audits entdeckte Diskrepanzen können entweder durch die Einführung neuer Verfahren korrigiert werden oder durch die Anweisung an das Team, die bestehenden zu beachten. Durch Audits wird auch gezeigt, was gut gemacht wird, so daß die Pflegenden eine positive Verstärkung ihres Handelns erhalten.

Die leitende Pflegekraft, die einen Pflegeaudit durchführen möchte, muß überlegen, welche Art von Audit die Bedürfnisse ihrer Gruppe am besten erfüllt. In vielen Organisationen werden schon retrospektive Audits verwendet. Dann ist die leitende Pflegekraft für die Interpretation der Ergebnisse ihrer Gruppe verantwortlich. Der rückwirkende Audit ist für Organisationen sehr nützlich, denn sie erhalten dadurch ein Gesamtbild der Pflege. Der begleitende Audit ist für die direkt an der Pflege beteiligten Personen am nützlichsten. Häufig ist die Motivation für eine Verbesserung der Pflege eines bestimmten Patienten größer als die Motivation für eine generelle Veränderung von Verfahren. Mit anderen Worten: Ein Gruppenmitglied ändert eher ihr Verhalten, damit es Frau Brownwin in Zimmer 746 besser geht, als um abstrakter „Thyreoidektomiepatienten" willen.

Dezentralisierte organisatorische Strukturen führen zu einer stärkerer Beteiligung der Pflegekräfte an QA&I. Die Pflegekräfte können beteiligt sein an entsprechenden Ausschüssen der Station, der Abteilung oder der Klinik. Pflegekräfte, die an QA&I, an Pflegeaudits und an einer Beurteilung durch Gleichgestellte teilnehmen, berichten, daß sich dadurch die Qualität ihrer Pflegeleistung verbessert (Smeltzer, Hinshaw & Feltman, 1987). Eine Erklärung dafür liegt darin, daß die Pflegekräfte mit den erwarteten Leistungsstandards vertrauter werden.

11.5 Zusammenfassung

Evaluation ist der letzte Schritt in vielen Abläufen, aber sie ist auch ein autonomer Vorgang. Die leitende Pflegekraft verwendet sehr oft den dreistufigen Evaluationsprozeß. Jede Stufe des Prozesses wurde detailliert erklärt, so daß die führende Pflegekraft ihn in vielen Bewertungssituationen benutzen und einsetzen kann.

Leistungsbeurteilung, Beurteilung durch Gleichgestellte und Pflegeaudit sind einige wichtige Arten der Evaluation, mit denen sich die Pflegekraft auseinandersetzen muß.

Der Prozeß der Qualitätsbeurteilung und -verbesserung ist eine wichtige Form der Evaluation. Wenn die leitenden Pflegekräfte mit diesen Formen der Evaluation vertrauter werden und sie zur Verbesserung der pflegerischen Praxis einsetzen, wird die Pflege professionalisiert.

Aufgaben

1. Wenden Sie sich an die zuständige Abteilung der Verwaltung, um sich über die Zuordnung von Codes bei prospektiven Zahlungssystemen zu informieren. Wenn bei Klienten mehr als eine Diagnose gestellt wird, welche wird dann von den verschiedenen prospektiven Zahlungssystemen abgedeckt?
2. Bewerten Sie sich anhand einer Stellenbeschreibung für eine Anfängerin in der Pflege. Bitten Sie eine gleichrangige Person, Sie unter Verwendung derselben Kriterien zu bewerten. Vergleichen Sie die Ergebnisse.
3. Nehmen Sie an einer Beurteilung durch Gleichgestellte teil. Bewerten Sie Pflegeprozeß und -ergebnis eines Kollegen bei einem Klienten und lassen Sie Ihren Pflegeprozeß und ihr Pflegeergebnis für eine bestimmte Patientin von diesem Kollegen bewerten.
4. Stellen Sie fest, welche Daten für das Qualitätsbewertungs- und -verbesserungsprogramm auf einer Station erfaßt werden. Vergleichen Sie diese mit den für die ganze Abteilung oder für andere Abteilungen des Krankenhauses erfaßten Daten. Vergleichen Sie zum Schluß diese Daten mit denen eines Qualitätsbewertungs- und verbesserungsprogramms in einem Pflegeheim und/oder einem häuslichen Pflegedienst.

Literatur

American Nurses' Association. (1982). *Standards of psychiatric and mental health nursing practice.* Kansas City, MO: Author.

American Nurses' Association. (1983). *Standards of maternal and child health nursing practice.* Kansas City, MO: Author.

American Nurses' Association. (1987). *Standards and scope of hospice nursing practice.* Kansas City, MO: Author.

American Nurses' Association. (1991). *Standards of clinical nursing practice.* Kansas City, MO: Author.

American Nurses' Association and Association of Rehabilitation Nurses. (1986). *Standards of rehabilitation nursing practice.* Kansas City, MO: American Nurses' Association.

American Nurses' Association and National Nurses Society of Addictions. (1988). *Standards of addictions nursing practice with selected diagnoses and criteria.* Kansas City, MO: American Nurses' Association.

Bloom, B. S., Hastings, J. T. & Madaus, G. F. (1971). *Handbook on formative and summative evaluation of student learning.* New York: McGraw-Hill.

Brett, J. L. (1989). Outcome indicators of quality care. In B. Henry, C. Arndt, M. DiVicenti & A. Marriner-Tomey (Eds.), *Dimensions of nursing administration: Theory, research, education, practice* (S. 353–369). Boston: Blackwell.

Joint Commission on Accreditation of Healthcare Organizations. (1991). *An introduction to quality improvement in health care: The transition from QA to CQI.* Oakbrook Terrace, IL: Author.

Joint Commission on Accreditation of Healthcare Organizations. (1993). *1994 Accreditation manual for hospitals.* Oakbrook Terrace, IL: Author.

Jucius, M. J., Deitzer, B. A. & Schlender, W. E. (1973). *Elements of managerial action* (3rd ed.). Homewood, IL: Irwin.

Koch, M. W. & Fairly, T. M. (1993). *Integrated quality management.* St. Louis: Mosby.

O'Leary, D. S. (1991), CQI – A step beyond QA. *Quality Review Bulletin,* 17(1), 4–5.

Smeltzer, C. H., Hinshaw, A. S. & Feltman, B. (1987). The benefits of staff nurse involvement in monitoring the quality of patient care. *Journal of Nursing Quality Assurance, 1*(3), 1–7.

Smith, H. P. & Brouwer, P. J. (1977). *Performance appraisal and human development.* Reading, MA: Addison-Wesley.

Thorndike, R. L. & Hagen, E. (1969). *Measurement and evaluation in psychology and education.* New York: Wiley.

Weiterführende Literatur

Ackerman, N. (1991). Effective Beurteilung durch Gleichgestellte. *Nursing Management, 22*(8), 48A–48D.

Anderson, P. A. & Davis, S. E. (1987). Nursing Beurteilung durch Gleichgestellte: A developmental process. *Nursing Management 18*(1), 46–48.

Beck, S. (1990). Developing a primary nursing performance appraisal tool. *Nursing Management, 21*(1), 36–42.

Bloch, D. (1977). Criteria, standards, norms – Crucial terms in quality assurance. *Journal of Nursing Administration, 7*(7), 20–30.

Cline, N. & Palau, D. (1982). Quality circles in the recovery room. *Nursing and Health Care, 3*(9), 494–496.

Craig, J. (1978). Anecdotal records. *Canadian Nurse, 74*(5), 25–27.

Crockett, D. & Sutcliffe, S. (1986). Staff participation in nursing quality assurance. *Nursing Management 17*(10), 41–42.

Curtis, B. J. (1985). Auditing: A method for evaluating quality of care. *Journal of Nursing Administration, 15*(10), 14–21.

Ehrat, K. S. (1987). The cost-quality balance: An analysis of quality, effectiveness, efficiency, and cost. *Journal of Nursing Administration, 17*(5), 6–13.

Flarey, D. L. (1993). Quality improvement through data analysis. *Journal of Nursing Administration, 23*(12), 21–30.

Gaustad, R. L. (1986). Beurteilung durch Gleichgestellte assures quality care. *Nursing Management, 17*(10), 66–67.

Jernigan, D. K. & Young, A. P. (1983). *Standards, job descriptions, and performance evaluations for nursing practice.* Norwalk, CT: Appleton-Century-Crofts.

Krumme, U. S. (1975). The case for criterion-references measurement. *Nursing Outlook, 23,* 764–769.

Mager, R. F. & Pipe, P. (1984). *Analysing performance problems* (2nd ed.). Belmont, CA: Pitman Learning.

McGee, K. G. (1992). Making performance appraisals a positive experience. *Nursing Management, 23*(8), 36 – 37.

Mio, J. S., Speros, D. G. & Mayfield, A. M. (1985). The effect of Beurteilung durch Gleichgestellte evaluations upon critical care nurses. *Nursing Management, 16*(10), 42A – 42D.

Nigrelli, J. M. (1991). Beurteilung durch Gleichgestellte board: One year later. *Nursing Management, 22*(8), 48F – 48N.

Nolan, M. & Scott, G. (1993). Audit: An exploration of some tensions and paradoxical expectations. *Journal of Advanced Nursing, 18*(5), 759 – 766.

Osinski, E. (1987). Developing patient outcomes as a quality measure of nursing care. *Nursing Management, 18*(10), 28 – 29.

Ott, M. J. (1987). Quality assurance: Monitoring individual compliance with standards of nursing care. *Nursing Management, 18*(5), 57 – 64.

Patterson, C. H. (1993). Joint Commission nursing care standards: The framework for a comprehensive program to assess and improve quality. *Journal of Nursing Care Quality, 7*(2), 1 – 14.

Penchansky, R. & Macnee, C. L. (1993). Ensuring excellence: Reconceptualizing quality assurance, risk management, and utilization review. *Quality Review Bulletin, 19*(6), 182 – 189.

Popham, W. J. (1978). *Criterion-referenced measurement.* Englewood Cliffs, NJ: Prentice-Hall.

Rutkowski, B. (1987). *Managing for productivity in nursing.* Rockville, MD: Aspen.

Smith, T. C. (1993). Health care standards: the interstitial matter of quality programs. *Journal of Nursing Care Quality, 8*(1), 1 – 11.

Sudela, K. D. & Landureth, L. (1987). Criterion-referenced performance appraisal system: A blueprint. *Nursing Management, 18*(3), 54 – 58.

Tinello-Buddle, N. (1986). Quality circles: A management strategy that works. *Nursing Success Today, 3*(4), 9 – 11.

Tucker, S. M., Canobbio, M. M., Paquette, E. V. & Wells, M. F. (1992). *Patient care standards: Nursing process, diagnosis, and outcome* (5th ed.). St. Louis: Mosby.

Twardon, C. A. & Gartner, M. B. (1991). Empowering nurses: Patient satisfaction with primary nursing in home health. *Journal of Nursing Administration, 21* (11), 39 – 43.

Western, P. (1994). QA/QI and nursing competence. A combined model. *Nursing Management, 25*(3), 44 – 46.

Epilog

Die Analyse des gegenwärtigen Status der Professionalisierung der Pflege in Kapitel 1 zeigt deutlich, daß die Pflege über ein Potential zur Professionalisierung verfügt. Dieses Potential wurde allerdings bis jetzt noch nicht realisiert. Die Kritiker der Professionalisierung der Pflege halten das Bemühen darum für unangemessen, weil sie einen Bezug zu Geschlechts- und Klassenfragen vermissen und einen maskulinistischen Bezug sehen. Dennoch ist die Professionalisierung der Pflege möglich und wird stattfinden, wenn die leitenden Pflegekräfte tatsächlich die Führung in der Pflege übernehmen.

Die Wahl von Führungsstheorie und Führungsstil, die am besten geeigneten für die leitende Pflegekraft, die übrigen Pflegekräfte oder das Team in der jeweiligen Situation, ermöglichen der Führungskraft die Anwendung von Strategien der Organisation, der Entscheidungsfindung, Veränderungen, Konfliktmanagement sowie der Evaluation in einer Art und Weise, die die intendierten Resultate fast notwendig nach sich ziehen wird. Tatsächlich entwickelt die leitende Pflegekraft ihre eigene Theorie.

Wenn sie effektiv ist, hat die leitende Pflegekraft die Möglichkeit, zukünftige Ergebnisse vorauszusagen. Diese Ergebnisse sind die festgelegten Ziele. Die leitenden Pflegekräfte erzeugen somit eine Situation, in der das Festsetzen und Erreichen von Zielen stattfinden kann.

Die Professionalisierung der Pflege ist eines der Ziele der leitenden Pflegekräfte. Um dieses Ziel zu erreichen, müssen sie systematisch die Strategien der Führung in der Pflege einsetzen. Strategien der Organisation beinhalten Möglichkeiten zur Planung und zum Setzen von Prioritäten. Entscheidungsfindung ist eine notwendige Strategie, um eine Auswahl aus einer Vielzahl von Alternativen zu treffen, die tatsächlich die Professionalisierung fördert. Die Realisierung der gewählten Option, die durch das Setzen von Prioritäten und durch das Treffen von Entscheidungen bestimmt wurde, macht einen Prozeß der Veränderung notwendig. Im Verlauf der Professionalisierung werden Konfliktmanagement sowie Lehr- und Lernprozesse erforderlich sein. Die Evaluation gehört zu all diesen Prozessen.

Einige Defizite oder Verzögerungen beim Professionalisierungsprozeß wurden festgestellt. Was kann die einzelne leitende Pflegekraft tun, um die Professionalisierung der Pflege zu fördern?

Leitende Pflegekräfte können in ihrem Umfeld Führungstheorien bewerten. Hinsichtlich der Entwicklung von Theorien können folgende Fragen gestellt werden: Gibt es eine Führungstheorie, die die Gesundheit der Klienten fördert? Fördert eine Führungstheorie die Kooperation innerhalb des therapeutischen Teams? Die Beantwortung dieser und ähnlicher Fragen mittels Forschung könnte die Entwicklung einer Pflegetheorie unterstützen und damit die Pflege verbessern.

Durch eine Pflegeforschung, die auf der Praxis basiert und eine gründliche Analyse und angemessene Konzeptualisierung der Ergebnisse beinhaltet, kann die Entwicklung der Pflegetheorie gefördert werden. Pflegekräfte wurden in der Fähigkeit ausgebildet, geschicktem FragestellerInnen und gute BeobachterInnen zu sein. Diese Fähigkeiten sollten umgesetzt werden in eine Methode für den Aufbau einer Datenbasis zur Verbesserung der Praxis. Leitende Pflegekräfte müssen mit der Technologie vertraut werden, die die Kommunikation von sehr unterschiedlichen Mengen von Daten ermöglicht, insbesondere durch Pflegeinformationssysteme wie das „minimum data set".

Pflegekräfte in Führungspositionen können sich um flexible Zeitplanung bemühen, damit das Pflegepersonal an Fortbildungsmaßnahmen teilnehmen kann, wenn es ihre Tätigkeit auf Station zuläßt. Zu solchen Maßnahmen gehört die Lektüre von aktueller Fachliteratur. Pflegekräfte sollten aber nicht nur zum Lesen, sondern auch zum Schreiben ermutigt werden, d. h. zur Dokumentation von Erfahrungen in der Pflege durch die Entwicklung und das Berichten von Fallstudien.

Berichte über Pflegeforschung und -theorien müssen in einer Form vorliegen, die für die praktizierenden Pflegekräfte zugänglich sind. Leitende Pflegekräfte sollten Fachzeitschriften abonnieren und lesen. Durch Leserbriefe, die darauf hinweisen, daß Berichte für die leitenden Pflegekräfte oder ihre Teammitglieder unverständlich waren, können die Herausgeber der Fachzeitschriften dazu animiert werden, die Artikel so abzufassen, daß sie auch für ein breiteres Publikum geeignet sind. Die leitende Pflegekraft kann den Herausgebern oder Autoren von Forschungsberichten jedoch auch in zustimmenden Briefe mitteilen, wenn sich ihre Ratschläge in der Praxis als nützlich erwiesen haben.

Leitende Pflegekräfte können auch in „Leseclubs" an ihrer ständigen Weiterentwicklung arbeiten und die ihrer Kolleginnen fördern. Die Teilnahme an diesen Clubs kann auf verschiedene Weise erfolgen. Die leitende Pflegekraft wählt einen Bericht aus, den sie für angemessen hält, und gibt ihrer Gruppe genügend Zeit, um den Artikel vor einer geplanten Diskussion zu lesen. Jede Pflegekraft kann mit der regelmäßigen Durchsicht einer bestimmten Zeitschrift beauftragt werden, um eine Zusammenfassung von Artikeln zu erstellen, die wichtig für die Pflege der Patienten in ihrem Bereich sind.

Der Eintritt in das Berufsleben nach sehr unterschiedlichen Ausbildungsverfahren ist ein Thema, das potentiell leitende und nichtleitende Pflegekräfte trennen kann. Leitende Pflegekräfte in Praxis, Forschung und Ausbildung müssen einen umfassenderen Plan für die Ausbildung der Pflegekräfte entwickeln, die für die Gesundheitsförderung und Pflege benötigt werden. Eine systematische Bewertung der bestehenden Ausbildungsmöglichkeiten könnte Daten beschaffen, die bei der Entscheidungsfindung hinsichtlich zukünftiger Richtlinien nützlich sind. Leitende Pflegekräfte werden benötigt für das Konfliktmanagement, für die Unterstützung der Kolleginnen bei der Verwendung systematischer Entscheidungsfindungsprozesse und für die Durchführung der geplanten Veränderungen. Bei der praktischen Durchsetzung dieser Optionen muß ihre Auswirkung auf einzelne Pflegekräfte und auf den gesamten Berufsstand berücksichtigt werden.

Zur Steigerung der Autonomie müssen leitende Pflegekräfte verantwortungsbewußter und sicherer werden. Mitwirkungsmodelle, die eine Beeinflussung der Praxis durch das Personal selbst zulassen, sind eine organisatorische Methode zur Verstärkung der Autonomie der Pflegekräfte. Das von den leitenden Pflegekräften ausgeübte Verfahren der Beurteilung durch Gleichgestellte ist eine Strategie zur Entwicklung der vier wichtigsten Merkmale für effektive Führung: Selbstbewußtsein, Selbstsicherheit, Verantwortungsbewußtsein und Engagement.

Die Professionalisierung kann auch durch ein starkes Gemeinschaftsgefühl gefördert werden, welches in einer einheitlichen berufsständischen Organisation entstehen kann. Die *American Nurses' Association* (ANA) ist die offizielle Organisation der Pflegekräfte. Nähmen alle leitenden Pflegekräfte aktiv teil, könnte die ANA sehr gestärkt werden. Leitende Pflegekräfte müssen über Pflege und Gesundheitsförderung mehr Informationen erhalten; das Engagement bei einer berufsständischen Organisation ist einer der besten Wege, um sie sich zu verschaffen. Durch das Engagement für eine Berufsorganisation identifiziert man sich außerdem mit dem Berufsstand.

Der berufliche Werdegang der leitenden Pflegekraft sollte dokumentiert werden. Zu diesem Zweck sollte sie eine Berufsakte anlegen, die sämtliche Tätigkeitsnachweise enthält. Was ihre Pflegepraxis angeht, so könnte eine Liste der Patienten erstellt werden, für die ausreichende Informationen vorliegen, damit die Unterlagen für die Leistungsbewertung und die Beurteilung durch Gleichgestellte schnell zu finden sind. Ist der Pflegeplan kein permanentes Dokument, sollten Musterpläne für Prüfzwecke bereitliegen. Die Rolle der leitenden Pflegekraft im Lehr-Lernprozeß kann durch die mit Daten versehenen Teilnahmebestätigungen an Fortbildungsmaßnahmen bewertet werden, durch Nachweise über die Beteiligung an innerbetrieblichen Fortbildungsmaßnahmen mit Beschreibung der behandelten Themen und durch Zeugnisse und Leistungsbewertungen. Hat die Pflegekraft SchülerInnen oder frisch examiniertes Pflegepersonal unterrichtet, sollte dies ebenfalls nachgewiesen werden. In der Berufsakte könnte auch die Mitwirkung der leitenden Pflegekraft an Pflegeforschung, die Übernahme von Führungsverantwortung und die Mitgliedschaft in Ausschüssen aufgeführt werden.

Methoden zur beruflichen Anerkennung und entsprechender Entlohnung der leitenden Pflegekräfte für ihr Engagement im Rahmen der unmittelbaren Pflege müssen entwickelt werden. Die Karriereaussichten, die die zunehmende Kompetenz der leitenden Führungskräfte honorieren können, sind ein Anreiz, der zur Einstellung von qualifiziertem Pflegepersonal führt und die Personalfluktuation verhindert.

Zur Förderung der Professionalisierung der Pflege werden Pflegekräfte in Führungspositionen benötigt. Ihre Fähigkeit, dieses Ziel zu erreichen, steht außer Frage, nur der Wille ist erforderlich. Zweck dieses Buches über Führung in der Pflege, ihre Elemente und Strategien liegt in der Ausbildung von leitenden Pflegekräften, die in der Lage und gewillt sind, die Pflege auf den Weg zur vollen Professionalisierung zu bringen. Wenn Krankenschwestern und Pfleger wirklich effektive Führungskräfte werden, wird ihnen bewußt, daß die Führung tatsächlich der Schlüssel zur Professionalisierung der Pflege ist.

Literaturverzeichnis

Adelhardt, M.: Die Stellung der Pflegedienstleitung. Deutsche Krankenpflegezeitschrift 29 (1976) 5:253–258

Arbeitskreis Leitender Krankenpflegepersonen: Muster einer Stellenbeschreibung für die Leitung des Pflegedienstes. Krankenpflege 28 (1974) 5:198–199

Arnold, J.: Die Leitung des Pflegedienstes als personelles, organisatorisches und finanzielles Anliegen. Österreichische Krankenpflegezeitschrift 29 (1976) 4:115–121

Brauer, U.: Aspekte der Leitungstätigkeit in der Krankenpflege. Heilberufe 41 (1989) 3:97–99

Brechbühler, M.: Warum die Pflege weiblich ist. Wenig Männer in der Pflege. Krankenpflege. Soins Infirmiers 88 (1995) 6:55–56

Brun, H.: Was ist ein guter Heimleiter? Fachblatt für Schweizer Heimwesen 58 (1987) 12:750–752

Brun, H.: Heimleiter und das Problem der Zeit. Fachblatt für Schweizer Heimwesen. 60 (1989) 4:265–266

Buton, L.; Thomas, C.: Wer leiten will, muß lernen. Interview mit zwei Französinnen. Altenheim 32 (1993) 9:722–725

Capender, D.: Heimleiter – kein Retorten – Beruf. SKAV 52 (1990) 5:18–19

Dahlgaard, K.; van den Busche, H.: Kollegiale Abteilungsleitung. Ein Modellprojekt im Landesbetrieb Krankenhäuser der Freien und Hansestadt Hamburg. Das Krankenhaus 87 (1995) 1:34–38

Dahlgaard, K.; van den Busche, H.: Kollegiale Abteilunsgsleitung (II). Das Krankenhaus (1995) 2:89–91

Dellmann, M.: Die leitende Pflegekraft im psychiatrischen Krankenhaus. Die Schwester Der Pfleger 22 (1983) 11:838–841

Deutsche Krankenhausgesellschaft: Leitung des Pflegedienstes und Aufgaben in der Krankenhausbetriebsleitung. Das Krankenhaus 81 (1989) 8:452–458

Deutsche Krankenhausgesellschaft: Lehrtätigkeit und Leitung an Schulen für Krankenpflegeberufe. Das Krankenhaus 81 (1989) 8:453–458

Ehrhardt, H.; Sander, U.; Röhrßen, T.; Barthold, H.: Leitungsorganisation und Managementaufgaben. Modellbeispiel: Evangelisches Krankenhaus Oldenburg, Teil 1. f & w 9 (1992) 1:10–17

Eichhorn, S.: Krankenhausmanagement – Führungsaufgaben und Leitungsorganisation. f & w 8 (1991) 4:244–250

Eilers, P.: Organisation und Führung im Rahmen der Gruppenpflege. Deutsche Krankenpflegezeitschrift 42 (1989) 1:38–41

Elsner, W.: Berufsbilder. SKAV 53 (1991) 1:46–49

Gassenmeyer, E.: Muster einer Stellenbeschreibung für die Leitung des Pflegedienstes. Deutsche Krankenpflegezeitschrift 27 (1974) 8:427–429

Geissbühler, J.: Omnipotente LehrerInnen – Alltagstheorie einer Schulleitung. Pflegepädagogik 3 (1993) 2:4–5

Gerlach, B.: Institution Heimleiter. Altenheim 31 (1992) 11:624–626

Gerlach, M.: Die Aufgaben der Schulleitung in der Krankenpflegeschule und die Schulverwaltung. Studienhefte für die Krankenpflege (1991) Band 5:1 – 212

Gertz, B.; Paschold, R.; Theis, M.; Wagemann, C.: Lean Management im Pflegedienst. Ein alternativer Ansatz zur Strukturveränderung von Leitungsaufgaben in der Pflege. PflegeManagement 2 (1994) 4:23 – 26

Göpfert-Divivier, W.: Plädoyer für eine starke Leitung. Zur Typologie der Führungsprofile in Sozialstationen. Forum Sozialstation 12 (1988) 44:14 – 19

Göpfert-Divivier, W.: Konzepte statt Zufallsprinzip. Management in der Sozialstation. Forum Sozialstation 13 (1989) 47:7 – 9

Graße, I.: Neue Leitungsstrukturen im Krankenhaus und in der Krankenpflege. Heilberufe 42 (1990) 7:263 – 264

Gruppenarbeit des Kurses C 30 BZE: Kontrolle als Aufgabe der Stationsleitung. Krankenpflege 34 (1980) 6:199 – 201

Josefina, M.: Doppelfunktion der Pflegedienstleitung. Das Krankenhaus 77 (1985) 10:408 – 416

Kneubühler, H. U.: Heimleiter – ein Beruf oder eine Funktion? SKAV 53 (1991) 3:18 – 21

Köhler, B.: Die Stationsleitung in der DDR – ein Vergleich. Die Schwester Der Pfleger 29 (1990) 8:673 – 676

Kroehl, H.; Fröhlich, R.: Corporate Design – Wirkung auf Empfinden und Verhalten. Hospitality verpflichtet: Identität des Hauses muß klar erkennbar sein.Krankenhaus Umschau 63 (1994) 2:104 – 106

Krutzsch, U.: Qualifikation für Leitungsaufgaben. Pflegen Ambulant (1993) 1:30 – 31

Küpper, G.: Frauen und Männer als leitende Pflegekräfte in bundesdeutschen Krankenhäusern. Ergebnisse einer empirischen Studie. BALK INFO 5 (1994) 14:63 – 67

Kuhl, K.: Die Rolle der Gruppenleiterin in der Gruppenpflege. Krankenpflege 27 (1973) 6:248 – 249

Kuhl, K.: Die Rolle der Pflegedienstleitung in der Ganzheitspflege. Krankenpflege 27 (1973) 8:338

Kunde, A.: Informationsnotwendigkeit für die Leitung eines Krankenhauses zur Führung und Kontrolle der Fachbereiche. Krankenhaus Umschau 58 (1989) 3:183 – 193

Lächler, J.: Innere Krafttquellen erschließen und damit anderen helfen. Krankenpflege Soins Infirmiers 84 (1991) 2:74 – 76

Lieven, v. T.: Management des Pflegedienstes. BALK INFO 2 (1991) 1:4 – 13

Metje, H.: Die Aufgaben des Leitenden Krankenpflegepersonals. Deutsche Krankenpflegezeitschrift 29 (1976) 5:280 – 281

Möllenhoff D.; Reither A.: Stellenbeschreibung und Stellenbewertung der leitenden Pflegekraft. Bundesvereinigung der Arbeitsgemeinschaften Ltd. Krankenpflegepersonen. Eigenverlag (1990) 1 – 64

Moninger, C. I.: Arbeitsinstrumentarien für die Leitungstätigkeit der Oberin. Heilberufe 38 (1986) 8:283 – 284

Müller, H. A.: Verwaltungsleitung und Pflegedienstleitung im Spannungsfeld. Krankenhaus Umschau 57 (1988) 9:669 – 672

Nagel, V.: Pflegedienstleitung im Alters- und Pflegeheim. Österreichische Krankenpflegezeitschrift 44 (1991) 12:21

Neukirch, E.; Walther, J.: Zu Stand und Entwicklung der Leitung und Organisation der Krankenpflege. Heilberufe 38 (1986) 12:459 – 461

Nierhoff, G.: Fremdleitungen im Krankenhaus. 2. Teil. f & w (1986) 4:74 – 76

Nörtershäuser, C.: Zum Berufsbild der Pflegedienstleitung. Deutsche Krankenpflegezeitschrift 26 (1973) 3:113 – 115

Nutzhorn, H.: Über Führungsstile, Führungsforschung, Führungstraining. Arbeitsgemeinschaft leitender Krankenpflegekräfte von NRW e.V. Informationsschrift ALK 3 (1992)Band 3:13 – 18

Ohms, J.: Krankenpflegeschule und Pflegedienstleitung ein Unterstellungsverhältnis? Die Schwester Der Pfleger 29 (1990) 10:912
Packbier-Compier, H. J.: Leiterschulung in Dänemark. Altenheim 30 (1991) 4:206 – 209
Pleitner, A.: Zur Problematik der Leitenden Schwester. Deutsche Krankenpflegezeitschrift 26 (1973) 5:266
Pretto, M.: Führen im Kollektiv, Mitbestimmung des Teams. Das DW-projekt im Universitätsspital Zürich. Krankenpflege Soins Infirmiers 86 (1993) 11:57 – 58
Pütz, T.; Schmitz, J. J.: Die richtigen Leute am richtigen Platz. Erprobtes Verfahren der Personalentwicklung hält Einzug in Sozialstation. Forum Sozialstation 18 (1994) 66:44 – 46
Quaas, M.: Haftung von leitenden Mitarbeitern im Krankenhaus und von Vertretern des Krankenhausträgers. f & w 8 (1991) 4:304 – 306
Rauch, E.; Lauffer, E.: Pflegedienstleitung zwischen Mitarbeiterinteressen und Kostendämpfung. Die Schwester Der Pfleger 20 (1981) 11:863 – 866
Reinders, C.: Viele Wege führen zum Ziel. Dementenbetreuung – Erfahrungen einer Hospitation in Hamburg. Pflege aktuell 49 (1995) 3:206 – 209
Rippel, W. H.: Modernes Krankenhausmanagement. Betriebsleitung-Budgetierung-Controlling. f & w 5 (1988) 1:57 – 61
Ritter, E.: Heimleiter-Heimleiterin: Beruf im Brennpunkt vielfältiger Ansprüche. Fachzeitschrift Heim 66 (1995) 12:763 – 768
Ruf, P.: Führungsinstrumente im Pflegedienst. 2. Folge: Zielsetzung des Krankenhauses. Die Schwester Der Pfleger 32 (1993) 8:675 – 677
Schall, T. U.: Leitungsfunktion: Leitung macht Spaß! Heimleitung zwischen Anspruch und Freiheit. Altenpflege 14 (1989) 7:378 – 381
Schiemann, D.: Leiten im Team. Aufgabenbereich und Qualifikation der Abteilungsleitung im Gruppenpflegesystem. Deutsche Krankenpflegezeitschrift 39 (1986) 7:503 – 506
Schuhmacher, R.: Die Verantwortung der leitenden OP-Pflegekraft. Die Schwester Der Pfleger 28 (1989) 1:2 – 3
Siegmund-Schultze, G.; Andreas, M: Die Leitung einer chirurgischen Abteilung im Kollegialsystem. Der Chirurg (1984) 158 – 160
Thurn und Taxis, K. F. v.: Führen statt Verwalten im Krankenhaus. f & w 6 (1989) 5:365 – 369
Scheidt, J. v.: Leitungskräfte: Viel Macht oder an Sachzwängen orientiert? VFB – ein Führungsmodell für die Altenhilfe. Heim und Pflege 26 (1995) 11:399 – 402
Vielhaus, E.-M.: Personalcontrolling im Krankenhaus – warum? Krankenhaus Umschau 58 (1989) 1:21 – 23
Volk, H.: Wie kann der Chef das Betriebsklima im Krankenhaus positiv beeinflusssen. Krankenhaus Umschau 57 (1988) 5:374 – 378
Wagner, V.: Arbeitsrecht für Pflegedienstleitungen. BALK aktuell Kongreß 1990. Bundesarbeitsgemeinschaft leitender Krankenpflegepersonen e. V. Kongreßbericht Oktober (1990) 24 – 28
Wagner, M.: Ausbildung von Pflegeeliten. Die Schwester Der Pfleger 32 (1993) 11: 983 – 985
Weinert, A.: Schnittstellen Management. Handlungskonzept einer Stationsleitung Pflege aktuell 47 (1993) 11:660 – 662
Weiß, T.: Leitende Pflegekräfte im Krankenhaus. Teil 1: Stellung und Funktion leitender Pflegekräfte aus tarifrechtlicher Sicht. PflegeManagement 3 (1995) 3:37 – 39
Westphal, E.: Krankenhausorganisation und -managemaent. Vom kommunalen Regiebetrieb zur gemeinnützigen Gesellschaft. f & w 8 (1991) 5:316 – 321
Willige-Witte, N. R.: Fähigkeiten zu Planung und Leitung. Altenpflege 14 (1989) 8:463 – 464
Züsli, R.: Simulation – ein Weg zum Dialog zwischen Trägerschaft, Leitung und Personal. SKAV 53 (1991) 1:34 – 35
Zwosta, H.: Führung und Zusammenarbeit in sozialen Einrichtungen. Altenheim 28 (1990) 1:8 – 12
N. N.: Die pädagogische Verantwortung der Schwester in leitender Stellung und ihre Grenzen. Deutsche Schwesternzeitung 7 (1954) 3:72 – 74

Sachwortverzeichnis